한의학에 작별을 고하다(I)

참조

1. 우리나라는 1986년에 漢의학의 명칭을 韓의학으로 개칭하였다. 2006년 중국은 漢의학의 명칭을 中의학으로 바꾸었다. 장궁야오 교수의 분석에 의하면 중국의 중의학과 한국의 한의학은 이론적, 사상적 기초가 공히 ≪황제내경≫, ≪상한론≫, ≪금궤요략≫, ≪신농본초경≫ 등으로써, 중의학과 한의학은 전통 동양의학으로서 각각의 독자적 자아(차이)는 거의 없다. 한국에서의 출간에 따라 독자들의 이해를 위해 원문의 中醫는 모두 漢醫로 옮겼다.
2. 서양의학 : 근대화 시기의 용어로서 보통은 물리학, 화학, 생물학 등의 기초과학과 연계성을 갖고 발달한 현대의학을 지칭한다. 한의학과 이론, 개념이 유사한 히포크라테스, 갈레누스 의학 등 고중세 서양의학은, 과학혁명에 의한 사실상의 소멸과정을 거쳐서 20세기에 현대의학으로 이행하였다. 인종적, 지역적 의미도 담겨 있는 '서양의학' 이라는 용어는, 원칙적으로 과학으로서의 세계보편적 '현대의학' 을 지칭하는 용어로 적절하지 않다. 하지만 한의학과의 비교 대조 등에 있어 이해의 편리를 위해 이 책에서는 이 용어를 사용하기도 한다.
3. 여기서 거론되는 지역들, 인물들의 한자이름은 중국어 발음(장궁야오) 그대로 표기하기도 하였고, 한자어 독음(장공요)으로 표기하기도 하였다. 또한 이해하기 쉽게 한국식으로도 달리 표기하기도 하였다. 대신 혼란이 없도록 원문 한자를 병기하였다.
4. 본문의 밑줄과 원주로 표시된 것 이외의 각주는 모두 번역자, 감수자, 기획자, 편집자가 작성한 것이다.

한의학에 작별을 고하다(Ⅰ)

장궁야오張功耀 著
박혜은 譯
유용상 · 남복동 · 주형규 감수

Chonnam National University PRESS

의학의 문제로
역사를 본다.
철학이 권력이었던
오랜 과거부터
가로막는 진보
민중을 수탈하는 권위의 법칙
중화가 던져준 질곡의 고리
관념의 깊은 늪
갈망하는 혁명!

감사의 글

20세기의 마지막 15년, 전 세계는 전통의학으로의 회귀라는 물결에 출렁거렸습니다. 반면, 이 시기 과학으로서의 현대의학은 오히려 그 가치가 평가절하되었습니다. 전 세계인들이 안전하게 전통의학, 보조의학, 선택의학을 사용할 수 있도록, 세계보건기구 WHO는 2000년을 기점으로 2011년 4월에 정식으로 <세계보건기구 전통의학 방침 2002-2005>을 공포하였습니다. 이를 통해, 각 회원국의 정부에 안전성, 유용성, 품질관리의 기준으로, 전통의학TM과 보완 및 선택의학CAM을 확실하고 효과적으로 감독관리하기를 호소하였습니다.

그러나 한의학이 1954년부터 중국 정부 시스템 안에서는 이미 의학으로 인정되었다고 하지만, 중국 정부는 이제껏 한의학의 안정성, 유효성 및 품질보증에 대해 그 어떠한 평가도 내린 적이 없습니다. 심지어 한의학이 이미 국제적으로 심각한 의학적 재난을 일으킨 후에도, 중국 정부는 여전히 이러한 의학적 재난들을 덮어버리고자 애쓰고 있습니다.

중국인들을 각성시키고자, 또 그들이 자신의 생명과 안전, 신체 건강의 공민의 권익을 유지하고 보호하며, 자각적으로 의약 사기에 대해 "아니다"라고 말할 수 있도록, 저는 줄곧 중국과 중국인들에게 간절히 바라는 마음으로, 체계적으로 한의학을 비판하는 한 권의 책을 썼습니다. 그러나 애석하게도 저의 이상은 중국 정부의 "한의학 문화를 널리 힘써 알리자"라는 정책과는 일치하지 않았습니다. 그렇기에 지금까지도 한의학에 대한 저의 모든 비판적 의견들은 비정식적인 루트를 통해서만 그저 전파되고 있을 뿐, 저작, 논문, 전문테마 TV 프로그램의 형식으로는 대중들과 마주할 수 없습니다. 이제, 한국에서 이러한 저의 바람이 마침내 이뤄지게 되었습니다. 이를 위해 아낌없는 지지와 도움을 주신 한국 광주 미래아동병원장 유용상劉溶相 박사와 한국 호남대학교 김한배金漢培 교수에게 감사 말씀드립니다.

2005년 10월, 저는 계획에 따라 우한에서 개최한 <전국과학기술 및 문화 학술 토론회全國科學技術与文化學術討論會>에 논문 ≪고별 한의한약告別中医中藥≫을 제출한 바 있습니다. 회의의 비서 샤진夏勁 교수와 회의의 사회자 리싱민李醒民 교수는 제게 논문을 발표할 기회를 주었습니다. 회의가 끝난 후, 저는 이 논문의 의견을 수렴한 원고를 베이징대학의 과학철학 미디어센터 웹사이트에 제출하였으며 해당 원고는 이 사이트의 내부 교류 문헌으로 인터넷에 게재되었습니다.

2005년 말, 저는 진일보하여 제 문장을 수정하였으며, 아울러 제 원고를 ≪자연변증법통신自然辯証法通訊≫에 발표하고자 하였습니다. 이 일은 끝내 이뤄지지는 못했습니다만, 이후 ≪의학과 철학医學与哲學≫에 일부 원고를 개정하여 투고하였습니다. 2006년 4월, 저는 다시 한 차례 수정을 한 후, 제 글을 마침내 게재할 수 있게 되었습니다. 이 글의 공개적인 발표는, 70여 년 동안 사그라져 고요하기만 했던 한의학 비판을 화제로 새로이 중국 전역을 들뜨게 하였습니다.

저의 글이 발표된 후, 저는 중국의 일반민중과 몇몇 정부 부서의 전대미문의 대대적인 의심, 힐책, 비난을 받았습니다. 심지어 생명의 위협까지 받았습니다. 2006년 10월, 인터넷에서 3000여 명이 서명운동을 펼쳐, 제가 근무하고 있는 대학에 제 교수 자격을 취소하라고 건의한 바 있습니다. 그 외에 인터넷에서 암살단을 조직하여 "장궁야오를 죽이고 설을 쇠자" 라고 큰소리로 떠벌리며 협박하는 이들도 세 명이나 있었습니다.(사실, 중난대학中南大學은 지금까지도 제 교수 자격을 취소하려 한 바가 없으며, 저 또한 이제껏 저를 살해하겠노라고 호언장담한 사람들 때문에 여기저기로 숨어 다니는 은둔생활을 한 적도 없습니다. 실질적으로 저는 줄곧 안전하고 건강하게 지내오고 있습니다.)

이러한 모진 배경 속에서, 저와는 전혀 안면이 없는 안후이安徽의과대학 전염병학 교실 퇴임 교수인 주수셴祖述憲 선생은 저의 한의학 비판 견해에 대해 처음으로 지지를 해준 분이십니다. 주선생은 제게 한 통의 편지를 보내면서 아울러 유월의 ≪한의학 폐기론廢医論≫ 원문도 함께 부쳐주셨습니다. 또한 왕칭王澄 선생이 뉴욕에서 출판한 한의학 비판에 관한 소책자도 보내주셨습니다. 왕칭 선생이 그의 소책자에 남긴 이메일로 저는 그 분과 연락을 취했습니다. 그렇게 연락이 닿은 왕징 선생은 제게 많은 격려를 해주셨답니다. 바로 그가 훗날 저와 더불어 민심을 모아 인터넷 서명 운동을 펼친 왕징입니다. 지금에 와서 그때를 떠올리면, 중국 민중의 정치사상, 의학 관념과 개인 인권이 아직까지 충분히 보장되지 못한 조건 하에서 그러한 서명 운동을 발기한 것 자체가 사실은 엄청난 정치적 모험이었습니다. 다행스럽게도 저희들은 아무 일 없이 안전하게 그 위험한 시기를 지나왔습니다. 그 운동을 통해 저와 왕징은 247명의 서명 지지를 받았습니다. 그 안에는 정부 관리, 신문 기자, 학자, 군인, 경찰, 교사, 의사, 산업노동자, 상인, 해외 유학생 등이 포함되어 있습니다. 언급할만한 가치있는 것을 하나 더 들자면, 일부 한의사, 한의대학 학생, 권직에 있는 한의과대학원장 또한 이 서명운동에 동참함으로써 저희를 지지해주었습니다.

서명운동을 펼친 그 당시와 그리고 그 이후에 제가 받은 사회적 압박은 제가 갓 ≪고별한의한약≫을 발표했을 때보다 더 심각했습니다. 다행스럽게도 이 때, 저는 중국과학원 원사인 허쭤슈何祚庥와 저명한 과학기술 "사이비 대책 투사打假斗士"인 팡저우쯔方舟子 선생의 성원을 받았답니다. 비록 그 전에 저는 허쭤슈 선생이나 팡저우쯔 선생을 알고 있지 않았으며, 또한 저와 왕징 선생이 발기한 서명 운동에 그분들이 서명한 바도 없지만, 그분들의 성원은 저의 신념을 고무시켜주었으며, 제 앞에 놓여 있는 사회적 스트레스를 해소시켜주었습니다.

2009년 3월, 저는 유용상, 그리고 김한배 두 선생의 초청에 응하여 한국에서 강연을 한 바 있습니다. 한국의 호남대학교 손孫교수가 강연의 통역을 맡았으며, 전남대학교 대학원생인 장蔣선생이 저의 생활 통역을 맡아주었습니다. 그 기간, 류태우柳泰佑박사는 그가 쓴 ≪침술사고鍼術事故≫와 일본 학자 다카하시高橋晄正가 쓴 ≪한방약은 위험하다漢方危險≫와 ≪한방약은 효과없다漢方療效眞相≫의 한국어본을 저에게 증정하였으며, 또한 황한의학皇漢醫學이 폐기된 이후의 일본에 대해, 그리고 일본에서의 한의학의 상황에 대해 새로운 지식을 갖게 해주었습니다. 2010년에 저는 재차 한국에 가서 강연을 하였습니다. 한국의 소설가 김태연 씨는 자신의 당시 출판소설인 ≪반인간半人間≫을 한 권 건네주었습니다. 비록 제가 한국어를 이해하지 못하지만, 저는 이미 이 책이 한의학을 풍자하고 비판한 소설이라는 사실을 들어 알고 있었습니다.

그 외, 저는 특별히 감사를 표하고자 하는 이가 또 있습니다. 바로 이 책을 번역한 박혜은 선생입니다. 박 선생은 번역을 하면서 이 작업이 결고 쉽지 않다는 사실을 지접 경험하여 잘 알고 있을 것입니다. 크게 세 가지 부류로 나누어진 이 책은 번역하기가 결고 쉽지 않습니다. 첫 번째는 고대 중국어 문헌으로 이뤄져 있고, 두 번째로는 다량의 생물학과 화학 용어들을 담고 있습니다. 그리고 마지막으로 철학 분야를 담고 있습니다. 고대 중국어를 현대 중국어로 번역하는 일은 상당히 애를 먹는 작업입니다. 화학과 생물학의 지식에 익숙한 분들이라면 어느 정도 알고 계실 터, 생물학과 화학의 용어를 다른 언어로, 그 전공의 전문용어를 찾아 이해하고 번역하는 것은 결코 쉬운 작업이 아닙니다. 마지막으로 철학가의 직업은 현존하고 있는 개념에 대한 철학가의 비판과 창의적인 새로운 개념의 욕망을 일으켰습니다. 이는 많은 철학가에게 몇몇 낯선 어휘를 만들어 내는데 열을 올리게 하곤 합니다. 그렇기에 한국의 독자들에게 이 책을 선보이는 동시에 번역의 어려움에 대해서도 말씀드립니다. 번역의 난이도를 줄이고자 저는 제 글을 고치고 다듬고를 반복했습니다. 매 한 구句의 글들을 적어도 열 차례 정도 다듬었답니다. 적지 않은 장章과 절節을, 심지어 최종적으로 탈고만을 남겨놓은 글마저 버리고 다시 쓴 적도 있습니다. 다른 뜻으로 해석될 수도 있는 어휘와 인명에 대해서는 영어 표기를 해두었습니다. 제 나름대로의 이러한 노력이 있었다지만, 저의 이 책의 번역 작업을 하면서 번역자는 적지 않은 난관에 부딪혔을 겁니다. 그렇기에 박혜은 선생의 지식이나 언어능력, 그리고 선생이 쏟아 부은 노력이 없었다면, 이 책은 한국 독자들과의 만남이 이뤄지지 못했을 겁니다.

이 책을 출판하면서 도와주신 많은 분들께 다시 한 번 진심어린 감사의 말씀을 드립니다.

2013년 11월
중국 창사에서

장궁야오張功耀

추천사

중국과 한국은 근대화 과정의 아픈 경험을 공유하고 있다. 청말 아편전쟁과 청일 전쟁 후 중국의 지성인들은 중국문명이 가진 근원적 문제를 철저히 반성하게 되었다. 양무운동, 변법자강운동, 신해혁명을 거쳐 1919년 5.4 혁명에 이르러 루쉰 등 중국의 지성인들은 중국이 침체된 근원적 원인에 대하여 뼈아픈 자아비판을 진행하였으며 구체적 경험으로 환원될 수 없는 한의학 이론의 문제에 대한 개혁을 국민성의 개조문제로 연결시켰다.

장궁야오 교수에 따르면, 19세기 이후 중국의 한의학 시스템은 중국 국민들과 네 차례의 중대한 시대적 충돌을 겪어야 했다.

제1차는 1914년에 발생한, 대학에 한의학 커리큘럼을 개설하자는 한의사들의 청원請愿을 교육부가 매몰차게 거절한 일이다.

제2차는 1929년으로, 중국 중앙 위생위원회는 "한의학 폐기안廢止中醫案"을 토론하고 비준하였다. 이 결의안에 근거하여 중국 중앙 정부는 40년가량의 시간을 들여 중국에서 철저하게 한의학을 폐기토록 하였다. 중원대전中原大戰의 발발과 9·18 사변, 이후 항일전쟁抗日戰爭, 거기에다가 한의사들의 반발과 중앙정부 내의 몇몇 정치가의 관여로 인해, 이 한의학 체제 개조 방안은 실제로 시행되지 못했다.

제3차는 1951년 8월 중화인민공화국 정부 위생부가 전국 의료위생 사업 회의에서 "한의학 정돈안整頓中醫案"을 통과시킨 일이다. 그러나 정치적인 고려에 의한 모택동의 독단적인 결정으로 중국에 극좌极左적 한의학 체제가 형성되었다. 이 극좌적인 한의학 시스템 속에서 한의한약은 아무런 규범과 제도의 구속도 받지 않으며 보호를 받았다. 이는 한국에서 한의학이 민족주의적 기세 속에 보호 성장하여온 과정과 궤를 같이 한다.

제4차는 2006년 10월에 있었다. 팡저우쯔方舟子 박사의 공개적 한의학 비판에 이어 장궁야오 교수와 왕징王澄은 인터넷 서명활동을 개시하여, 중앙정부에 약 5년에 걸쳐 한의학을 국가 의료시스템에서 퇴출시켜 민간으로 돌려보내야 한다고 건의하였다. 인터넷 상의 청원이 1만명 이상의 서명을 이끌어내자 올림픽을 앞두고 '전통문화의 부흥' 분위기 속의 중국 국민들은 엄청난 충격 속에 빠졌다. 모택동 사후, 중국사회의 발전과 자신감에 따라 그간 중단되었던 한의학 비판은 다시 가열차게 진행되고 있으며 한의학을 만든 원조 국가로서 결자해지의 차원에서 한의학과 작별해야 한다는 중국지식인들의 양심선언이 이어지고 있다.

일본은 1774년 독일해부학 책을 ≪해체신서≫로 번역하면서 전근대의 빗장을 열고 근대화의 길로 들어섰다. 에도의 학자들이 막부의 허락을 받아 사형수의 사체를 해부하면서 주목한 것은 그 동안의 한의학적 지식이 실제 사실과 다르다는 것이었다. 한의학이 서술한 음양오행의 인체와는 전혀 다른 실제적 인체를 확인한 그들은 메이지 유신를 거쳐 한의학을 폐기하고 경험으로 환원될 수 있는 지식을 향한 국가적 진보를 시작하게 되었다.

우리의 역사는 일제에 의한 왜곡이 있었다. 제국주의 침탈에 대한 반작용과 구국운동의 시급함은 최한기 이후 우리의 전통 문명과 전근대 인간성에 대한 발전적 자아비판을 진행할 결정적 기회를 박탈하였고 산업화 시대의 고속성장은 봉건사회와 연결된 미숙한 지성과의 사이에 커다란 문화적 간극을 남겨 놓았다.

한의학에 대한 비판이 금기시 되었던 중국의 모택동 시절과 한국에서의 한의학 부활 시대는 일치한다. 여러 분야에서 순조롭지 못하였던 역사의 굴절과 신구新舊의 이념대립이 현대의학과 한의학이라는 이원화의료제도 형태로 첨예하게 남아 있는 것이다.

16세기 이전에는 현재의 과학이나 의학과 같은 학문은 없었다. 르네상스 후 하늘과 땅과 인간에 대한 인식 변화가 오고서야 현재와 같은 과학과 의학이 태동하였다. 데이비드 우튼David Wootton의 지적처럼, 근대 이전 대부분의 의학의 역사는 생명의 연장과 건강의 회복이라는 측면에서 아무런 효과가 없었던 나쁜 의학Bad medicine의 시대였다 할 수 있다. 근대 이후, 좋은 의학의 시대는 과학의 역사처럼 혁명적 패러다임 전환 후에야 이룩된 것이다.

의학을 통하여 우리의 세계관을 해명해보고, 박제된 전통문화의 추악한 실상을 반성해보는 '의학 동아시아 담론'이 여기 있다. 모든 과학공동체와 인권의 보편적 규범에서 동떨어진, 한의학 체계 속에 내포된 교조적 문화 지체요인들을 파악하고 인식해가는 작업은 근대화과정에 있어 큰 혼란을 겪었던 우리에게 번득이는 성찰을 제공한다.

이 책은 장궁야오 교수의 논문집 ≪고별한의한약告別中醫中藥≫을 번역 출간한 것이다. 필자는 장 교수와 국경을 넘어 지식인으로 교류하면서 18세기 홍대용 선생이 중국 항주의 세 지식인과 평생 교유한 천애지기天涯知己 우정에 공감하고 있다. 동일한 기술적 환경을 공유하는 세계화의 시대에, 중국 지성인들과 한국 지성인들의 열린 탐구로써 세계인들이 허위의학의 폐해에서 벗어나는 날이 도래하기를 바란다. 통섭統攝, consilience적 글쓰기가 부족한 우리에게 루쉰의 문화 성찰을 되돌아보게 하는 장궁야오 교수의 명철한 글들이 우리들의 과학 인식을 크게 넓히고, 함께하는 한의학 작별 운동이 세계인들의 의료 인권을 지켜내는 계기가 될 것을 믿어 의심치 않는다.

각 장은 독립적으로 읽어도 이해하는데 문제가 없으며, 장궁야오 교수의 섬세한 문헌고찰을 거친 내용들은 역사, 과학철학, 의과학에 관한 방대한 지식을 포함하고 있다.

단, 장궁야오 교수의 한의학 비판 중에서 사상체질론은 언급되지 않는데, 사실 사상체질론은 상한론과 유사하며 사단을 기치로 하는 유학으로서의 의학적 회귀를 주장하는 조선말기 유학자 이제마의 개인적 주장일 뿐이다. 사상체질론은 간단한 수학 논리적 기초도 갖추지 못했을 뿐 아니라 중국을 포함한 다른 한의학을 수용하고 있는 동아시아 국가에 아무런 영향을 미치지 못했으며, 우리나라 한의사들 상당수도 사상체질론을 받아들이지 않고 있다. 이에 논의의 가치가 떨어져 언급되지 않았다고 여겨진다.

이 책이 나오기까지 수많은 국내외 동지들의 도움이 있었다. 출간을 조건 없이 허락해주신 장궁야오 교수님과 지적 동지인 뉴욕의 왕징 선생님, 소설 ≪반인간≫으로 한의학의 비인간적 문제를 제기한 수학소설가 김태연 작가님께 우선 감사드린다. 마음 속 깊은 격려를 주신 전남대학 소아과학 교실 손철, 황태주, 마재숙, 최영륜, 우영종 교수님 외 동문님들, 2차례의 한중시민세미나를 준비해주시고 재정적 희생을 감수해주신 광주전남개혁연대, 광주전남행복발전소의 지병문, 김한배 교수, 이명자 고문, 나사균, 이계원, 이정희, 황종선 대표님과 류동훈, 이춘석 총장님과 회원님들, 장시간 원고를 함께 감수해 주신 남복동, 주형규 선생님, 과학중심의학연구원의 황의원, 김주년, 강석하, 서범석, 이문원, 김현우와 의료계의 큰 원로이신 권오주 박사님, 박인숙 의원님, 김재정, 신상진, 장동익, 주수호, 경만호, 노환규, 추무진 회장님, 최동석, 박양동, 김주형, 김군택, 홍경표 외 전현직 시도회장님, 최균 대한의사협회 윤리위원장님, 광주광역시의사회 최수용, 박민원, 전현권, 기찬송, 이정남, 허성, 임상배 의장님과 회원님들, 몸과 마음으로 함께해주신 김승룡, 김종률, 김윤화, 김재왕, 김제헌, 김진천, 김평윤, 나인수, 류일, 백경권, 석승한, 안광준, 안연모, 오찬규, 윤형철, 이기상, 이상권, 이상진, 이영석, 이필수, 임일성, 전신수, 정만표, 정문종, 조대현, 차상훈, 채수만, 천근수, 최두호, 최양묵, 홍기정, 황진순, 신영태, 양세훈, 이상훈, 김승렬, 빈경식, 송우철, 박용우,

좌훈정, 신명진, 이용민, 윤수중, 정승은, 김명구, 민성기, 박학수, 안무영, 오상호, 유성, 유승돈, 유승모, 이동필, 이상주, 이상헌, 이재학, 이종오, 이헌상, 임민식, 임용찬, 임종현, 한경민, 양우진, 원유성, 황선영, 박형주, 안광무, 한경일, 한상률, 천상배, 안병민, 안양수, 이상명, 이학승, 은상용, 권계랑, 이혁, 김준협, 최장락, 김정훈, 한동석, 유태욱, 박강식, 이경우, 문정림, 조정훈, 한정호, 오석중, 이정근, 김준성, 박종률, 안창수, 강승민, 박광재, 박규창, 김형성, 주영숙, 윤용선, 황지환, 백경우, 이태규, 김재홍, 이성우 위원님들과, 임병석, 장성환, 강민혜 변호사님, 안승정, 신성철, 김준기, 김미선, 김태학, 최윤배, 서판숙, 김일환, 손용석, 김광석, 이재용, 허혜진, 장윤영님 외 정책팀, 의료일원화국민연대의 후신이자 사이비의학 대처 시민단체인 과학중심의학연구원을 후원해주시는 수많은 동지들께 깊은 감사를 드린다.

역자 박혜은 선생은 어려운 의과학적 용어와 철학적 진술들을 세세한 부분까지 명쾌하게 번역해 내었다. 중국에 유학하여 2년의 짧은 시간에 최고 학위과정을 제안받고 외국인 교수 자격을 획득한 선생의 학문적 완성을 더욱 기대하며 한중의 지적 교류에 큰 기여를 하게 되기를 바란다.

2015년 4월

의학박사 유용상 記

"쉽지 않은 어려움이 있다 해도 한의학과의 작별이 결코 불가능하지는 않다. 우리는 한의학과의 작별을 위해 안중근 의사義士와 같은 굳은 의지를 가져야 할 것이다." (장궁야오)

목차

과학으로서의 한의학 문제

문화와 역사로서의 한의학 문제

소통으로서의 한의학 문제

제도로서의 한의학 문제

에필로그 – 전라남도 광주에서의 경험

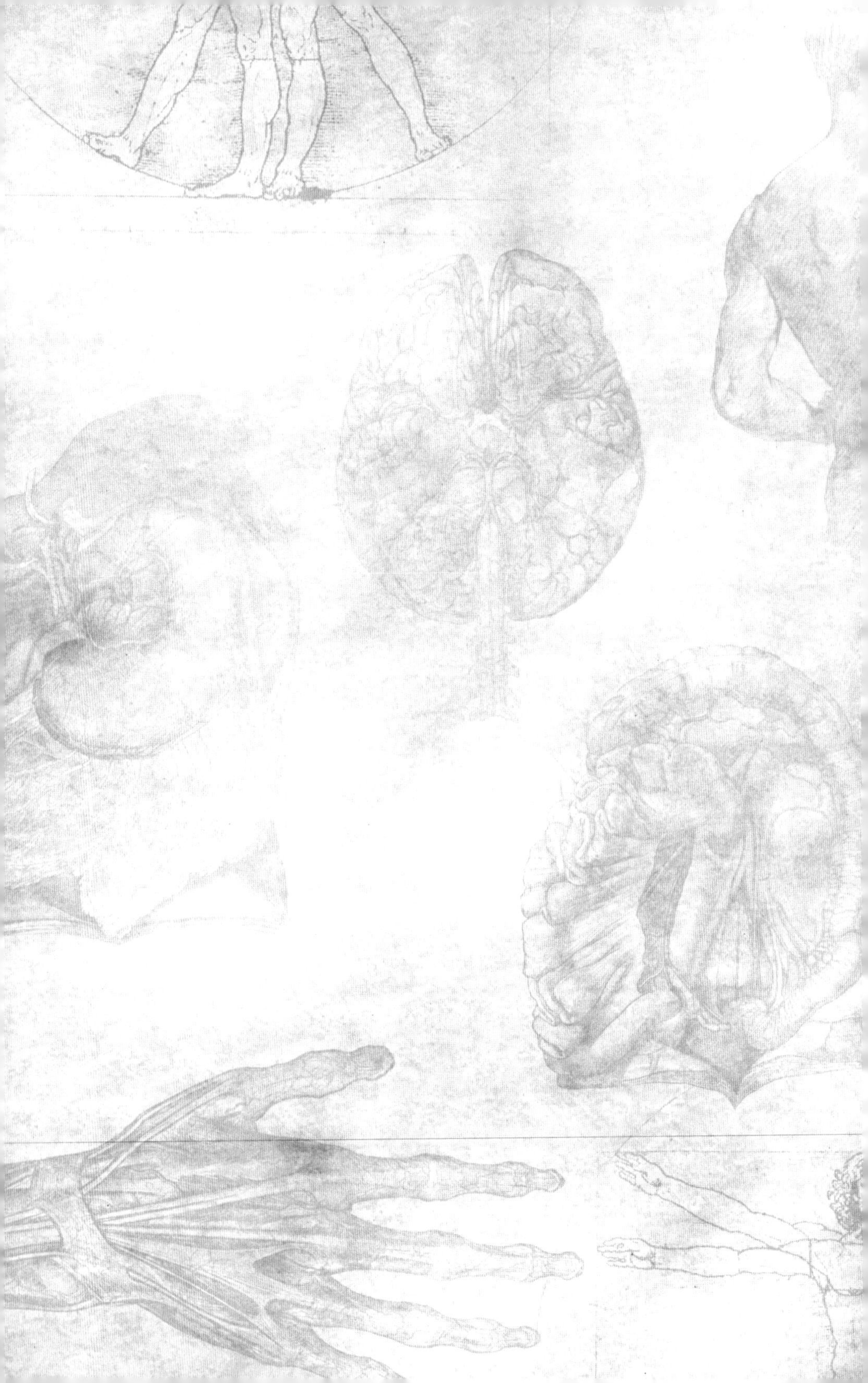

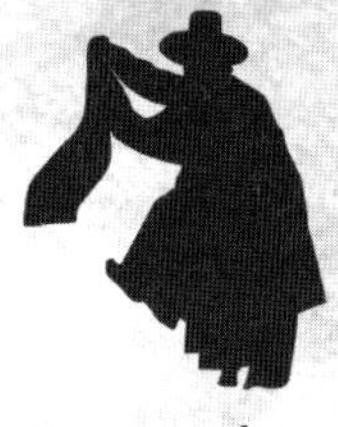

프롤로그
고별 한의한약

손중산孫中山, 쑨원

손중산孫中山, 쑨원 선생은 간암에 걸렸다. 셰허協和 병원이 병에 대해 속수무책이라고 알렸을 때에도 그는 여전히 한약을 복용하길 원치 않았다. 노신魯迅, 루쉰은 이에 대해 매우 감동하여 "그 당시 신문의 연재뉴스로 이 기사가 게재되었다. 이 기사들은 일생을 통한 그의 혁명사업 못지않게 나에게 감동을 주었다. 듣건대, 서양의사가 이미 속수무책이라고 했을 때, 누군가가 한약을 복용하자고 말했지만, 중산 선생은 이를 찬성하지 않았다. 한약이 물론 효과가 있을 수 있겠지만 진단診斷적인 지식이 결여되어 있다. 진단할 수 없는데, 어떻게 약을 쓰겠는가? 복용할 필요 없다. 사람은 임종에 이르게 되면, 대체적으로 무엇에든지 기대려고 하지만 그는 자기의 생명에 대해서 이러한 분명한 지혜와 확고한 뜻을 갖고 있다"라고 썼다. (쉬광핑許廣平이 중산선생 서거 일주년을 맞아 쓴 글, ≪집외집습유集外集拾遺≫)

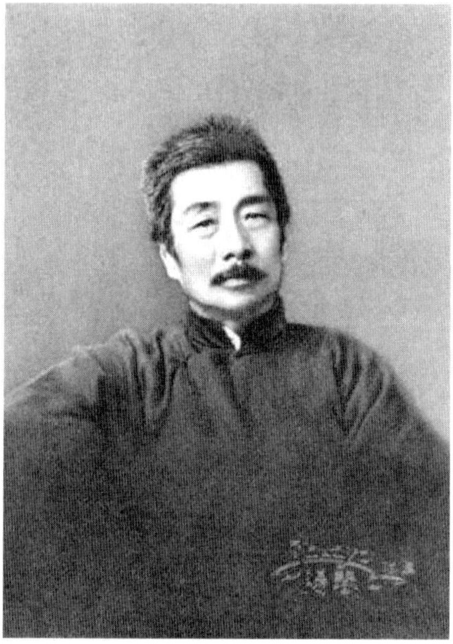

노신魯迅, 루쉰 1872~1933

"나는 그 때까지 기억하고 있었던 옛날 한의사들의 이론이나 처방을 새로이 알게 된 것과 비교해 보고는, **결국 한의사는 의식적이건 무의식적이건 일종의 사기꾼에 불과하다는 것을 점차 깨닫게 되었다.** 동시에 그들에게 사기당한 환자나 환자의 가족들에게 깊은 동정심이 끓어올랐다."

(단편소설집 ≪납함吶喊≫의 자서自序 중에서)

"한의학은 의식적 무의식적 사기다."

첫 번째 이야기

한의학에 작별을 고하는 게 미신을 타파하는 것보다 더 쉽다

2006년 제4기에 출판된 ≪의학과 철학醫學與哲學≫에 나의 ≪고별한의한약告別中醫中藥≫이라는 글이 발표되었다. 이 글이 발표되자, 마치 벌집을 건드린 듯 전 세계가 시끄러웠다. 무릇 한의학이 존재하는 곳이라면 하나같이 관련 문제들이 논의되기 시작하였다. 그 중에는, 나를 비난하는 논조가 대부분을 차지하였다.

한의학 문제는 사실, 일찍이 1870년대에 이미 공개적으로 제기되어 토론된 바 있다. 오늘날까지 이어져 온 이러한 문제들은 여전히 존재하고 있으며, 기본적인 문제 역시 대부분 변하지 않고 있다. 어떤 이가 일찍이 한의학을 "위대한 보고寶庫"로 치켜세운 탓에, 이후 객관적인 정황을 고려치 않은 채 맹목적으로 수많은 한의대학中醫大學과 한방병원이 세워졌다. 이는 한편으로 한의학을 중국의 조직화된 의학이 되게 하였고, 또한 한의학 집단을 강화시켜, 상당히 많은 사람들이 한의학에 의존해 생계를 유지하도록 하였다. 다른 한편으로, 중국에서는 또한 "한의학을 비판해서는 안 된다"라는 민족적 감정이 형성되었다.

그러나 과학 그 자체는 혁명이다. 그것은 장차 비不과학적이고 반反과학적인 어떠한 것에 타격을 가할 것이다. 과학이 하루만 존재한다면, 과학과 어리석음 간의 투쟁 또한 오직 하루만 존재할 것이다. 개혁개방의 근 30년간의 발전을 거쳐 오면서, 과거 정치적인 수단을 통해 과학정신을 억압하고 심지어 섬멸하려 했던 의도는 더 이상 진행해나갈 수 없게 되었다. 과학의 문제는 오직 과학적인 방법을 통해서만 해결해가야 한다. 이는 어떠한 정치세력일지라도 독단적으로 막을 수 없는 것이다. 그래서 중국 국민의 과학정신이라는 새로운 궐기가 마침내 어리석음과 낙후에 투쟁하는 첫 번째 창槍을 다시 한 번 들었다.

그러나 우리들은 또한 이것이 지극히 어렵고 힘든 사상 투쟁이라는 사실을 분명히 알아야 한다. 심지어 20세기 첫 40년 동안 진행되었던 반反 한의학 투쟁보다 더 힘들었다. 이러한 어려움이란, 우리들이 과학의 노정에서 더 이상 오를 방도가 없는 고지高峰에 도달했다는 의미가 아니라, 우리들이 영문도 모르는 일부 민족적 감정들에 가로막혀 있다는 사실을 말하고 있다. 실제로 '한의학 옹호파護醫派' 인사들이 몸에 걸친 두텁고도 휘황찬란한 "애국주의의 투구와 갑옷"은, 이전의 어느 때보다 더 기만성을 띠고 있다. 그러나 비록 이와 같을지라도, 또 설령 우리들이 여전히 힘겨운 이론 작업을 해야 할지라도, 과학에는 오히려 부패한 세력을 쉽게 타도해버리는 능력이 있음을 나는 자신있게 말할 수 있다. 비로 엥겔스가 말한 바처럼, 오스트리아 제국은 나폴레옹 1세의 3차 침입이 남겨놓은 모든 흔적을 지울 수 있었지만, 증기기관蒸汽의 진격만은 저지하지 못하였다. 기왕지사 증기기관이 오스트리아 제국을 붕괴시킬 수 있었다면, 과학도 그처럼 "의식적 혹은 무의식적인 사기꾼有意的或无意的騙子"을 역사의 쓰레기통 속에 처넣어버릴 수 있다. 과학을 업신여기고서는 결코 과학을 이길 수 없다. 어떠한 열광이나 어리석음일지라도 과학의 힘을 막아낼 수는 없다. 병을 치료하고 환자를 구하는 일은 과학연구의 범주에 속한다. 이는 중국에서 고별告别한의한약을 실현하는 것이 중국에서 미신을 타파하는 것보다 더 쉽다는 사실을 결정지었다.

본문에서는 이 문제를 자세히 논술할 것이다.

≪의학과 철학醫學與哲學≫의 2006년 제4기에 나의 "고별한의한약"이라는 글이 공개적으로 발표된 이후 곧바로 어떤 이가 나에게, "1879년 유월俞樾선생이 ≪한의학 폐기론廢醫論≫을 발표했을 때를 시작으로 현재까지, 수많은 저명한 문호, 사상가, 의사 및 정치가들이 하나같이 한의학을 폐기하려고 시도했으나, 오늘날까지 아무도 성공하지 못하였습니다. 당신이 이 문제를 지금 다시 제기하였는데, 과연 성공할 수 있을까요?"라는 질문을 제기하였다.

기실, 학자는 그저 학자로서의 학술적인 책임만 담당할 뿐이다. 사회의 수용여부는 사회의 책임이다. 사회의 각성에는 어느 정도의 일정한 시간이 필요하다. 학자가 만일 사회와 완전히 일치하는 수준에 머무른다면, 그 학자의 존재는 가치를 잃을 것이다. 이 또한 내가 2000년도 이래 줄곧, 학자는 사회를 이끌어가야 하는 존재이지, 사회에 아부하는 원인 제공자가 아니라고 주장해 온 것이다. 실제로, 16세기 유럽에서 의학혁명이 일어났던 초기만 해도, 유럽인들 역시 그 혁명을 받아들이지 않았다. 의학혁명을 일으킨 스위스 의사 필리푸스 파라셀수스Philippus A. Paracelsus, 1493~1541는 심지어 "바젤Basel 전시민의 공공의 적"이 되어 대학 강단에서 쫓겨나기까지 했다. 거의 모든 유럽의 학술 간행물들도 그의 논문을 싣기를 거절하였다. 19세기에 이르러, 의학 혁명의 성과가 유럽에서 완전히 확립되어간 후에야 비로소 유럽 의학계는 400여 년 전에 최초로 의학혁명을 일으켰던 이 영웅을 상기하였다.

우리들은, 개화되지 않은 집단이 시대를 앞선 과학과 철학 사상을 쉽게 받아들인다고 기대해서는 안 된다. 그래서 나는 아주 자신 있게 이러한 질문을 제기한 인사人士들에게 "한의한약中醫中藥에 작별을 고하는 것이 미신 타파보다 더 쉬운 일일 것이다"라고 말한다.

나는 어째서 이렇게 자신감에 차 있을까?

우리 중국인들에게는 빨리 성공하기에만 급급해하는 나쁜 버릇이 있다. 만일 어떤 일을 속히 이룰 수 없다면, 우리들은 이 일을 하는 게 의미가 없다고 생각할 것이다. 사실, 사상 개조와 관련된 일은 단번에 이뤄낼 수 없다. 유럽은, "단일한 이데올로기가 통치 지위를 차지한다單一意識形態占統治地位"는 사상적 상황을 개조하는데 근 600년이 걸렸다. 일본이 서방 문화를 받아들인지 400여년이 지났다. 이 중국이라는 나라에서는 여태껏 그 어떤 우수한 철학자도 등장한 적이 없다. 11세기부터 14세기까지 유럽에서 나타난 토마스 아퀴

나스Thomas Aquinas, 1225?~1274, 로저 베이컨Roger Bacon, 1214?~1294, 요한 둔스 스코투스John Duns Scotus, 1265?~1308, 윌리엄 오캄William of Occam, 1285~1349과 같은 우수한 철학자들을, 우리들은 여전히 배출하지 못하고 있다. 사상개조는 철학가들에 의해 이루어져야 한다. 따라서 중국의 사상개조는 11세기에 시작된 유럽의 사상개조보다 더 힘겨울 것이다. 이에 대한 강력한 역사 증거를 든다면 바로, 우리 중국인이 미신을 타파하려고 묵자墨子를 시작으로, 이후 많은 "무신론자"들이 이에 관련한 많은 글과 저작을 발표하였고, 중화인민공화국 성립 후에도 미신 활동에 대해 여러 차례 숙청을 가했지만, 오늘날까지도 미신을 타파하지 못하고 있다는 사실이다. 이 일이 속히 이루어지지 않는다고 해서, 자고이래로 미신을 반대해온 노력이 잘못된 것이라고 말해서는 안 된다.

나는 한의한약에 작별을 고告하는 것이 미신迷信 타파보다 훨씬 더 쉽다고 말했는데, 그 원인은 바로 미신은 독단적인 언어 환경을 지니고 있지만 과학범주에는 속하지 않는다는 데 있다. 어떤 이는 과학지식의 대중화를 통해, 미신에 반대하거나 미신을 타파해낼 수 있다고 여긴다. 물론 이 바람愿望은 괜찮다. 그러나 애석하게도 효과를 자아내기는 쉽지 않다. 이와 같은 까닭은 미신론자의 언어 환경이, 과학의 언어 환경을 이해通約하거나 교류할 수 없기 때문이다. 미신론자에게 과학을 얘기하는 것이 쇠귀에 경을 읽는 것보다는 낫겠지만, 실질적인 효과는 있을 수 없다. 그러나 의학은 다르다. 의학은 과학에 속한다. 무릇 과학이라는 것은 모두 공통적인 판단 기준이 있다. 더

군다나 의학은 사람들의 건강과 밀접한 관계를 맺고 있지 않는가! 개인의 건강을 위해, 사람들은 혹은 늦게, 혹은 빠르게 이러한 공통된 과학기준을 받아들여 한의학을 판단할 것이다. 예를 들어, 한의사가 정확한 진단 기준을 갖춘 고혈압을 "심기허心氣虛"로 애매하게 해석하고, (역시) 마찬가지로 분명한 진단 기준을 지닌 만성 천표성 위염淺表性胃炎을 모호하게 "비위불화脾胃不和"로 해석하는 것에 대해, 인정할 수 없다고 비난하는 다수의 젊은이들과 몇몇 노인들의 소리를 오늘날에는 흔히 들을 수 있다. 비록 오늘날 중국에 여전히 한의학이 "특수한 부류의 과학別類科學", 즉 "초과학超科學"에 속한다는 것을 증명하고자 하는 사람이 존재한다고 할지라도, 만일 이 이른바 "특수한 부류의 과학" 혹은 "초과학"이라는 것이 통상적인 과학 방법의 검사를 받을 수 없다면, 이 "초과학" 혹은 "특수한 부류의 과학"이라는 포장은 그것에 포장된 내용과 함께 버려질 것이다.

그러므로 자신있게 단언컨대, 우리는 굳이 중국에서 미신이 철저하게 타파되기를 기다리지 않아도, 곧 중국인들 스스로 한의한약에 작별을 고하는 그런 날이 올 것이다!

■ 2006년 06월 01일

두 번째 이야기

고별한의한약

2005년 전국 과학기술 및 문화 학술 토론회全国科学技术与文化学术讨论会 발표

2006년 제4기 ≪의학과 철학醫學與哲學≫에 개정 게재

_장궁야오張功耀 (중국, 창사長沙, 중난대학中南大學)

1879년, 절강浙江의 유학 보수파儒學保守派 선비인 유월俞樾선생은 ≪한의학 폐기론廢醫論≫을 발표하여, 최초이자 가장 명확하게 한의학을 폐기할 것을 주장하였다.[1] 유월선생의 이 "한의학을 폐기하자(廢除中醫의 약칭. 이하 '廢醫'로 표기)"라는 주장은 일찍이 일본으로 건너가 유학한 두 절강 후학인 여운수余云岫와 노신魯迅에게 큰 영향을 끼쳤다. 여운수는 일본에 건너가 물리학을 전공하다가 이후, 오사카대학大阪大學에서 의학으로 전공을 전환하여 공부하였으며, 귀국 후에는 한의학을 "가짜학문僞學"이라고 배척함으로써 천하에 그 이름을 떨쳤다. 그 자신이 저술한 ≪의학혁명론醫學革命論≫ 3집集은 후세에까지 전해지고 있다. 노신은 일본으로

1 俞樾, 廢醫論, 原載 ≪春在堂全書·俞樓雜纂≫(卷45)(M), 淸光緖十一年刊本, 第1~13頁. [원주]

건너가 서양의학을 전공하였으며, 귀국 후에는 중국인의 사상을 계몽하는 것을 자신의 사명으로 삼았는데, 그 중에는 "한의학 폐기"도 포함되어 있다. 이러한 그의 사상이 담겨있는 대표작품으로는 단편소설 ≪약藥≫을 들 수 있다. "유학파海歸派"들의 제창 하에, 1920년대에 이르러 한의학 폐기에 대한 붐boom이 형성되었다. 여운수와 노신 이외에도, 정치가인 손중산孫中山, 쑨원, 학자이자 문학가이며, 과학자인 예컨대 호적胡适, 양계초梁啓超, 엄복嚴夏, 정문강丁文江, 곽말약郭沫若, 부사년傳斯年, 구추백瞿秋白, 파금巴金, 장몽린蔣夢麟은 모두 "한의학 폐기廢醫"를 강력하게 주장한 지식인들이다. **어느 학자가 일찍이 제기한 바 있듯이, 이러한 "해외에서 돌아온海歸" 한의학 폐기파廢醫派들은 한결같이 모두 한의학 폐기 주장을 국민성 계몽과 연계시켰다.**[2] 그러나 중국의 문화는 쉽사리 계몽되지 않았다. 새로 일어난 거의 모든 사상들은, 내부에서 만들어졌든지 외부에서 끌어들였든지 간에, 모두 일반적이고 대중적인 사유의 넓고 큰 바다 속으로 침몰되어버렸다. 설령 과학사상에 있어, 특정한 보급력을 지닌 오늘날일지라도, 끊임없이 사람들에게 120여 년 전 제기된 한의학 폐기 주장을 받아들이게 하고자 한다면, 수많은 힘겨운 이론 작업을 해내야 할 것이다.

---

2 陳小野, 余云岫医學革命論中的民性觀点(J), 第八屆全國医史學術會議(南宁, 1988年)交流論文. [원주]

문화진보라는 명분名義으로 - 고별한의한약의 첫 번째 이유

중국에는 "우수한 전통문화를 한층 더 끌어올려", 고도로 발달한 현대문명과 경쟁하자고 주장한 "애국자"들이 적잖이 존재하긴 했지만, 중국 구舊 문화를 이해하고 지켜낼 능력을 갖춘 "애국자"는 한 명도 없었다. 마찬가지로, 설령 중국에 오늘날까지 여전히 "한의학 폐기"를 비평하고 주장하는 사람들이 적잖게 있다고 할지라도, 그 어떠한 "의료인들"조차도 한의학의 장래를 분명하게 지적해내지는 못한다. 일부 적지 않은 사람들이 일찍이 "한의학의 현대화"를 통해 한의학을 진흥시키고자 시도하였으나, 실제로 그 결과에 있어서는 늘 마음먹은 대로 되지 않았다. 한의학이 "현대화"로 가면 갈수록 한의학에서 드러나는 결점 또한 더욱 많아졌다. 전형적인 예로는, 일찍이 한의학에 의해 "보약 중의 보약大補之王"이라고 일컬어진 인삼Panax ginseng, L.을 들 수 있다. 즉, 이 인삼은 현대화의 연구를 거친 다음에도 확실한 영양적 가치를 찾아낼 수 없었을 뿐만 아니라, 정확한 약용적 가치조차 발견해내지 못했다. 오히려 인삼이 일부 질병(고혈압·변비·각혈·심각한 감기·불면·알레르기)에 해로운 작용을 일으킨다는 사실을 발견해냈다. 이러한 엄격한 현실을 회피하기 위해, 달리 '폐활량이 부족하다는 이상한 주장을 제기하는 이들도 있었다. 그들은, 한의학은 오래될수록 더 믿을만하고, 한의학의 전망은 현대화에 달려있지 않으며, 옛날로 되돌아가는 것에 달려있다고 생각하였다. 그러나 이 복고적인 경향은 잠깐 얼굴을 내미는가 싶더니 이내 사람들에 의해 비웃음거리가 되어버렸다. 식견이 있는 사람들은, 이러한 복고적인 경향이 그저 한의학의 결점을 덮어 감춰버릴 뿐이었지, 한의학에 아무런 긍정적인 결과를 가져오진 못했다는 사실을 뚜렷하게 잘 이해하였다. 이로 인해 한의학은 진퇴양난進退兩難의 난처한 지경에 빠져버렸다. 필자가 우선적으로 논술하고자 하는 것은, 한의학이 오늘날 이 지경에 이르기까지 여태껏 주동적인 입장에서 진보적인 탐구를 한 적이 없다는 사실이다.

한의학은 처방이 정해져 있지 않은 ≪내경內經≫과 ≪난경難經≫을 따랐다. 마왕퇴馬王堆 한漢 묘에서 서한西漢 고방古方이 발견되기 전, 중국 한의학 사학자들은 으레, 동한東漢의 장중경張仲景이 그의 저서 ≪상한론傷寒論≫에서 처음으로 겨울 추위에 대해 처방내린 것을 한의학 처방의 시초로 여겨왔다. 이후, 또 하간河間의 의사 류완소劉完素는 그의 저서 ≪소문현궤원병식素問玄机原病式≫에서 처음으로 열병과 열사병溫暑을 밝혀냈으며, 역주易州의 장원소張元素의 주해傳 본本인 ≪의학계원醫學啓源≫을 통해, 비장과 위脾胃를 이해하게 되었다. 그 제자인 동원노인東垣老人 이고李杲는 ≪난실비장蘭室秘藏≫을 저술하여 내상內傷에 대해 얘기하였고, 장자화張子和는 ≪유문사친儒門事親≫으로써 담음痰飮을 연구하였으며, 단계丹溪선생 주진형朱震亨은 ≪단계심법丹溪心法≫으로 음허陰虛를 연구하였다. 이로써 "한의학의 6종中醫六宗"이 성립되었다. 또한 한의학사中醫史에 있어 ≪의림개착醫林改錯≫이라는 책이 출판된 적이 있는데, 이 서적을 통해 한의학 역시 끊임없이 진보하고 사실을 추구해 나갔다는 것을 엿볼 수 있다고 하나 사실은 그렇지 않다. 한의학 6종宗은 표준적인 성격을 띠고 있을 뿐, 결코 실질적인 진보를 갖추고 있지 않다. 이 창조성의 정도로 말하자면, 모터싸이클과 산악자전거의 차이만 못하다.

세계적인 범위에서 살펴보자면, 가장 오래된 의학은 약초학草本醫學이다. 필자는 일찍이 고대 바빌론, 고대 인도, 고대 이집트, 고대 그리스, 고대 중앙아메리카 지역의 의학을 고찰한 바가 있다.[3] 이들 지역의 의학을 중국 고대 의학과 서로 비교해보면, 모든 고대 의학은 매우 유사한 기원을 지니고 있다는 사실을 어렵지 않게 발견할 수 있다. 예를 들어, 서양의학의 "염증inflame, inflammation"은 한의학의 "상초열上火"과 일치한다. 화학약물이 성행하기 전에, 전 세계의 모든 고대 문명발원지의 사람들은 한결같이 약초草醫草藥를 이용하여 병을 치료하였다. 과학사科學史의 각도에서 살펴보자면, 고대 중국은 약초학이 제법 늦게 흥기한 문명지 중 하나이다. "의사나 간호사 등의 의료인들"에게 이를 분명히 인식케 하기 위해서 우리들이 다소나마 상세히 논증하는 것도 괜찮을 것이다.

고춘원高春媛 여사는 일찍이 ≪문물고고학과 한의학文物考古與中醫學≫을 출판한 바 있다. 이 책은 갑골문甲骨文 의학 자료에 대해 비교적 상세히 총괄해 놓고 있다. 필자는 이 글을 열독한 후, 갑골문에

[3] 張功耀, 文藝夏興時期的科學革命(M), 湖南人民出版社, 2005年版, 第97～110頁. [원주]

는 가까스로 해석해낼 수 있는 "병病"이라는 글자만 겨우 있을 뿐, "의醫"라는 글자는 결코 없으며, 또한 어디에도 "의醫" 자字 비슷한 것조차도 찾아볼 수 없다는 사실을 발견하였다.[4] 이는 갑골문이 유행하던 시기, 중국에 아직 의학이란 것이 존재하지 않았다는 사실을 말해주고 있다. 처방에 대해 적혀 있는 최초의 한의학 서적에 대해 말하자면, 장사長沙의 마왕퇴馬王堆 한漢 묘에서 출토된 14종의 의학 서적을 들 수 있는데, 이 서적들의 존속 연대는 기원전 193년가량이다. 만일 다른 문명지의 의학과 비교해보면, 중국 고대 의학의 시작 연대는 고대 메소포타미아 지역에서의 의학 형성과 비교해 봤을 때 제법 그 차이가 크며, 고대 그리스에서 형성된 것과 비교해 봐도 그 차이가 상당히 크다는 것을 알 수 있다. 이것에 대해 필자는 일찍이, 1850년대 프랑스 고고학자가 이라크에서 발견한 20,000여 개의 기와瓦 부조陰畵 파편으로 만든 ≪니르웨 의학서尼尼微醫書≫[5]의 명확한 연대를 추적하자면 기원전 2,100년까지 거슬러 올라갈 수 있으며, 이는 하夏나라의 계啓[6] 왕조보다 약 100여년 가량 일찍 나라를 세웠고, 갑골문의 존속연대보다 700년이나 앞섰으며, 마왕퇴馬王堆

---

4 高春媛, 文物考古與中医學(M), 福建科學技術出版社, 1993年版, 第39～62頁. [원주]

5 니르웨Neynewa는 쿠르드어Kurdish language로, 고대 아시리아Assyria 제국의 도시, 니네베Nineveh, 尼尼微를 뜻한다.

6 우禹의 아들로, 하夏 나라의 국왕. 중국 역사상 최초로 노예제 국가를 건립하였다.

의학서보다 1,900년이나 앞섰다는 사실을 지적한 바 있다. 고대 그리스의 의학은 원래 기원전 8세기에야 비로소 시작되었다. 최근, 기원전 16세기의 초지서草紙書에서 고대 이집트인들이 크레타Crete인들의 처방을 사용해왔다는 사실이 발견되었다. 이는 그리스 의학의 역사를 800 여년이나 앞당길 수 있는 증거이다. 이처럼 오랜 의학역사 문물과 문헌자료는 유감스럽게도 중화문명의 고고학에서는 아직까지 발견되지 않고 있다.

기원전 6세기에 이르기까지, 중국에는 여전히 "의학醫"이 아닌 그저 "주술巫"만 존재하였다. 주지하다시피, 중국의 "주술"은 완전히 "엉터리 의학醫騙子"이었으며, 훗날에 가서야 비로소 "주술"로부터 점차 "의학"으로 분리되어 나왔다. 중국 고대의 "의학"이 "주술"에서 기원함에 따라, 중국의 "의학"은 그 시작부터 "주술"과 뒤섞여 전해졌다. 실제로 중국에서 오늘날 유행하고 있는 "한의학(특히 민간 한의학)"은 여전히 "주술"의 흔적을 담고 있다.

중국 고대 어느 시기에 "의사醫"와 "무당巫"이 분리되었는지는 아직까지 정설로 밝혀진 바 없다. 어떤 이는 진월인秦越人, 편작을 중국 최초의 "의사"로 보고 있는데, 이는 ≪사기·편작창공열전史記·扁鵲倉公列傳≫에 실린 편작의 결의에 찬 "무당을 믿고 의사를 믿지 않는다면 치료할 수 없다信巫不信醫, 不治也"라는 말을 근거로 한 것이다 그런 이유로 편작扁鵲은 한의사의 시조가 되었다. 어떤 고증에 의하면, 편작은 주周 위렬왕威烈王 19년B.C. 407에 태어나 주周 난왕赧王 5년B.C. 310에 죽었다고 전해지는데, 만일 이 설이 사실이라면, 한의학의 시조인 편작은 서양의학의 시조인 히포크라테스B.C. 460~B.C. 377보다 53년이나 늦게 태어난 셈이다. 또 어떤 자는 우리들이 오늘날까지 편작이 어떠한 의학저술을 후세에 전했는지조차 발견해내지 못했다고 말하였다. ≪한서·예문지漢書·藝文志≫에 실려 있는 ≪편작내경扁鵲內經≫은 편작의 명분을 빌려 판각에 새겨졌을 가능성이 높지만, 그나마도 이미 유실되어버렸다. 히포크라테스는 의심할 여지없이 10권이나 되는 방대한 ≪히포크라테스 전집≫을 남겼다. 서방 과학사학자의 소개에 따르자면, 편작扁鵲의 출생보다 더 오래되었을 이 고대 의학서가 함유하고 있는 의학주제는 53가지이며, 오늘날까지 프랑스 국립 도서관에서 보존하고 있는 11세기에 출판된 ≪히포크라테스 전집≫의 마지막 페이지 쪽수의 일련번호는 5,526쪽이다. 이러한 사실에 대해 우리들은, 그저 화하華夏출판사에서 출판한 류형여劉衡如와 류산영劉山永 부자의 교정 주석본인 ≪본초강목本草綱目≫이 "목록"과 "색인"을 합쳐도 모두 2,000쪽에 불과하다는 사실만을 들 수 있는데, 이를 통해 ≪히포크라테스 전집≫이 얼마나 방대한 저술인지를 알 수 있다.

역사의 유구함을 논하고자 한다면, 그리스 의학이 한의학中華醫學의 역사보다 더 오래되었다. 만일 내용의 풍부함을 말하고자 한다면, 그리스 의학이 한의학의 내용보다 더 풍부하다. 더군다나 그리스 의학은 히포크라테스 이후, 갈렌Galen[7]과 아비켄나Avicenna, 980~1038[8]을 통해 두

---

[7] 2세기의 고대 로마 의사로, 의학지식과 생물학 지식의 체계를 세웠다.

차례의 획기적인 발전을 겪었다. 그러나 16세기에 이르러 화학과 의학이 성행하게 되자, 유럽인들 또한 그들 조상들이 남겨준 약초학草醫草藥에 작별을 고하고서 화학과 의학의 발자취를 따르게 되었다.

화학의학化學醫學의 혁명이 성공을 거둔 후, 의학에서는 19세기 말 또 한 차례 생리의학生理醫學 혁명이 발생하였다. DNA 이중 나선 구조가 발견된 후, 20세기의 인류는 유전자 의학혁명을 조성해가고 있다. 중국에서는 화학의학 혁명에 뒤따르는 행보가 달리 없었을 뿐 아니라, 생리의학 혁명이라는 좋은 기회마저 상실해버렸다. 인류문화는 여러 번 장족의 발전을 거듭했지만, 의외로 중국 전통 의학의 어떠한 부분과도 충돌하지 않았다. 이렇듯 진취성이 고려되지 않은 중국문화가 설마 선진문화는 아닐 것이다. 따라서 문화진보라는 명분으로 우리들이 한의한약에 작별을 고할 이유를 갖게 된 이상 옛날로 돌아갈 수도 없으며, 또한 현대화된 한의한약으로 나아갈 수도 없다.

과학의 명분으로 - 고별한의한약의 두 번째 이유

"중국 고대에는 과학이 존재하지 않았다"는 이유로 인해 비난 받은 많은 학자들은, 늘 중국과 서방에는 "다른 과학"이 존재한다는 것을 지적하고자 하였다. 그러나 이러한 가정假定은 모두 비현실적인 것이다. 하나의 이론이 과학에 속하는지 아닌지를 판단하는데 있어, 가장 간단한

[8] 9세기의 아랍 궁정 의사.

판정 방식은 바로 그 이론이 명백하고 믿을만한 원리관계 혹은 인과관계를 갖추고 있는지를 보는 것이다. 한의학이 과학의학에 속하지 않는 까닭은 바로 한의학의 경험판단과 이론진술이 모두 아직까지 이러한 경계에 도달하지 못했다는 데 있다.

어떤 이는 한의학이 비록 과학의학에 들어가진 않지만, 경험의학으로 불리어질 자격이 있다고 여긴다. 그러나 사실은 그렇지 않다! 한의학의 절대부분絕大部分인 개념과 진술이 경험을 기초로 하지 않고 있다. 가령 태양太陽, 태음太陰, 양명陽明, 궐음厥陰, 소양少陽, 소음少陰과 같은 개념은 경험세계에 존재하지 않는다. 또 일부 개념이 표면적으로 몇몇 경험에 의한 기초 위에 존재하는듯하지만, 자세히 분석해보면 그것들이 경험세계에서 무척이나 멀리 벗어나 있다는 사실을 어렵지 않게 발견할 수 있다. 약의 성질에 있어 "다섯 가지 맛五味, 매운맛, 단맛, 쓴맛, 짠맛, 신맛"과 "네 가지 기운四氣, 차고 더우며 따뜻하고 서늘한 성질"은 표면적으로 경험적 맛이라 여겨지지만, 기실 그것들은 경험의 세계에서 그 어떠한 해석도 얻어낼 수 없다. 유사한 것으로 "오장五藏, 심장·간·비장·폐·신장"과 "육부六腑, 담·위·작은창자·대장·방광·삼초"가 존재하는데, 이 모든 것들에 어떠한 경험적 의미의 개념조차도 부여될 수 없다. 이외, 표면적으로 경험세계에 속한 것처럼 보이는 몇몇 존재도 있긴 하지만, 그것의 묘사 방식은 오히려 아무런 경험적인 성질을 띠고 있지 않은데다가, 묘사 또한 부정확하다. 전형적인 예로 한의학의 "진맥脉診"방법을 들 수 있다. 그러나 이 묘사는 정확하지도 않고 실제적 진단 가치의 경험 방법도 지니고 있지 않아, 자희태

후慈禧太后[9]에게 오늘날까지 씻을 수 없는 "임신징후 맥박사건喜脉案"을 짊어지도록 하고 있다. 사실 오늘날까지 그 어떠한 증거도 없으며, 그 어떠한 것도 증명할 수 없이, 그저 인체의 생리와 병리 변화를 진맥을 통해 표현할 수 있을 뿐이다. 우리들은 한의학을 경험의학이라고 단언할 어떠한 이유도 가지고 있지 않다.

이외에도 한의학은 전혀 이성의학理性醫學이 아니다. 이성과학理性科學은 완전히 형식화된 추리를 특징으로 한다. 표면적으로 볼 때, 전적으로 형식화된 모든 개념은 이성적 사유 영역에 존재할 뿐, 경험세계와는 멀리 떨어져 있다. 그러나 **거의 모든 이성적 개념은 경험의 환원성을 갖추고 있다.** 예를 들어 "점点", "선線", "면面"은 경험세계에서 존재하지 않지만, 그것들은 오히려 경험세계의 존재를 해석해낼 수 있다. 당신은 탁자 위의 각각의 위치를 "점"이라 말할 수 있으며, 또한 지구를 우주 속의 "점"이라 말할 수 있는 것과 같은 이치이다. **그러나 안타깝게도 그 어떤 한의학 개념도 이렇게 높은 추상에 도달할 수 없으며, 경험환원經驗還原의 이성적 사유 경계를 만들어낼 수도 없다.**

한의학의 비과학적 특징을 자세히 설명하기 위해, 우리들은 ≪황제내경黃帝內經≫에 실린 수종병水腫病, 부종을 일으키는 질환에 대

---

9 자희태후는 서태후西太后, 1835~1908를 지칭한다. 청나라 함풍제의 후궁이자 동치제의 생모로, 동치제와 광서제 통치 기간에 섭정을 하였다. 이후 광서제를 비롯한 입헌파에 맞서 무술정변을 일으킨 바 있다.

해 논한 것을 가지고서 구체적인 분석을 해보아도 괜찮을 것이다.

"황제가 이르기를, '어떤 질병은 호모豪毛, 가는 털를 따라 들어오지 않아도 발생하여 오장의 양기陽氣가 이로써 다 고갈하는지라. 그러면 진액이 흐르지 못하고 살가죽을 채워 부종이 되고 그 음기陰氣인 폐肺의 넋魄이 홀로 거처하여 정精은 안에서 외롭게 되고 기氣는 밖에서 소모되어, 그 형체는 입었던 옷이 맞지 않게 된다. 이로써 팔다리가 부어 급박해지고 몸속에서 움직이게 된다. 이에 기氣는 내부에서 막히고 형체는 외부에서 늘어지게 된다면, 이를 치료하겠는가?'[10] 라고 물어오자, 기백岐伯은 '신체가 평형을 이루게 해야 합니다. 여름에 여물을 쌓아 놓으면 여물이 떠서 열이 생기듯이 인체도 기가 쌓이면 응어리가 맺히게 되니, 울결鬱結한 것을 제거해야 합니다. 우선 사지四肢를 가볍게 움직이게 하고 따뜻하게 옷을 입혀 체온을 보존하게 하며 증상이 있는 곳에 무자법繆刺法, 침놓는 방법 중의 하나으로 침을 놓으면 형체가 정상적으로 회복되옵니다. 이에 귀문鬼門을 열고, 부府를 깨끗이 하며 정精하게 함으로써 정기精氣가 때에 따라 복원되고 오장의 양기가 전신에 퍼져서 막힌 오장五臟이 트이게 되옵니다. 고로 정精은 스스로 태어나고, 형체形는 스스로 왕성해져서 뼈와 살이 서로를 보호하게 되니, 거대한 기운이 이에 잠잠 해지옵니다'[11]라고 대답하니, 황

10 帝曰 : '其有不從毫毛而生, 五臟陽以竭也, 津液充郭, 其魄獨居, 孤精于內, 氣耗于外, 形不可与衣相保, 此四极急而動中, 是氣拒于內, 而形施于外, 治之奈何?' [원주]

11 岐伯曰 : '平治于權衡, 去菀陳莝, 微動四极, 溫衣, 繆刺其處, 以复其形。開鬼門, 洁淨府, 精以時服, 五陽已布, 疏滌五臟, 故精自生, 形自盛, 骨肉相保, 巨氣乃

제가 '(그대의 설명이 과연) 훌륭하구나!'라고 말하였다."[12]

이 글은 황제黃帝의 어조로 다음과 같은 병리학적 질문을 제기하였다. 통상적으로 질병은 외부에서 내부로 진화한 것이다. 그러나 공교롭게도 일부 질병은 "호모豪毛, 가는 털를 따라 들어오지 않았다." 오장五臟 자체로는 작용 변화를 일으킬 수 없는데, "부종水腫"이 바로 전형적인 예이다. 이는 왜일까? 이 질문 이후, 작가는 "기백"의 어조로 황제에게 부종을 앓는 환자를 어떻게 보양하고 치료해야하는지를 가르쳤다. 그 중, "신체가 평형을 이루게 해야 합니다. 여름에 여물을 쌓아 놓으면 여물이 떠서 열이 생기듯이 인체도 기가 쌓이면 응어리가 맺히게 되니 이 응어리 맺힌 것을 제거해야합니다"라고 표현한 것은 부종 환자에 대한 치료 원칙이다. 그것은 치료부종을 물건으로 칭해 비유하고서 몸속에 축적되어 오래 된 것을 제거하고 일종의 평형을 유지하게 되면 부종은 곧 좋아질 것이다. 이 가르침은 분명히 표면적인 판단으로, 아무런 심화된 관심趣味을 나타내고 있지 않다. 부기가 있는 환자는 이를 제거해야 한다. 이는 모든 사람들이 다 알고 있는 상식으로, 실제로 대단한 "학문"이 아니다. 그러나 기백岐伯은 오히려 아주 그럴 듯한 자세로 그 자신조차도 갈피를 잡을 수 없는 몇몇 "의학의 이치醫理"를 말했을 뿐이다. 그 중 한

平。' 帝曰：'善'。[원주]

12 佚名, 黃帝內經·· 素問·· 湯液醪醴論篇第十四(M), 遼宁民族出版社, 1999年版, 第37頁. [원주]

의학자들에게 가장 큰 관심을 일으킨 것으로 "잘못된 침술 치료법繆刺療法"보다 더한 것은 없다.

≪소문·수열혈론素問·水熱穴論≫의 표현법에 따르자면, 인체에는 수수水兪 57혈穴이 있는데, 이를 일컬어 "신수腎兪 57혈穴"이라고 한다. 어떤 사람이 만일 부종水腫을 앓고 있다면, "신수에 음이 쌓여 있다腎兪積陰"라고 판단할 수 있다. "좌에서 우를 취하고, 우로써 좌를 얻는다以左取右以右取左"라는 잘못된 침술 원칙에 따라, 왼쪽에 부종이 있으면 오른쪽을 찌르고, 오른쪽에 부종이 있으면 왼쪽을 찌르는 식으로 줄곧 찔러대다가 "피가 솟구치는 것을 보고서야 그쳤다." 그러나 부종水腫을 앓는 환자는 기본적으로 좌우에 부종이 있거나 혹은 온몸이 부어 있는 경우이다. 이처럼, 어떻게 해야 비로소 "왼쪽으로 오른쪽을 취하고 오른쪽으로써 왼쪽을 취할 수 있을까?" 추측컨대, 이 글을 쓴 작가 또한 명확하게 알고 있지 않았을 것이다. 이 방법으로 부종을 앓는 환자를 치료하고서 "그 형세를 회복(즉, 부기를 가라앉혔다)"할 수 있는지를, 부득이 환자의 생명으로 도박할 수밖에 없다. "이에 귀문鬼門을 열고, 부府를 깨끗이 하며 정精하게 함으로써 정기精氣가 때에 따라 복원되고 오장의 양기가 전신에 퍼져서 막힌 오장五臟이 트이게 되옵니다"라는 종류의 의료조치에 관해서는 아무런 명확한 조작操作적 함의를 갖고 있지 않다. 그것이 주술巫術인지 아닌지에 대해서, 우리들은 우선 멋대로 단언할 수 없지만, 최소한 세상의 한의사들이 주술을 실행하는 데에는 폭넓은 여유 공간을 남겼다.

부종이라는 질병을 이해하고 치료하기 어렵다는 사실은 부정할래야 부정할 수 없다. 과학이 발달하지 않은 고대는 특히 이러하다. 설령 부종이 더 일찍 발견되었다고 할지라도, 19세기에 이르러 영국 의사 존 블랙콜John Blackall과 리처드 브라이트Richard Bright가 비로소 신장 근원 부종腎源水腫, 간 근원 부종肝源水腫과 심장 근원 부종心源水腫을 구별해냈다. 1898년, 영국 생리학자 스탈링Ernest H. Starling이 모세혈관막에 작용하는 수압력과 교질삼투압력膠質滲透壓力, oncotic forces을 묘사해 낸 후에야 사람들은 비로소 부종이 이 두 힘의 평형에 의해 파괴되고 야기된다는 사실을 알게 된다. 세포 안팎의 나트륨 이온 함량 변화가 가장 이러한 평형을 잘 파괴할 것이다. 이는 서양의 사들이 부종을 앓는 환자들에게 소금을 적게 먹어야 한다고 권한 과학적 근거에 속한다. 이때에 이르러서야 부종에 관한 인식이 과학의 길로 들어섰다.

이상으로, 비록 다른 고대문명지역이 질병을 극복하는 면에 있어 대체적으로 서로 같은 기원을 가졌다고 할지라도, 이후 발전 과정이 아주 다르다는 사실을 알 수 있다. 우리가 서양의학으로부터 배울만한 것으로는, 진보를 거치면서 서양의학은 믿을만하지 못한 선인들의 지식認識에 재빠르게 작별을 고하고, 새로운 과학이론을 이용해 적극적으로 의학을 실천해나가도록 지도하였다는 점이다. 그러나 한의학은 그렇지 않았다. 한의학은 강렬할 정도로 "옛 것을 그리워하는 버릇戀旧癖"을 지니고 있다. 이로 인해 확실히 어떠한 의학 과학의 진보도 한의학에 털끝만큼의 변화조차 발생시키지 못하였다.

현대인은 옛 사람들이 사고가 개화되지 않았다는 것을 놓고, 가혹하게 굴 마땅한 이유가 없다. 그러나 만일 현대인이 끊임없이 옛 사람들의 잘못을 답습하고 옹호한다면, 이는 과학을 모독하는 것이며, 인류의 생명을 파괴하는 짓이다. 과학을 존중한다는 명목 하에, 우리들은 인과관계나 원리관계의 입장에서 하나같이 불명확한 한의학에 작별을 고할 이유가 생긴 것이다.

생물 다양성 옹호를 명분으로 - 고별한의한약의 세 번째 이유

최근 20여 년 동안, 화학약품의 한정성과 광범위하게 남용되어지는 현실로 인해, 구미 의약학계에는 천연물 치료법Natural Therapeutics에 대한 연구 추세가 나타났다. 고대문명에서 일찍이 유행한 바 있는 약초학Herbal Medicine과 중국 고대의 특유한 침구針灸, Acupuncture는 이 연구 경향에 있어 주목을 받았으며, 심지어는 약초학과 침구를 보조요법으로 하는 작은 진료소까지 생겨났다. 중국의 무책임한 일부 대중 매체는 이를 놓고, 한의학은 이미 세계를 풍미했다라고 과장되게 보도하였다. 그러나 기실 상술한 바처럼, 약초학草本醫學은 결코 중국만의 독자적인 것이 아니다. 이는 16세기 이전의 모든 고대 문명 세계에 이미 존재했던 의학 방법이었다. 이로 인해 구미 의약학계가 추진한 천연물 치료법 또한 그저 중국 고대 의학에 기록된 것만을 참고했다고 할 수 없다. 이 외에 특별히 지적할만한 것으로, 천연물 치료법 연구는 무척이나 강렬한 과학성을 띠고 있으며, 중국 고대에 자연이 베푼 은혜를 남용한 것과는 근본적인 차이를 지니고 있다.

우리들은 생강의 약용적 가치에 관한 연구를 예로 들어, 양자二者의 차이를 비교해보고자 한다.

공자孔子는 생강을 먹길 좋아했다고 전해진다. ≪논어·향당論語·鄕党≫ 속에는 공자가 "매 끼니 때마다 생강을 물리지 않았다不撤姜食"라는 말이 있다. 왕안석王安石은, 생강이 "백가지의 그릇됨을 물리치고 다스릴疆御百邪" 수 있다고 말하고서, 생강의 약용적 가치에 대해 육음[13]과 역병 등으로 인한 모든 질병의 상태를 막아낼 수 있다고 과장하였다. 다른 고대 문명 지역(예컨대, 고대 이집트와 고대 인도 인)도 마찬가지로 생강을 구토 억제 약으로 기록한 것이 남아 있다. 이시진李時珍이 ≪본초강목本草綱目≫을 쓸 때, 생강의 약용가치는 무려 44종에 달한다고 기록하였다. 그러나 의약학자들이 조사한 바에 의하면, 생강이 갖는 확실한 약용 가치는 단 두 종류뿐이며, 바로 "구토 억제"와 "쑤시는 관절痛關節"이다. 이는 구역질nausea과 퇴행성관절염osteoarthritis에 대한 효과이다.

이 확증의 과정은 엄격하였는데, 생강의 구토억제작용을 예로 들어보자.

일찍이 1980년대에, 워싱턴센터병원의 의사 다니엘 모우리D.

---

13 육음이란, 질병을 일으키는 풍風·한寒·서暑·습濕·조燥·열熱을 가리킨다.

Mowrey는 생강을 생강 분말 캡슐로 만들어 유행성 감기로 인해 야기되는 구토를 완화하는데 이용해냈다. 이후, 한 독일 의사가 생강이 소화불량과 현기증을 동반한 구토에 효과가 있다는 사실을 알아냈다. 1984년 미국항공우주국NASA은 자금을 지출하여, 생강 분말 캡슐의 현기증 억제 연구에 지원하였다. 연구팀은 그것을 디멘히드리네이트dimenhydrinate·플라세보placebo·돔페리돈domperidone·메클로진meclozine·글라닐정cinnarizine 등과 더불어 약용으로써의 가치비율 연구를 진행하였다. 그들은 1,489가지 예例를 대비 실험하는 도중에 4시간마다 500mg의 생강 분말 캡슐과 각 4시간마다 100mg의 디멘히드리네이트를 주입하면, 현기증을 억제하는 식의 효과를 얻어낼 수 있다는 사실을 발견하였다.[14] 게다가 생강 분말 캡슐에는 뚜렷한 부작용조차 없었다. 대략적으로 동일한 시간대에, 의약학자들이 매 4시간마다 250mg의 생강 분말 캡슐의 처방량을 주입하여, 70가지 사례의 임신거부 반응에시도 뚜렷한 치료 효과를 얻어냈다. 이렇게 생강 분말 캡슐은 감기, 배와 차에서 일어나는 멀미나 임신중에 나타나는 구토 모두에 믿을만한 치료효과를 증명해내었다.

이러한 연구는, 왕안석王安石과 이시진李時珍이 마음대로 생강의 약리 작용을 과장한 것, 또 한의학의 처방 속에 생강을 남용하여 약

---

14 Wood CD, Manno JE, Wood MJ, *et al*. Comparison of efficacy of ginger with various antimotion sickness drugs. Clin Res Pract Drug RegAff.(J) 1988;6:129–136. [원주]

으로 쓰는 것과는 완전히 다른 규범에 속한다.

한漢 나라 이후, 한의학 문헌의 처방제 남용은 보편적인 현상이었다. 무작위로 한 권의 의학서를 펼쳐 보면, 종종 한 질병에 몇몇 처방제가 있으며, 동시에 한 처방제에 또한 몇몇 "약품"이 사용되었다. 설령 각종의 한의학 문헌 속에 "좋은 약 처방良方", "경험에서 비롯된 처방處方", "기묘한 약 처방奇方", "신기한 효과를 지닌 처방神效方"과 같은 매우 많은 장서들이 보존되어 있다고 할지라도, 모두 확실하게 믿을만한 임상시험의 증거나 의학적 이치를 가지고 있지는 않다. 이로 인해 한의학 처방제의 "유효성"은 보편적 의의를 띠지 못하는 것이다. 심지어 어떤 "치료 효과"는 매우 유해有害하기까지 하다. 그 중, 아편을 통증을 멈추게 하고 설사를 멈추게 하는 데에 이용한 것은 유해有害한 "치료효과"의 한 예라 할 수 있다. 현재, 서양의학은 환자들의 고통을 줄이기 위해, 아편에서 추출해낸 단량체單体 모르핀morphin을 이용하여 통증을 멈추게끔 하고 있지만, 이러한 경우 엄격한 규정에 따라 사용한다. 다시 말해, 서양의학은 이미 모르핀의 약용藥用적 가치를 알았으며, 또한 모르핀의 중독 작용도 알고 있었다. 이것은 한의학에서 "불주佛粥, 한의학에 있어서, 아편의 다른 명분"을 남용하여 통증을 멈추게 하고 설사를 멈추게 하는 것과는 완전히 다른 것이다.

한의학이 약 처방을 혼란스럽게 쓰고, 이와 더불어 "약물"을 남용하는 것에는 긴밀한 연계성이 존재한다. 한의 "약"이 정말 약용적 가치가 있는지 없는지에 대해서는 이제껏 확증된 바가 없다. 실제로 한의학 처방제 속의 "약"에는 "식품", "오염물질", "유독물질"과 "창자를 뚫고 지나간 이물질穿腸而過的异物"이 매우 많다. 예를 들자면, 이시진李時珍은 ≪본초강목本草綱目≫에 목 맨 밧줄을 불에 태워 물에 섞은 후 복용하면 갑작스런 광증狂症을 치료할 수 있다고 기록한 바 있다. 만일 이런 밧줄을 2년 이상 보관해 놓는다면, 그 효과는 더 뛰어날 것이라고 적었다. 또 기록하기를, 길가에 버려진 낡은 짚신을 불에 태워 술에 타 마시면 콜레라를 치료할 수 있다고 하였다. 이를테면 이런 종류의 처방은 확실하고 적절한 약용가치를 지닐 수 없다.

한의학의 처방학에 대해 어느 정도 숙지하고 있는 독자라면, 아마도 한의사가 군신좌사君臣佐使·육기세물六氣歲物·칠방십제七方十劑·기미음양氣味陰陽·오미의제五味宜劑·승강침부升降沉浮·오운육음五運六淫·십구외十九畏·십팔반十八反의 배합방법에 따라, 여러 처방을 하였음을 알 것이다. 몇몇 "신통한 효력"이 있는 처방 중 아마, 정말로 작용을 일으키는 것으로는 그저 한 두 가지뿐일 것이다. 그러나 처방을 내릴 때에는 뜻밖에도 수십 가지의 처방전을 써야 할 것이다. 필자가 농촌에서 한의학을 배울 때 보았던 처방제는 무려 마흔 아홉 가지 맛에 달하였다. 한의학의 이러한 처방 정제처럼, 질병들에 대한 한의약품의 의학적 이해관계는 모호했으며, 동시에 수많은 "약재藥材" 자원을 소비하였다. 환자들의 경제 부담은 한층 늘어났다.

또 어떤 사람은 한의학을 통상 "특이한 것"으로 "기묘한 효과"를 추구해내려고까지 한다. 그래서 짝을 이룬 사람의 모습을 닮은 하수오何首烏, 높은 산 정상에 있는 각시서덜취雪蓮, 낭떠러지의 영지灵芝, 지붕 위의 잡초와 띠, 사향고양이의 음문, 호랑이의 음경, 원숭이의 뇌수, 사막 오지의 발채 등은 독특하기에 "약 중에서도 진귀한 것"으로 여겨진다. 그래서 드물게 존재하는 동식물 자원일수록 파손 당하는 것이 날로 심해지고 있다.

이로써 과학적이지 않는 의약품을 피하기 위해, 끊임없이 위해危害한 생물의 다양성에 대해 조치를 취하고, 모든 지식을 갖춘 학자들은 문화책임을 지며 국민들에게 호소하여 자각적으로 한의한약에 작별을 고하도록 하여야 한다.

인도주의人道主義의 명분으로 – 고별한의한약의 네 번째 이유

한의학은 줄곧 스스로를 "인술仁術"이라 표방하여 왔다. 그러나 이 "인술"은 그 어떠한 인애仁愛의 특징도 결코 드러낸 적이 없다. 예로 들자면, 다음과 같다.

❶ 거드름을 피우며 환자를 기망하다

의학은 다른 과학과 같아서, 본래 끊임없이 풍부해지며 발전하는 지식 체계이다. 사실상, 인류의 질병 자체에도 변화가 다양하다. 한 특정한 역사 시기에는, 의학이 아직까지 인식하지도 해결하지도 못한 질병 외에도, 또 다른 새로운 형태의 질병이 나타날 수 있다. 2002년 말부터 2003년 상반기에 이르기까지 세계의 많은 지역에서 유행한 사스SARS가 바로 그 전형적인 예이다. 의학이 어떻게 발달하든지 간에, 인류는 어느 한 특정한 역사 시기에 모든 질병을 이겨낼 수 없을 뿐 아니라, 특히 어떤 새로운 형태의 질병들을 신속하게 극복할 수 없을 것이다.

한의학은 줄곧 이 사실을 경시해왔다. 한의사가 마주 한 질병에 관해 이미 알고 있는지 없는지 간에, 그는 늘 설명할 수도 없는 개념이나 전문 용어를 이용해 거드름을 피우며, "변증辯証"을 할 것이다. 바로 사스SARS와 에이즈AIDS 같은 신형 질병조차도 한의사는 그럴 듯하게 한바탕 "변증"하려 할 것이다. 이와 같을 뿐 아니라, 그것은 심지어 모든 질병을 겨냥하여, 처방전을 쓸 수도 있다. "만병을 고칠 것을 보장한다包醫百病"라는 이러한 성어가 중국에서 나온 것이 어쩌면 우연은 아닐 것이다.

중국 한의학계의 이런 피상적이며, 과장된 풍조는 중국 전통 의학의 우환거리이다. 중국의 "의료인들"에게 한의학의 폐단에 대해 각성된 인식을 심어주기 위해 다음과 같은 예를 들어보도록 하자.

추측컨대, 현대인이 입춘의 빗물로 불임 출산기피증을 치료할 수 있으리라 믿을 것 같지는 않다. 아마 당唐 시기 장우석掌禹錫이 처음으로 ≪본초습유本草拾遺≫에 이 처방제를 기록하였을 것이다. 이시진李時珍은 ≪본초강목本草綱目≫을 저술할 때, "수부 제5권水部第五卷"에서 이를 인용하였다. **"입춘의 빗물을 부부에게 각각 한 잔씩 마시게 하고서 방으로 돌아가게 하면, 바로 아이를 가질 수 있으니 참**

으로 신묘한 효과이다立春雨水夫妻各飮一杯, 還房, 當獲時有子, 神效."[15] 현대인은 물론 이 "신기한 효과"에 코웃음을 치겠지만, 이시진은 오히려 매우 고집스럽게 그것이 사실이라 믿었으며 뿐만 아니라 이 처방제를 위해, "입춘의 빗물은 그 성질에 있어 애초 봄이 상승하여 일어나는 기운이므로, 끓는 도중 기운이 부족하여 깨끗한 기운이 상승할 수 없는 약이다. 그러므로 자식 없는 부인에게 처방하여, 매일 부부가 한 잔씩 마시게 하고 합방을 하게 하면 아이를 잉태하게 될 것이다. 이 재료는, 맨 처음으로 만물을 자라게 한다는 데에 그 의의가 있다"라는 설명까지 덧붙였다. 허장성세하는 유사한 의학상의 이론(도리)적 해석이 얼마나 많은 환자들을 기만하고 얼마나 많은 학자들에게 해를 끼치는지 모른다. 노신魯迅 선생이 "한의사는 의식적 혹은 무의식적인 사기꾼에 불과하다中醫不過慾是一 聖种有意的或无意的編子"[16]라고 말하였으니, 이는 결코 악의 있거나 냉혹한 조소가 아닌 정확한 사실이다!

❷ 공공연하게 이물질, 오염물질, 유독물질을 "약"에 섞어 보급하여, 환자들을 괴롭힌다

한의학의 생리와 병리 상의 맹목성으로 인해, 한의학의 "약"에 대한 개념은 상당히 혼란을 일으켰다. 특히 그 중 사람을 아주 분노

15 李時珍, 本草綱目(劉衡如, 劉山永校注本), (M), 華夏出版社, 2002年版, 第279頁. [원주]

16 魯迅, 吶喊··自序, ≪魯迅全集≫(第一卷), 新疆人民出版社, 1995年版, 第139頁. [원주]

케 하는 것은 공공연하게 이물질, 오염물질, 유독물질을 "약"에 섞어 보급한다는 사실이다.

(1) 오물을 약에 섞는다. 설령 개 오줌을 짠 즙을 내복하여 "모든 독을 해독하고", 소아 콜레라, 협심증, 월경불순 등에 생긴 악성 종기 등의 질병을 치료할 수 있다는 사실을 확증할 사람이 아무도 없다하더라도, ≪본초강목本草綱目≫은 오히려 수부제50권獸部弟50卷에서 이러한 처방제를 추천하였다.[17] 이러한 오물이 섞인 약은 ≪본초강목本草綱目≫의 "수부水部"[18], "토부土部"[19], "복기부服器部"[20]라는 각 권卷에서 가장 많이 볼 수 있다.

(2) 유독물질을 약에 섞는다. 한의학이 유독물질을 약에 섞는 것은 이미 "한의학의 현대화" 연구에서 적잖이 드러난 사실이다. 그 중 광물을 남용함으로써, 환자들에게 대량의 중금속 혹은 기타 유해한 성분을 한꺼번에 삼키게頓服 하는 것이 보편적이다.

한의학이 추천하여 정신질환을 치료하는데 사용하는 주사朱砂와

---

17 李時珍, 本草綱目(劉衡如, 劉山永校注本), (M), 華夏出版社, 2002年版, 第1790頁. [원주]

18 예를 들어 칼 가는 물磨刀水, 세 가족이 설거지 한 물三家洗碗水, 고총에 고인 물古冢中水, 발을 씻은 물洗脚水, 오줌 웅덩이 물溺坑水 등.

19 예컨대 말똥구리가 굴린 진흙蜣螂轉泥, 신발밑창 진흙鞋底泥, 돼지 구유에 낀 때猪槽垢, 향로에 담긴 재香爐灰, 분뇨 구덩이의 진흙糞坑泥, 소변 구덩이의 진흙尿坑泥 등.

20 예를 들자면 전족에 쓰인 천裹脚布, 생리에 쓰는 천月經布, 속바지內袴, 참빗과 얼레빗篦梳, 설거지용 수세미炊帚 등.

수은을 함유한 진사辰砂[21], 일산화연과 납이 섞인 우여량禹余粮[22] 이외도, 중국 내에는 이미 임상 보도에서 증명되고 한의학에서 이미 약으로 조제된 천왕보심단天王補心丹·우황해독편牛黃解毒片·대활락단大活絡丹·지보정至寶錠·자설紫雪[23]가루는 신장 중독腎中毒을 일으키기 쉬울 뿐 아니라, 심지어는 신장雙腎을 다 오그라들게 할 수도 있다. 육신환六神丸·육응환六應丸·후증환喉症丸 등은 디기탈리스digitalis처럼, 심박의 리듬의 비정상을 일으킬 수 있다. 운남백약雲南白藥·소활낙환小活絡丸·부자리중환附子理中丸 등의 중독은 입과 입술의 마비口唇麻木, 어지럼증과 구토증頭暈惡心을 유발하고, 결국에는 고르지 못한 심박 리듬으로 인해 끝내 사망에 이르게 한다. 오늘날 임상 통계는 모든 한의약의 독성 작용 중, 간肝중독이 매우 많다고 밝히고 있다. 특히 독자들의 주의를 일깨울만한 것으로, 한의학의 약 사용 원리가 불분명하고 그 방법에 있어서 상당한 혼란을 겪음으로 인해, 비교적 짧은 시간 내에 모든 한의학의 약물에 대해 약리학 분석을 진행한다는 것과 그 독성에 대해 하나하나 선별한다는 것을 기대할 수 없다는 것이다. 한의학은 결국 얼마간이 독극물을 약에 사용하는 것을 선택하였으며, 이는 오늘날까지 하나의 비시수로 남는다. 이 점은 서양의학과 더불어 약품에 임상을 개시하기 전에, 사전에 미리 그 독毒의 부작용

21 광석의 일종.

22 식물의 일종.

23 열을 내리우고 녹기를 풀며 경련을 누르고 정신을 차리게 하는 약.

과 약 사용의 제한량은 완전히 다르다고 밝혔다. 소위 "순수 한의약 제제制劑는 독 부작용이 없다"라는 말의 정확한 해석은 "순수 한의약 제제는 아직까지 그 독毒의 부작용을 명확하게 밝히지 못하였다"라는 뜻이다.

(3) 이물질을 약에 섞는다. 거의 모든 한의약 처방제가 정말로 작용을 일으킬 가능성은 그저 한 종류뿐이거나 심지어는 모든 약들 중에 쓸만한 것이 전혀 없을 때도 있다. 실제로 작용을 일으키는 것은 마신 물 뿐이다. 그래서 여러 종류가 섞인 처방제 가운데, "쓸모없는" 약물은 창자腸를 관통하고 지나가는 이물질로 변한다. 환자들이 많은 돈을 들여 사들인 이 창자를 관통하여 지나가는 몇몇 이물질이 환자에게 끼치는 해가 가히 어느 정도일지는 상상할 수 있을 것이다. "한의학의 현대화" 연구가 이미 증명한 바처럼, 설령 "최고로 좋은" 인삼일지라도 모든 질병에는 아무런 의미가 없다. 한의학의 이물질이 약에 섞인다는 것이 얼마나 몸서리치는 일인지 알 수 있다.

환자가 돈을 들여 사온 "약품" 중에는 의외로 오염물질, 독극물, 이물질이 매우 많이 섞여 있다. 이러한 것들은 환자의 고통을 제거하기는커녕, 오히려 환자에게 각종 위험을 알게 모르게 참아내도록 하게 할 것이다. 과연 이러한 "인술仁術"이 도덕적이란 말인가?

옛 사람들이 약을 씀에 있어 그들의 인식 수준에 제한을 받기 때문에 혼란스러워한다지만, 현대인들은 그것이 해롭다는 것을 잘 알면서도 오히려 그것을 옹호하려는데 전력을 다하였다. 이러한 부도덕한 문화적 기만행위를 설마 용인할 것인가?

❸ "기이한 처방奇方"으로 "기이한 효과奇效"를 추구하여 환자를 괴롭히고, 효과 없는 치료를 한 한의사에게는 책임을 면하게 한다

고대에는 처방하는데 있어 대부분 경험에 의지했을 뿐, 이렇다 할 이론은 존재하지 않았다. 16세기 중엽, 스위스 의사 파라셀수스Paracelsus, 1493~1541, 이시진보다 서른다섯 해 더 앞선다는 당시의 화학사상化學思想을 근거로 하여, 최초로 약초학草本醫學 속에서 사용한 약물을 정확하게 지적하였으며, 진정으로 영향을 미친 것으로는 약물 속의 "정소精素"라는 사실을 명확히 지적하였다. 이로써 그는 결정승화結晶升華를 통해 인류 첫 번째 화학 약품인 석탄산을 유창나무에서 추출해냈다. 약품의 내재적 작용 유발을 추구하는 "정소精素"와는 달리, 한의학 처방 제정은 오히려 약재의 선택, 약품 정제, 약품 보존을 거쳐 영문도 모르는 엄(격)한 규정을 만들어내어 "기묘한 효과"를 추구해 낸다. 세신細辛[24]은 물에 담가 곧게 만들어야 하고, 지네는 다리가 붉은 것을 상등으로 쳐야 하며, 황정黃精[25]은 일곱 번을 찌고 다시 일곱 번을 햇볕에 말려야 하며, 미얀마제비의 알집은 뽕나무에 전차해야 한다. 상당上党의 인삼人參·천시川西의 당귀當歸·세주齊州의 반하半夏·독사가 똬리 틀고 있는 돌 등, 이 모든 것을 총괄해서 말하자면, 결국 모든 한의약은 반드시 "그것을 생산할 지역이

---

24 족두리풀이나 민족두리 풀의 뿌리.

25 죽대의 뿌리.

있기 마련이고 그것을 채집할 시기가 있기 마련이며, 그것을 만드는 방법이 있기 마련이다." 이렇게 해야지만 비로소 효과가 나타난다. 이 외에도, 약품을 상·중·하의 "3등급 성분性三品"으로 나누어 하늘에 응하는 적절한 시기도 있다. 군君·신臣·좌佐·사使와 "다섯 가지 맛五味", "네 가지 기운四氣"에 있어, 적합하고 금기시되며宜忌, 지엽적이고 근본적이며標本, 오르고 내리며升降, 뜨고 가라앉는沉浮 배합 방식을 파악함으로써 서로 발양하고 양생한다. 당 왕조에 이르러서는, 기상변화氣象變化 또한 역시 약을 사용하는 법식에 인용되었고, 그렇기에 또 "사계절에 적합한 것과 금기시 되는 것" 그리고 "오운육기五運六氣를 약으로 사용하는 방식"이 존재하였다. 이 이외에도 "위반하거나 범위를 벗어나서는 안 되는" 조제 약제 형태의 규정이 있었다. 심지어 약을 달이는 물, 불을 지피는데 사용하는 장작, 모두 한의학 처방제에 의해 "기묘한 효과"를 만들어내도록 엄격하게 규정되었다.

이렇게 엄하고 기이한 처방을 만들어낸 이유는 달리 있는 것이 아니라, 그저 "기묘한 효과"를 추구해내기 위해서이다. 확실히 이러한 엄격한 약 처방대로 약을 구해내기란 결코 쉽지 않다. 그래서 "좋은 약 처방은 얻기 쉽지만 좋은 약은 구하기 어렵다良方易得, 好藥難求"라는 말까지 생겨나지 않았던가! 약 처방 제정이 이렇게 엄격하자 자연스레 "기묘한 처방"에 따른 "기묘한 효과"를 발생시켰다. 다시 말해, 만일 효력이 나타나지 않는다면 이는 당연히 "좋은 약" 혹은 "진짜 약"이 없다는 뜻이다. 이로써 의사는 효과 없는 치료를 실시한 책임에서 완벽하게 벗어날 수 있게 되었다. 그러나 환자는 질병의 호전을 위해, 부득불 이러한 엄격한 요구에 따라, 산에 오르고 바다를 건너며, 사람을 혹사시키고 물자를 낭비해가며 "진짜"이자 "기이"한 약품을 찾아내야 했다. 그러나 오늘날 우리들은, 이러한 "진짜"이자 "기이"한 추구追求가 아무런 의학적 의미를 지니고 있지 않다는 사실을 알고 있다.

이상을 총괄해서 볼 때, 이러한 "인술仁術"이 언제 털끝만한 인애지심을 가졌던 적이 있었던가? 현재는 우리들이 이 "인술"의 진상을 철저하게 밝혀내야할 때이다.

중국은 줄곧 세계적으로 인삼을 가장 많이 소비한 나라이다. 소비의 기본적인 목적은 이 인삼을 이용하여 사람의 원기를 개선해내고, 피로를 없애는데 있다. 19세기 유럽인들은 중국인들의 이러한 습관을 근거로, 인삼이 진정으로 실용적인 가치가 있는지에 대해 연구하기 시작하였다. 그러나 그 결과는 의외로 부정적이었다. 20세기 미국인들도 역시 인삼에 대한 연구를 하였는데, 어떠한 연구에서도 인삼에는 이렇다 할 약용으로써의 가치나 영양으로써의 가치가 있다는 사실을 발견해내지 못하였다. 그리하여 미국식품의약처FDA, Food and Drug Administration의 엄격한 심사 및 확인을 거쳐, 인삼은 "일반적으로 안전하다고 여겨지는Generally Recognized As Safe, GRAS" 식품에 들어가게 되었으나, 약품으로는 확정되지 못했다. 1970년대 이후, 의학계는 끊임없이 인삼의 많은 부작용을 발견하였다. 이로 인해, FDA에 의해 안전하다고 여겨진 이 식품은 여전히 부분적으로 안전한 선상에 놓여있긴 하지만, 심한 감기나 각혈, 알레르기, 불면, 변비, 고혈압을 앓고 있는 환자들은 인삼을 복용해서는 안 된다고 경고하고 있다.

■ 2005년 10월 26일

세 번째 이야기

고별한의한약의 문화적 의의

의학 문제는, 작게는 개인의 신체 건강과 밀접한 관계가 있고, 크게는 사람의 목숨과, 더 크게는 민족의 존망과 관계가 있다. 과학문제로서의 한의학 문제는 지나치게 확대하여 토론할 필요도 없다. 한의학이라는 이 비과학적 존재는 끊임없이 진보하는 과학의학科學醫學, 중국에서는 습관적으로 "서양의학西醫"이라고 한다에 의해 반드시 도태될 것이다. 이 과정은 어느 누구도 막을 수 없다. 오늘날 여전히 중국에 존재하는, '몸身體은 현대를 살아가고 있으면서 사상은 오히려 고리타분하고 융통성 없는 과거의 사람들'이 설령 이 사실을 받아들이길 원치 않는다고 하더라도, 이 도태과정은 실제로 이미 발생했을 뿐만 아니라, 마지막 단계에 가까이 접근해 있다.

이 논의는 중국 내 상황과 국제적 상황, 두 측면에서 살펴볼 수 있다.

2005년의 전국 의료통계에 따르자면, 전국 서양의학 병원에서 진료한 환자의 수는 10.56억 명에 달한다. 그 중 비영리 진료는 10.17억 명이며, 영리 진료는 0.39억 명이다. 동일한 시기에, 전국 한방병원의 진료 환자 수는 그저 2.14억 명에 그쳤고, 이는 서양의학의 1/5 수준에 해당한다. 그 중 대부분은 비영리 진료이며, 진료 환자 수는 2.11억 명에 달하며, 이는 한의학의 진료 환자 수 중 98.6%를 차지한다. 영리 진료 환자 수는 0.03억 명에 불과하고 1.4%를 차지했을 뿐이다. 다시 말해 서양의학 영리 진료 숫자는 한의학 영리 진료 수의 13배이다. 우리들은 그러한 한의학의 비영리적인 진료가 대부분은 "병이 있으면 병을 치료하고, 병이 없으면 병을 예방"하는 식의 "식이요법"일 것이라 상상할 수 있다. 만일 사람들이 이 관념을 버린다면(이는 모든 이들에게 도움이 된다), 한의학의 상황은 더 나빠질 것이다. 달리, 현존하는 중국의 의료 기구에 따르자면, 2005년 전국 서양의학 의료 기구는 12,982 곳에 이르고, 그 중 정부가 세운 5,996 곳이 46.18%를 차지하며, 기업이 설립한 4,290 곳은 33.04%를 점유한다. 전년도 동기同期와 대비對比해, 2005년도 한의학 의료 기구는 2,620 곳으로, 이는 대략 서양의학 의료 기구의 1/5에 해당한다. 그 중 대부분의 한의학 의료 기구는 정부가 설립한 것으로 2,258 곳이며, 전체 수의 86.18%를 차지한다. 기업이 세운 것은 단지 16 곳으로, 0.61%를 점유한다. **만일 정부의 지원 없이 단지 기업에 의해서만 운영된다면, 한의학의 몰락 상황은 가히 짐작할 만하다.**

한의학의 몰락은 구체적으로 다음 세 가지 측면에서 드러난다.

첫째, 한의대학 졸업자들은 취업하기 어렵다. 한의학 교육과 연구를 확충하고자 하는 노력 그 자체가 심각한 착오로, 그것은 수많은 사회문제를 만들어냈다. 비록 중국 정부가 한의학의 고등 교육을 중시하고 있고 졸업생의 학력 수준이 끊임없이 증가하고 있으며, 학생 수에 있어서도 다른 대학처럼 끊임없이 확대해서 모집하고 있는 것은 사실이다. 그러나 한의사의 취업 인원은 오히려 계속 격감하는 추세를 보이고 있다. 만일 국가가 일련의 "보호조치"를 취하지 않았다면, 또한 3급 이상의 서양의학 병원에 한의과中醫科를 두도록 강요하지 않았다면, 오히려 한의대학의 학생(박사과정 학생 포함)의 취업 상황은 더욱 심각했을 것이다. 둘째로, 한방전문병원의 경제적 효과와 이익이 일반적으로 좋지 않다. 대부분의 한방병원은 서양의학 진료영역에 의지해야만 그 경영을 유지할 수 있다. 그것을 감안하더라도, 여전히 일부 한방병원은 임금의 40% 조차도 감당하지 못하고 있다. 셋째, 비록 외진 농촌의 한방병원들이 서양의학 진료영역을 갖췄다고 할지라도, 농민들은 진찰을 받을 때 우선적으로 서양의학을 선택한다. 그러나 중국의 의료비 문제가 심각한 탓에 가정형편이 곤란한 농가는 질병 치료를 시골 한의사나 현지의 민간요법 시술사에게 기탁한다. 따라서 설령 한의대학의 학생들이 농촌으로 가 개원하더라도, 계속 운영하기는 어려울 것이다.

국외에서 한의학은 이미 유럽과 북미 대륙을 발판으로 확실한 입지를 마련했지만, 그것은 보편적인 의미에서의 의학에 속하지 않아, "동양의학 의사oriental medical doctor"라는 이름으로 개원한다. 바로 중국의 발마사지와 안마가 합법적인 것처럼, 북미대륙과 유럽에서는 동양의학 의사의 개업 또한 합법적이다. 그러나 중국의 발마사지사洗脚師와 안마사按摩師를 의사로 치지 않은 것처럼, 국제적으로 생계 목적의 직업인인 동양의학 의사 역시 정식 의사로 간주하지 않는다.

국제적으로 동양의학 의사의 합법성이 인정됨으로써 한의학과 한의약은 국제 시장으로 진입할 수 있는 기회를 잡았다. 이것이 바로 국내 일부 대중매체들에 의해 과장된 "한의한약은 이미 국제 시장에 진출했다"라는 말의 진실이다. 그러나 많은 한의약과 중성약中成藥[1]에는 해로운 성분이 포함되어 있고, 중국 내 식약품 관리 규정에도 어긋나기 때문에, 금지되고 사법적으로 기소를 당하는 한의약과 중성약이 날로 증가하는 추세이다. 한의약에는 서양의약을 섞어 조제한 "중서의학 복합"약들이 있는데, 그 조제약들은 서양의약 개발자의 지적재산권을 침범한데다가, 서양의약 성분을 표준량에 맞춰 넣지 않은 탓에, 소비자들에게 피해를 주니, 국가와 지방(홍콩 포함)의 의약위생국에서 이 조제약들의 유통을 잇달아 금지하였다. 당연히 이 외에, 일부 한의약에는 국내의 식약품 안전 인증을 거친 것들도 있다. 그러나 그런 것들은 마치 '봉황의 털'이나 '기

---

[1] 약초를 원료로 하여 알약, 가루약, 연고, 캡슐 등의 제형으로 가공한 한의약 제품. 한약을 표준화한 것으로, 현대의약과 한약을 섞은 약품을 칭하기도 함.

린의 뿔鳳毛麟角'[2]만치나 진귀하고 드물다. 더욱이, 인증을 거친 "한의약"은 동양의학 의사만이 사용할 수 있을 뿐, 정식 병원에서는 사용할 수 없다. 동양의학 의사의 국제적 생존 환경은 대체적으로 이러하다. 그들의 국제적 입지는 중국의 몇몇 무책임한 대중매체의 지나친 과장誇張과는 현저한 차이가 있다.

고별한의한약告別中醫中藥을 과학적 시각에서 보자면, 굳이 토론까지 할 필요도 없는 문제이다. 설령 고별에 반대하는 이가 있었다고 할지라도, 오늘날까지 그 반대파 인사들마저도 이렇다 할 확실한 과학적 근거를 제시한 적이 없으며, 현존하는 모든 문제들은 단지 감정적인 문제일 뿐이다. 임어당林語堂 선생은 일찍이 1936년에 중화민족은 "감정적 진리情感眞理"를 믿는 민족인 탓에, 이성理性으로 감정情感을 극복하는데 능숙하지 못하며, 늘 감정을 이성보다 앞세운다고 비평한 적이 있다. 그러나 고별한의한약 부분에 과학적으로 심각한 문제만 없다면, 감정적인 문제는 결국 해결될 것이다. 우리들이 처음으로 머리카락을 잘랐을 때에 느꼈을 감정은 무척이나 복잡하지 않았을까? 그러나 오늘날 왜 모두들 단발머리를 기르려 하지도 않으면서, 길게 땋은 머리마저 원치 않는 것일까?

어떤 의미에서는, 고별한의한약의 기본적인 의미는 전통을 재고찰反思하는데 있다고 볼 수 있다. 중국에서 전통을 재고찰하기 위해서는 적당한 조건이 필요하다. 그 중 가장 중요한 조건으로는 다음 두

---

[2] 매우 드물고 신귀한 인재나 사물을 뜻하는 중국식 비유법이다.

가지를 들 수 있다. 첫째, 국가가 강대하면 전통을 되돌아본다고 해서, 자신의 모든 것이 남人보다 못하다고 느껴져 국민들이 발전을 확신하지 못하도록 하지는 않을 것이다. 둘째, 국민의 민족적 정서가 성숙해지면, 전통을 재고찰한다고 해서 취약한 민족적 정서가 나타나 세계를 향한 용기를 잃지는 않을 것이다. 개혁·개방의 성취는 우리들이 담차게 과거를 되돌아볼 수 있도록, 견고한 물질적 기초와 국내외 환경을 다져주었고, 중국의 전통문화를 재고찰하는 대단히 좋은 기회를 마련해주었다.

전통을 재고찰하는 목적은 과거비판에 있는 게 아니라, 미래로 나아가는데 있다. 미래로 나아가려면, 우리의 전통문화를 개혁하는데 힘써야 할 것이다. 중국의 전통 문화에 대한 사상개조가 없다면, 중국의 의학이 진보할 수 없을 뿐만 아니라, 중국의 모든 개혁의 탑은 장차 모래위에 세워져 기초가 견고하지 못할 것이다. 그런 의미에서 보자면, 전통문화를 되돌아보고 이를 개조하는 직접적인 목적은 중국을 개혁하고 개방해내고자 그 문화적 기초를 새로이 다지는 데 있다.

그렇다면 어떻게 한의학을 되돌아봐야지만, 우리 전통문화를 제대로 살펴볼 수 있을까?

주지하다시피, 한의학의 개념 체계와 한의학의 변증 시술辨症施術 방식은 줄곧 정확성이 결핍된 사유의 틀에서 이뤄져왔다. 그래서 "풍風" 하나만을 놓고도, 당신은 이렇게 혹은 저렇게 해석할 수 있다. 같은 질병을 놓고 당신이 변증 시술을 이렇게 할 수 있다면, 다른 사람은 저렇게 변증 시술을 할 수도 있다. 100명의 한의사는 백百가지 진단을, 백 가지 치료방안을 내놓을 수 있는데, 이는 한의학에서 흔히 볼 수 있는 일이다.

그러나 이러한 사유습관은 결코 한의학에만 존재하는 게 아니다. 고대 중국에서부터 내려온 모든 문화 전통이 그러하며, 명확한 논리를 요구하는 수학에서조차도 이와 같다.

나는 장차 2006년 올해 안으로 새로운 저서 ≪문예 부흥의 역사·과학기술서文藝復興史·科學技術卷≫를 출판할 예정이다. 그것은 국가가 기획한 "문예 부흥의 역사 연구" 시리즈 중 하나이다. 현재, 이 책은 이미 총서叢書 편집진과 출판사의 최종 심사를 마친 상황이다. 바로 며칠 전에, 출판사 측에서 내게 ≪문예 부흥의 역사·과학기술서≫의 삽화와 관련해 최종 원고 마무리를 요청해 오자, 나는 '어려운 문제'에 봉착하게 되었다. 원래 글을 썼을 때에 내가 그린 것은 밑그림이었으니, 당시는 '어려운 문제'가 드러나지 않았었다. 그러나 이제 정식으로 출판하려고 하니, 이 어려운 문제 또한 드러나게 된 것이다. 이 어려운 문제는 사실 무척이나 간단하다. 즉, 컴퍼스와 직선자直尺를 이용해(이때엔 다른 작도 공구를 이용하지 않고) 정오가형을 그려내는 것이다.

이 간단한 수학문제는 재차 나에게 중국인의 전통적 사유방식을 떠올리게 하였다. 우리들은 이내 다음과 같이 묻지 않을 수 없다. "이 문제는 중국 전통 문화의 사유 틀에 놓고서 그 해답을(과연) 찾아낼 수 있을까?"

중국 수학사數學史를 잘 아는 독자라면, 중국 전통사고의 틀

속에서는 이 문제를 해결할 방법이 없음을 알 것이다. 왜냐하면 중국 전통문화에는 사유思惟의 명확성에 관한 그 어떠한 내용도 없기 때문이다. 정오각형은 말할 것도 없이, 하나의 원圓과 직선直線을 구하는데 있어서도 일관되게 받아들일만한 판단기준이 없다. ≪묵자墨子≫에서는 "원은 원점에서 모든 반지름이 같다一中同長也"라고 말하였다. 그러나 어떻게 이 "원의 중심一中, 혹 '圓心'"을 확정할 수 있고, 또 어떻게 "반지름半徑, 혹 '同長'"을 확정할 수 있는지에 대해서는, ≪묵자≫ 속에서 그 답을 찾아낼 수 없다. 뿐만 아니라, 전체 중국 수학사數學史를 통틀어 살펴보아도 더 나은 방법은 존재하지 않는다. 예컨대, 임의로 원의 호圓弧 하나를 정하도록 한다면, 그 "원의 중심"은 어디에 있으며, 그것의 반지름은 또 얼마이겠는가? 이러한 문제들은, 중국 전통문화의 범주 내에서는 해결할 수 없다. 이와 다르게, 고대 그리스의 철학자들은 처음부터 외부 세계의 명확성에 대한 이해를 추구하였다. 그래서 그리스 철학자들에게 외부세계는 논증할 수 없든지 아니면, 고도의 명확성을 갖추든지 하였다. 유클리드Euclid[3]의 기하학幾何學에 익숙한 독자라면 아마 알 것이다. 앞서 제기한 "직선자와 컴퍼스를 이용해 정오각형을 구하라"는 문제는 일찍이 기원전 4세기에 유클리드에 의해 확실하게 해결이 되었다는 사실을 잘 알고 있을 것이다.

그러나 고대 중국은 명확한 사유思惟의 수준에까지 이르지 못

[3] 유클리드Euclid, 기원전 3세기 경의 그리스 수학자.

하였는데, 그렇다고 해서 이것이 곧 고대 중국인들은 사유의 명확성 문제를 굳이 해결할 필요가 없었음을 의미하지는 않는다. 그렇다면, 중국 고대에서는 "사유의 명확성 문제"를 어떻게 해결했을까? 중국 역사에 익숙한 사람이라면, 유럽인이 논리와 실험으로 그 분쟁을 해결한 부분에서, 중국인은 논리학과 실험과학이 낙후되어 있던 탓에 부득이하게 권력이나, 명인, 그리고 명언과 군중의 감정(인간관계)을 선택하였음을 아마도 알고 있을 것이다. 고별한의한약告別中醫中藥에 반대하는, 현現 인터넷상의 모든 주장들은 감정에서 나온 것이지, 과학에서 비롯된 게 아니다. 또한 바로 이러한 원인 탓에 우환거리가 생겨난 것이다. 우리들이, 사유思惟문제가 중국고대에서 서로 연루되어 많은 사회적 문제를 야기했다는 사실을 발견하기란 그리 어렵지 않다. 사유의 부정확성은 분명 소수 사람들의 독단獨斷을 야기할 것이다. 소수 사람들의 독단으로 확정성을 해결하는 이러한 방식은 한의학의 영역에서 드러나는데, 바로 궁중 어의御醫와 명의名醫가 시골 한의사郎中를 배척하는 경우이다. **실제로 사유에 있어서의 부정확성은 상술한 바 있는 강권强權과 독단으로 치닫는 것 외에도 문화적인 기만欺瞞, 비신의 권위, 진취직 사고의 부재, 명칠보신明哲保身**[4] **등의 사회적 결과를 초래할 수 있다.**

---

4 '명철보신明哲保身'이란, 원래는 이치에 밝고 분별력이 있어 적절한 행동으로 자신을 잘 보전하는 것을 일컫는 말이지만, 오늘날에는 자신의 이익에 손해될 것이 두려워 본질적인 문제에 대해서도 몸을 사리는 태도를 뜻하기도 한다.

일부 분야에서, 부정확한 사유 방식은 심각한 결과를 초래하지는 않을 것이다. 그러나 인간의 건강과 생명에 관한 영역에서, 만일 부정확한 사유방식에 계속적으로 만족한다면, 심각한 결과를 낳을 수 있다. 결국, 인간의 "삶生"과 "죽음死" 사이에서 변화에 역행할 수 있는 것은 존재하지 않는다. 현대의학은 또한, 인체에 중금속 중독이 발생한다면 바꾸어놓을 수 없음을 증명하고 있다. 이를 통해, 사유방식의 문제가 결코 "어쨌든 사람을 죽일 수는 없다反正不會死人"라는 철학의 문제가 아님을 알 수 있다. 정반대로, 사유방식의 부정확함은 죽지 않아야할 수많은 사람을 죽게 할 수 있으며, 본래 발생하지 않아야 할 사회 혼란을 초래할 수 있다. 이 점을 충분히 이해했다면, 우리들은 곧 중국 전통 문화를 개혁한다는 의미를 충분히 꿰뚫어볼 수 있다.

만일 우리들이 그저 한의학을 과학의 전당에서 쫓아내기 위해, 그 "인술仁術"의 외투를 찢어 없애 버리고, "의식적 혹은 무의식적 사기꾼"의 모습을 폭로한다면, 그것은 무척이나 쉬운 일이다. 뿐만 아니라 이미 우리들은 그것을 거의 끝마친 상황이다. 그러나 만일 우리가 한의학에 작별을 고하고서, 나아가 우리들의 전통문화를 개혁하고, 특히 우리들의 사유방식과 시비是非 관념을 개조하고자 한다면, 우리들은 오히려 더 많은 이론 작업을 해야 할 것이다. 따라서 한의학에 작별을 고하는 것은 결코 우리의 목적이 아니다. 우리의 목적은, 이를 출발점으로 삼아 중국의 전통문화를 개혁해야만 한다. 그렇게 함으로써 중국이 미래로 나아가게 하는 강력한 신新문화의 기초를 다지는 것이다. 이 신新문화의 기초

건설의 핵심은 바로 "자의성隨意性과 작별을 고하고, 명확성明確性으로 나아가는 것"이다.

의심할 여지없이, 이는 중국 역사상 새로운 신新문화운동이다. 그러나 이 새로운 신문화운동은 이제 막 시작되었다.

■ 2006년 06월 19일

네 번째 이야기

한의학의 온갖 "뛰어난" 판별 분석

필자가 ≪고별한의한약告別中醫中藥≫이라는 글을 ≪의학과 철학醫學與哲學≫에 발표[1]한 이후, 곧바로 한 학계學界의 지인이 이 글이 주장하는 관점에 대해 "설령 한의한약의 결점이 많다하더라도, 그 뛰어남마저 부인할 수 없다"며 문제를 제기해 왔다. 우리들에게 한의학의 "우월함優勢"[2]에 대해 분명한 인식을 갖도록 하기 위해, 필자는 그 중 널리 알려진 몇몇 '뛰어난' 견해를 선택하여, "편폭에 제한을 두는篇幅有限"식의 분석들을 해보고자 한다.

---

1 張功耀, 告別中醫中藥, 醫學與哲學, 2006年第4期. [원주]

2 서술의 편리를 위해, 이하 이 개념을 사용할 때에는 더 이상 따옴표를 붙이지 않는다. 본문의 내용에 따라 '優勢'를 '우월' 혹은 '뛰어나다'(기본형)로 해석함을 밝힌다.

"한의학은 중국의 우월한 전통 문화의 구성 부분이다"에 관하여

이 우월함은 일찍이 무척이나 안정적이었다. 그 견고함은 1929년 중국 위생위원회 제1회 회의에서 중국의 "의료 기준醫療標準"이 세워질 때까지 유효하였다. 이 회의에서, 표준화된 진단과 치료 근거가 부족한 한의학을 폐기(단, 한의약 사용은 허용)한다는 안건이 통과되었기 때문에, 몇몇 한의학계 인사들이 그저 "애국愛國"이라는 가로나비橫幅[3] 한 쪽만을 끌어당겨 아주 수월하게 이 결의안을 공박했다. 이 한의학 폐지 안건을 제기한 여운수余云岫 선생에게는 단지 일본에서 유학을 한 적이 있었다는 이유만으로 무책임한 일부 역사학자들에 의해 "매국노漢奸"의 모자가 씌워졌다.

오늘날의 중국은 이미 민족의식이 성숙하였고, 국가 또한 떳떳하게 과거와 미래에 직면할 수 있을 만큼 강대해졌다. 바로 이러한 진보가 우리들로 하여금 오늘날 당당하게 한의한약을 되돌아볼反思 수 있게 하였다.

의학은 과학에 속한다. 그것은 음악과 예술 같은 종류의 문화와는 다르다. 무릇 과학적인 것은 무엇이든 응당 스스로의 진보를 모색해야 한다. 이호二胡[4]는 진보하지 않을 것이고, 진보한다면 (그것은) 이호가 아닐 것이다. 그러나 과학이 만일 진보하지 않는다면,

---

[3] 피륙 따위의 폭의 넓이.

[4] 이호二胡는 호금胡琴의 일종으로, 현弦이 둘이고 음이 낮은 악기이다. 중국어로는 '얼후'로 발음된다.

과학이라 불릴 자격이 없다. 이러한 상식을 굳이 입이 닳도록 말할 필요는 없다. 그러나 중국에서는 허다하게 문제 아닌 문제들이 오히려 귀찮게 여겨지지 않은 채, 거듭 설명될 것이다. 필자는 이미, 전全세계적으로 가장 오래된 의학을 약초학草本醫學이라고 제기한 바 있다. 이 각도에서 고찰하자면, 한의학은 본디 다른 고대 문명지역의 의학과 특별히 다를 게 없다. 알투로 카스티글리오니Artruo Castiglioni의 ≪의학사醫學史≫를 읽어본 독자라면 아마도 기억할 것이다. 상고시대의 유럽에서는 일찍이 "불로초 숭배靈草崇拜"가 형성된 바 있다.[5] (이로써) 그곳에서의 약초학草醫草藥이 질병을 정복하는 과정 중에 발휘한 역할이 얼마나 신성했는지를 충분히 알 수 있다! 그러나 의학이 유럽에서 중대한 진보를 이뤄내면서, 유럽인은 궁극적으로 진보를 받아들여 낙후落後와 작별을 고할 수 있게 되었다. 유감스러운 것은 한의학은 스스로 자체적인 진보를 추구하지 않았을 뿐만 아니라 심지어는 그 어떠한 의학적인 진보 사실조차도 받아들이길 원치 않는다는 것이다. 이호二胡는 진보하지 않는다고해도, 사회에 위험을 가져오지 않을 것이다. 그러나 의학이 만일 진보하지 않는다면, 그 결과는 상당히 심각할 것이다. 다음 표를 살펴보자.

[5] 알투로 카스티글리오니 著, 程之范 主譯, 醫學史 上篇, 廣西師範大學出版社, 2003, 13쪽. [원주]

주요 역사 시기의 중국과 유럽 평균 기대수명 비교표[6]

(단위: 세)

항목	1800년	1929년	1947년	1951년	1981년	2000년	2004년
유럽	~25-30	59.12	62.70	69.0	74.0	75.1	76.0
중국	~25-30	~30	36.4	42.0	67.8	71.3	71.8

본 표表에서 보여주듯이, 의학과 생리학이 발달하지 않은 고대에서는 중국인과 유럽인의 평균 기대수명이 대체로 비슷하였다. 이는 바로 고대 한의학과 고대 서양의학이 역사상에서 작용했던 역할이 비슷했다는 사실을 나타낸다. 비록 유럽의 의학 혁명이 16세기 중엽에 최초로 발생했을지라도, 유럽인이 이를 전반적으로 받아들인 때는 오히려 19세기 초엽이었다. 유럽의 민중들이 의학혁명의 성과를 전반적으로 받아들인 후, 유럽인의 1인당 평균 기대수명은 기적과 같은 증가를 보였다. 주지하다시피, 1929년은 세계적으로 경제위기가 발생한 중요한 해이다. 그러한 심각한 경제 압박 하에서도, 유럽인의 평균 기대수명은 의외로 59.12세로 증가하였다. 세계 경제위기와 동떨어져 있던 중국은 오히려 이 시기의 평균 기대수명이

[6] 본本 표의 자료 출처 : 1. Lee and Feng(1999); Peterson(1995); Wrigley and Schofield(1981); Wordl Resources Institute(1998); UNDP(2002); 2. Department of Health and Human Services, National Center for Health Statistics; National Vital Statistics Reports, vol 53., no.6, Nov. 10, 2004; Life Expectancy by Age, 1850-2003; 3. 상해인구통계자료와 신화사 정보. (부록: 표 안의 중국 1947년과 1951년의 인구 연령 기대 수명은 상해의 자료에서 취했다. 기타 조사할 자료에는 이림집아 "약 35세"로만 표기하였다.) [원주]

고작 19세기 이전의 수준에 머물러 있었다. 이후, 서양의학의 지식 보급을 수반하고서야 비로소 중국의 평균 기대수명은 증가하기 시작하였다. 당시 발달한 지역이었던 상하이上海는 1947년의 평균 기대수명이 처음으로 30세를 돌파하여 36.0세에 이르렀다. 개혁개방 이후, 중국에서의 수용 면에서 서양의학이 처음으로 한의학을 넘어섰다. 이에 상응해, 평균 기대수명 역시 점차 유럽인을 따라잡을 정도가 되었고, 일부 지역에서는 오히려 유럽을 뛰어 넘었다. 예를 들어, 신화사新華社가 발표한 2004년 1인당 평균 기대수명의 통계치를 보면, 베이징北京은 79.87세, 광저우廣州는 77세, 상하이上海는 80.29세에 이르렀다.

이러한 중국 인구의 평균 기대수명 상승을, 아마도 (단순히) 자연환경 조건의 개선만으로 해석해낼 수는 없을 것이다. 왜냐하면 오늘날 중국의 자연환경이 고대보다 낫다고 설명할 수 있는 어떠한 증거도 존재하지 않기 때문이다. 이외에, 그것은 또한 세계 영양학계가 보편적으로 권장하는 "채식의 유형素食模式"으로도 설명할 수 없는데, 이는 현대 중국인이 고대 중국인보다 더 채식素食을 고집한다는 사실을 증명할 별다른 증거가 없기 때문이다. 이로써 이 중국인구의 기대수명 연장은 오직 의학과 생리학의 진보와 보급에 의해서만 설명되어질 것이다. 20세기에 이루어진 의학과 생리학의 발전에 있어서, 한의학의 공헌이 아주 미비했다는 것은 의심할 여지가 없다. 이와 같은 사실은, "우수한 전통 문화" 위에 드러누워 실컷 늦잠이나 자면서 새로이 나아가기를 (전혀) 고려하지 않은, 그러한 사람들에게는 (고작) 각성제 한 봉지 정도로 인식될 뿐이다.

"한의학은 그 사상과 학식이 넓고 심오하여, 초超과학에 속한다"에 관하여

이 우월한 견해는 한의학을 치켜세우고 있지만, 이와 동시에 현대인의 이해력과 판단력을 과소평가하고 있다. 아마 한의학을 "넓고 심오한 학문博大精深"이라고 치켜세운 탓에, 중국의 한의사들은 마지못해 자신이 "얼치기 의사半吊子醫生"라는 사실을 받아들이지 않을 수 없었을 것이다. 특히 현실적인 예로, 한의학의 간肝 치료 전문가를 들 수 있는데, 그는 한평생을 간에 관한 병病을 다루어 왔지만, '간'이 내포하는 의미가 도대체 무엇인지 설명할 방법이 없다. 한의학이 "넓고 심오한 학문博大精深"으로 치켜세워진 뒤에, 가장 동정이 가는 사람들은 바로 한의대학의 학생들과 <의사개원증서醫師執業證書>를 취득하려고 하는 이들이다. 그들은 닭이 울면 즉시 일어나 "의고문醫古文"을 암송한다. 뜻이 분명하지 않아 이해하기 어렵고, 힐문하며 비꽈놓은 식의 문자와 논리들은 자주 그들에게 운무雲霧 속이나 혹은 미궁迷宮에 빠진 것처럼, 온종일 "무한한 개념 속에서 끝없는 순환을 반복(헤겔의 말)"하게 하였다. 오장육부五臟六腑에서 삼음삼양三陰三陽까지, 기경팔맥奇經八脈에서 오미사기五味四氣까지, 육기세물六氣歲物에서 칠방십제七方十劑까지, 사시의기四時宜忌에서 팔정풍문八正風門까지, 약성부藥性賦에서 탕두가湯頭歌까지, 무릇 이런 갖가지들을 가련한 학생들에게 아직 다 짊어지우지 못해 진뜩 화가 치밀어 올라 있다. 공명을 추구하고자 하는 이러한 사람들의 경우, "넓고 심오한 학문博大精深"과 "초과학超科學"의 가정假定은 전적으로 어떤 학술적 우월함이 아닌, 피할 수도 건드릴 수도 없는 사상적 부담이다.

실제로 중국 고대에는 인위적으로 만들어낸 "넓고 심오한 학문博大精深"의 문화적 경향이 줄곧 존재해왔다. 예를 들어 말하자면, 당신이 날짜를 "2006년 5월 11일"로 서술할 때, 당신은 박대정심博大精深에 열중해 있는 몇몇 사람들에 의해 "지나치게 천박하다"고 비난받을 것이다. 그러나 만일 당신이 그것을 "태세성군 향반 병술년 계사월 경자일太歲星君向般丙戌年癸巳月庚子日"로 서술하면, 당신은 "뛰어난 학식이나 정치적 경륜을 지닌 학자滿腹經綸的學士"라는 칭호를 얻게 될 것이다. 전자의 "(지나치게) 천박하다"는 모든 사람들과의 교류에 있어 적합하다. 그에 반해 후자는 비록 한 날짜를 표현한 것에 불과하지만, "박대정심博大精深"의 제조를 거친 후에는 오히려 대부분의 사람들과 소통할 수 없게 된다. 과학적인 사고능력이 결여되고, 또한 고의로 조작된 참된 의도를 식별할 생각이 없는 사람은 아마도 "태세성군", "향반", "병술년", "계사월", "경자일" 속에 담겨있는, 이른바 "박대정심博大精深"이라는 의미를 이해하려고 애쓸 것이다. 기실, 이런 의도적인 조작은 작가가 스스로를 자화자찬하기 위해 고심하여 만들어낸 것으로, 아무런 실질적인 의미는 없다.

이와 같은 허식虛飾은 한의학의 이론 구조에서 한층 더 심각하다. 한의학에 의해 결론 내려지는 가장 중요한 병의 원인은 '풍風'이다. ≪황제내경·생기통천론黃帝內經·生氣通天論≫에 "풍은 만병의 시작이다風者, 百

病之始也"라는 말이 있다. 그래서 거의 모든 한의학의 경전經典은 "풍문風門"[7]에서 논해졌다. 그러나 현대의학과 자연계의 상식을 조금이라도 지닌 사람이라면, '풍'이 단지 공기의 흐름일 뿐이라는 사실을 안다. 그것을 최초 발병 원인病因으로 여기는 데에는 사실 아무런 근거가 없다. 한의학의 병인이론病因理論은 '풍'을 "만병의 시작"으로 판단했는데, 이는 분명 대응 원칙對應原則에 따른 것이지, 확정성 원칙確定性原則에 따라 세워진 인과관계因果關係는 아니다. 그러나 대응 원칙에만 근거해서는 확실한 인과관계를 세울 수 없다. 일상의 예例로는 낮과 밤의 대응을 들 수 있다. 그러나 그 둘 사이에는 결코 인과관계가 존재하지 않는다. 우리는 매 순간을 풍風 안에서 생활하지는 않는다. 그러나 한의학 이론에 비추어, 만일 어떤 사람이 병을 앓게 된다면, 곧바로 풍風에게 책임이 지워질 것이다. 이렇게 되면, 한의학 병인病因 이론가는 '풍'에서 "영구불변의 진리"를 찾아낼 것이다. 당신이 어떤 병에 걸렸든, 당신은 어쨌든 '풍'을 쏘인 것이며, 이는 의심할 여지없이 확고하다. 식견이 있는 사람이라면, 이 "영구 불변적 진리"가 익살에 가까우리만큼 황당하다는 사실을 너무도 잘 안다. 그럼에도 중국 고대의학 이론의 건립은 오히려 이 사유의 틀 안에 줄곧 갇혀 있다. 사람의 질병을 '풍風'에 끼워 맞추고자, 한의학의 병인 이론가들은 인위적으로 많은 '풍'들을 만들어

[7] 풍문風門은 두 번째 등뼈 아래 양쪽 1寸 5分에 위치한, 바람이 들어오는 문이다. 만일 이 경혈이 부실하면 이내 감기에 걸린다. 감기風는 곧 만병의 근원이라는 것이 한의학의 이론이다.

냈다. 우선 ≪황제내경黃帝內經≫에서 '풍'을 삼양삼음三陽三陰과 연관 짓고, 그러한 후에 ≪이정변기론移精變氣論≫에서 "팔풍오비八風五痹"로 그 범위를 넓혔으며, ≪옥판론요편玉版論要篇≫과 ≪팔정신명론八正神明論≫에서는 다시 "팔풍사시八風四時"로 확대하였다. 이것 역시 충분치 않았는지, 한 걸음 더 나아가 "팔풍사시"를 허虛·실實·한寒·열熱·오장육부五臟六腑 등의 개념과 둘씩 둘씩 결합시켰다. 그리하여 이 단순하고 명백한 '풍'이 일단 한의학 이론가를 거쳐 갑자기 확장되자, 신선마저도 이 해괴한 '풍'을 느낄 수 있게 변하고 말았다. 그 결과, 이러한 '풍'의 개념을 만들어 낸 사람조차도 스스로 "도대체 무엇이 풍風인지"를 구별할 수 없게 되어 버렸다.

한의학이 많은 병의 원인을 간단하게 "육음六淫"[8]으로 귀결 짓는 것과는 다르게, 서양의학은 각기 다른 질병의 병인病因들의 구체성과 객관성을 중시하였다. 기백岐伯에 의해 네 가지 "중풍대법中風大法"에 들어가는 반신불수, 경미한 중풍風痱, 풍의風懿[9], 풍비風痹[10]는 서양의학의 뇌혈관질환, 혈액점성 상승, 혈액지질[11] 상승, 관절염, 근육위축, 뇌혈전腦血栓 등의 병인으로 묘사되는데, 이는 '풍風'과 아무

[8] 육음六淫이란, 한의학에서 말하는 질병의 원인이 되는 여섯 가지 외부 요건 즉, 풍風·한寒·열熱·습濕·조燥·화火를 뜻한다.

[9] 중풍의 하나로, 갑자기 쓰러지며 혀가 뻣뻣해져서 말을 하지 못하고, 목구멍이 가래에 막혀 가래가 끓는 소리가 난다.

[10] 비증痹症의 하나로 팔다리와 몸이 쑤시고 무거우며 마비가 오는데, 그 부위가 일정하지 않고 수시로 이동한다.

[11] 지방·콜레스테린·인지질·지방산 따위.

런 관계가 없다. 더 지적할만한 것으로는, 옛 것을 배우고도 현실에 적용하지 못하는 융통성 없는 중국의 일부 현대인들이 뜻밖에 정반대로 그 도道를 거슬러 행한다는 점이다. 그들은 불확실한 과거의 인식을 정확하게 바꿔놓은 게 아니라, 이미 가지고 있는 정확한 인식을 모호하게 만들었다. 이른바 "중서의학의 결합中西醫結合"(동양의학과 서양의학을 모두 사용해 진료함)을 시도하면서, 뜻밖에 혈액검사를 한 후에 "고혈압"을 "심기허Deficiency of Heart qi, 心氣虛"라고 판정하고, 위내시경 검사 후 "만성 표재성 위염CSG, Chronic superficial gastritis. 慢性淺表性胃炎"을 "비위불화脾胃不和"[12]로 판별하였다. 현실에 적용하지 못하는 이 융통성 없는 "창의성"은 사람들을 웃게 만든다! 한의학의 이론 구성 가운데 실제와 동떨어진 상황은, 약간의 지식을 갖추었으면서도 진리를 판단하는 방법을 찾아내지 못한 몇몇의 문인들이 만들어낸 것이다. 문맹文盲 혹은 반半문맹인 한의사郎中들은 이해할 수 없는 이러한 의학이론과 병리病理에 관해 이제껏 거들떠보지도 않았다. 두뇌가 명석한 몇몇 지식인들도 이러한 시골 한의사들과 서로 통하여, 그들이 편찬한 (임상을 거친) 처방집성 저작물 안에서, 이해할 수 없는 "의학이론"과 "병리"에 대해 어느 정도 멸시하는 태도를 취하였다. 필자의 짧은 소견에 의하자면, 그 중 가장 대표적인 저작물로는 ≪외태비요外台秘要≫, ≪소심량방蘇沈良方≫, ≪준급천금방準急千金方≫, ≪소아약증직결小兒

12 비위脾胃의 기능이 원활하지 못한 탓에, 소화불량이나 설사 등과 같은 증상을 유발하는 병증.

藥證直訣≫, ≪부인대전량방婦人大全良方≫, ≪험방신편驗方新編≫을 들 수 있다. '의학 이론'과 '병리'를 우습게 여기는 이런 처방 저작물의 출판을 통해, 설령 중국 고대에 존재했던 과장된 '의학 이론'과 '병리'일지라도, 완전히 포기되어질 수 있다는 사실을 알 수 있다.

과학적인 인식이라면, 점차 확고해져 가야 한다. 그러나 한의학의 병인이론病因理論과 같은 개념은 만들면 만들수록 더 복잡해지고 더 부정확해져서, 인류가 인식하는 기본 요구에 부합하지 않게 된다. 알투로 카스티글리오니Artruo Castiglioni의 ≪의학사醫學史≫ 첫 몇 장章을 읽어 본 독자라면, 고대 유럽과 고대 이집트, 고대 바빌론 지역의 의사들이 질병의 병인病因과 질병의 묘사에 대해, 애매하고 부정확한 것들을 정확하게, 복잡스러운 것들을 간단하게 점차적으로 발전시켜 갔음을 개괄해낼 수 있을 것이다. 현대의 젊은이들이라면 당연히 이러한 태도를 취해야지, 영문도 모르는 "박대정심博大精深"에 코가 꿰어 끌려가서는 안 된다.

"초超과학"의 견해에 관해서는 오늘날까지 아무도 정의를 내린 바 없으며, 또한 그것이 우리가 통상 이해하는 "과학"과 어떤 관계가 있는지 그 누구도 밝힌 적이 없다. 기왕 이 전문용어를 만들어낸 사람조차도 이 용어의 의미를 정확히 모른다면, 우리들 역시 "명분이 정당하지 않으면 조리가 서지 않는다名不正則言不順"는 학술적 배경 하에서 (굳이) 그것에 대해 분쟁을 일으킬 필요가 없다.

“한의학은 체계적系統 의학이다”에 관하여

이 우월함은, 체계적系統 과학을 접한 적이 있으나 실제로는 그 핵심을 진정으로 이해하지 못한 허위 학자들이 만들어낸 현대 신화로, 전혀 과학적인 의미를 담고 있지 않다. 철학사哲學史를 통해 우리들은, 멀리 고대 그리스의 철학가들이 신비주의의 사상적 속박에서 벗어나기 위해 “여럿多”의 세계화를 “하나一”의 세계로 인식하는 방법을 만들어냈다는 사실을 알고 있다. 바로 이것이 우리들이 늘 말하는 ‘단순한 방법簡單性方法, 간이법’[13]이다. 이 ‘간이법’ 사상은 파르메니데스Parmenides, B.C.510?~B.C.450?[14]의 본체실존주의本體實在主義에서 비롯되었다. 바로 이 본체실존주의 철학이 모든 만물의 변화의 내재적 요소를 소수 “불변의 실체實體”로 귀결시켰다. 데모크리토스Democritus, B.C.460?~B.C.370?[15]가 물질 구성을 해석하여 찾아낸 “불변의 실체”는 “원자原子”였다. 아리스토텔레스가 생명 현상을 해석하여 찾아낸 “불변의 실체”는 “기질基質”과 “생기론entelechy, 生氣論”이었다. 의학 혁명을 일으킨 파라셀수스Paracelsus, 1493~1541는 최초로 약물이 실제 치료 작용을 하는 “불변의 실체”를 약물의 “성소精素”로 귀결시켰는데, 이는 또한 위와 같은 철학의 영감靈感에서 만들

13 가독성의 필요에 의해 ‘簡單性方法’을, ‘단순성 방법’, ‘단순한 방법’, ‘간이성簡易性’ 등으로 해석했음을 밝힌다.

14 엘레아 출신의 고대 그리스의 철학자로, 엘리아 학파를 대표한다.

15 고대 그리스 철학자로, 물질주의에 바탕을 둔 원자론을 주장했다.

어진 성과이다. "불변적 실체"라는 이 개념은 무척이나 유효有效하다. 고대 그리스 이래로 모든 과학 사상의 발전은 이 "불변의 실체"를 추구해왔다. 갈릴레오 갈릴레이Galileo Galilei, 1564~1642의 운동학運動學과 아이작 뉴턴Issac Newton, 1642~1727의 역학力學은 운동의 신비를 "힘力"으로 귀결 지었고, 로버트 보일Robert Boyle, 1627~1691과 존 돌턴John Dalton, 1766~1844, 앙투안 라부아지에Antoine Laurent Lavoisier, 1743~1794를 대표로 하는 근대 화학은 화학변화를 결정하는 "불변의 실체"를 "원소元素"로 귀결 지었다. 이 외에, 전자기학의 "전자電子"와 "자자磁子, magneton", 생물학의 "세포"와 "원형질原生質", 광학光學의 "광양자" 혹은 "빛의 파동"이 모두 이러한 "불변의 실체"에 해당된다. 2000여 년 동안의 과학 발전은, 줄곧 어떤 "여럿多"의 실재實在일지라도 "하나一"를 통해서 인식되어질 수 있다는 사실을 증명하고 있다.

본체실존주의本體實在主義 철학의 영향을 받은 시방의학 역시 단순한 방법이라는 성공의 길로 나아가고자 하였다. 그래서 세균과 병독에 의해 감염되는 전염성 질병에 대해, 니코틴으로 인해 발병하는 폐암에 대해, 이산화탄소 먼지에 의해 발생하는 규폐증硅肺症에 대해, 호르몬에 의한 성장발육에 대해, 질병의 병인病因은 단순하고 손쉬운 해석을 얻게 되었다. 이러한 단순성을 갖춘 해석은, 단순하고 손쉬운 치료와 예방에 믿을만한 기초를 다졌다. 예방을 예로 들자면, 감염성 질병에 관해서 서양의학은 세균과 바이러스를 소멸하거나, 혹은 면역방법을 통해 건강한 인체에 해害를 끼치는 세균과 바

이러스를 감소시켜야 한다고 주장한다. 폐암의 경우를 놓고 보자면, 서양의학은 누구에게나 담배를 피우지 말라고 권고하며, 규폐증에 대해서는 이산화규소SiO_2와 같은 먼지가 폐에 흡입되지 않도록 가급적 피할 것을 권한다. 이렇게 믿을만한 몇몇 단순성 인식들을 지니게 되면서, "성인은 기존의 병을 치료하지 않고, 아직 발병하지 않은 병을 치료하며聖人不治已病治未病", "명의는 일반적으로 무병의 병을 치료한다良醫者, 常治無病之病"는 말이 비로소 확실한 근거를 갖게 되었다.

그러나 마침 단순한 사유가 소리 높여 희망가를 부를 때, 사람들은 단순한 사유 틀에서 설명할 수 없는 몇몇 자연현상들을 잇달아 발견하였다. 의학 생리학의 경우, 가장 전형적인 현상은 바로 체온의 변화이다. 주지하다시피, 외부의 물리적 혹은 화학적 요소의 일부 도입(예컨대, 불을 쬐거나 산소 주입)은 결코 생명 물체의 체온을 바꿀 수 없다. 그러나 감기나 일부 국부 염증은 오히려 체온으로 하여 갑작스런 변화를 일으킬 수 있다. 체온은 분명히 생명물체에 관한 거시적 측정치이다. 그러니 이러한 거시적 상태의 물리적 측정치는 도대체 어떤 요소에 의해 결정되는가? 어째서 하나의 국부 염증이 돌연히 전체에 영향을 끼칠 수 있을까? 이러한 모든 문제들을 이제 더 이상 단순히 "변하지 않은 실체"로만 설명할 수는 없게 되었다. 이로써 단순한 사유의 한계성이 드러났다. 체계적系統性 사유는 바로 이러한 문제에 대한 확실한 이해를 추구하는 데에서 제기되었다. 최초로 이 문제를 제기한 사람은 "실험 생리학의 아버지"로 불리는 클로드 베르나르Claude Bernard, 1813~1878였다. 그가 이 문제를 제기한 목적은 환원론還原論적 생물철학에 도전하기 위해서였다. 이 문제를 해결하기 위해, 그는 사람들의 사유 방향을 생물 유기체의 "내적 환경internal milieu"[16]으로 이끌었다. 그러나 이 내적 환경의 요소가 도대체 어떻게 전체에 영향을 미치는지는 오늘날까지도 명확하게 답할 수 없다. 그러나 어떤 현상은, 단순한 사유가 비록 체온 변화의 메커니즘 문제에 답할 수 없다고 할지라도, 체온문제에 대해서 마치 효과가 있는 것처럼 표명한다. 주지하다시피, 설령 체온이 어떻게 상승하는지 모른다고 할지라도, 우리들은 열을 내리는 몇 가지 조처나 염증을 없애는 노력을 통해 분명히 체온을 낮출 수 있다.

이성적인 사고를 할 만한 가치 있는 문제는, '만일 서양의학이 임무를 완수하지 않았다면, 한의학은 과연 완수할 수 있었을까, 혹여 이미 완성하였을까?'이다. 바꾸어 말하자면, '한의학이 정말 "체계적 의학"의 수준까지 도달 하였을까?'이다.

"풍風"을 "만병의 시작百病之始"으로 이해하는 것은 체계적 사고나 복잡한 사유의 결과일까? 아니다! 그것의 사상적 특징은 사실 지나치게 단순하다. 심지어 서양의학이 세균과 바이러스로 감염을 밝혀내는 것보다, 니코틴 흡입을 통해 폐암을 설명하는 것보다, 이산화규소 먼지를 들이마셔 규폐증硅肺症으로 해석해내는 것보다, 호르

---

16 張功耀, 科學技術學導論(自然辯證法概論), 中南大學出版社, 2003年, 182쪽. [원주]

몬으로써 성장발육을 분석해내는 것보다 훨씬 단순할 것이다. 지적하는 김에 여기에서 말하는 "단순함簡單"은, 파르메니데스Parmenides, B.C.510?~B.C.450?의 철학이 의미하는 단순함이 아니라 일상의 상식commonsense선에서 얘기되어지는 단순함이다. 다음에 언급되는 한의학의 단순성 또한 종종 이렇게밖에 이해될 수 없을 것이다. **명확성의 측면에서 살펴 볼 때, 모든 병인病因에 대한 한의학의 해석은 하나같이 "내용이 뒤섞여 분명치 않은 것"들 뿐이다.** 어떤 작가는, 병의 원인에 대한 한의학의 인식을 "객관적 인식"[17]이라고 여기지만, 사실 여기에는 아무런 근거가 존재하지 않는다. 인식에 관한 명확성 없이 어떻게 인식상의 객관성을 말할 수 있겠는가? 계통 이론은 이제까지 사물事物의 진화에 관한 명확성을 추구해왔다. 단지 그것이 추구한 것은 계통 진화의 명확성, 특히 계통 진화 가운데 일률적인 사건(일반적인 전문용어로는 "凸現"이라고 부른다)의 명확성만을 나타낼 뿐, 이전에 일일이 대응하는 단선적인 사건이 변화한 명확성이 아니다. 명확성을 무시하는 이론은 과학적인 이론이 아니다! 명확성을 멸시하는 이론은 체계적 과학과 아무런 관계가 없다!

치료 방법에서 보면, 한의학의 단순성 사유의 특징은 더욱 명확해질 것이다. 주지하다시피, 한의학 진료의 기본 원칙은 "변증시

---

17 荊志偉, 科學是中醫的 "緊箍咒"?, 醫學與哲學, 2006年 第4期. [원주]. 긴고주緊箍咒란, 서유기에서 삼장법사가 손오공의 머리에 씌운 금테를 조일 때 사용하는 주문이다.

치辨證施治"이다. 그래서 한의학에는 여러 의사들이 체계적으로 질병을 진단하고 치료하는 종합병원이 없고 의학 실험과 병리 분석이 없으며, 심지어는 기본적인 임상 통계마저도 없는데, 이중맹검은 더 말할 필요조차 없다. 한 한의사가 "변증시치"에 근거하여 만병을 고칠 수 있다는데, (과연) 그 계통성은 어디서부터 말을 꺼내야 하는가? 그러나 19세기 이래의 서양의학은 오히려 다르다. 그것의 기본 구조는 한 가지 병을 여러 의사들이 진찰한다는 것이다. 질병에 대한 서양의학의 진단은 여러 단계의 체계적인 검사와 많은 사람들의 협력 진료를 필요로 한다. 어느 정도 체계론적 상식을 가진 사람이라면 누구든지, 한 사람이 "만병을 책임지고 치료하는包醫百病" 한의학 체제가 체계론적系統 의학 관념에 속하지만, 여러 사람이 한 가지 병을 진료하는 서양의학 체제는 오히려 체계적 의학 관념에 속하지 않는다는 식의 주장에 동의할 수 있다는 것을 믿지 않을 것이다.

다시 치료방법을 살펴보자. 한의학의 변증시치는 그저 다른 "증證, '증症'으로 통한다"에 맞춰 다른 약을 사용할 뿐이다. 이 과정 중에, 마치 모든 "증"은 각자 독립적이며, 서로 연관되지 않는 것처럼 보인다. 그러나 이러한 "증"을 결정하는 "요인"으로는, '풍風'·'한寒'·'서暑'·'습濕'·'조燥'·'화火'라는 여섯 가지 외부 요건인 육음六淫밖에 없다. 앞에서 언급한 것처럼, 예부터 지금까지 어떤 숙련된 한의사도 이러한 "병인病因"의 진정한 의미를 명확하게 해석할 수 없었다. 그래서 설사泄瀉에는 대황망초大黃芒硝를 사용하고, 땀을 흘리게 하는 데에는 마황강계麻黃姜桂를, 류머티즘에는 방풍독활防風獨活을, 이뇨利尿를 위해서는 저령택사猪苓澤瀉를 이용하는 식이다. 확실히 이러한 치료법에는 어떠한 체계적 의학系統醫學적 견해의 흥미 따위는 존재하지 않는다. 이와 비교해 볼 때, 서양의학의 치료 방법이 체계적 의학으로 불릴 자격을 더 갖춘 듯하다. 왜냐하면 서양의학은 치료, 예방, 면역과 공중위생이 하나로 어우러진 의학 체계인 탓에, 서양의학이 어떤 질병을 다루든 체계적 접근을 주장한다. 예를 들자면, 서양의학은 폐결핵을 정복하기 위해서 B.C.G.Bacille de Calmette-Guerin vaccine를 접종함으로써 결핵 바이러스에 대한 인체의 면역력을 높이고, 리팜핀rigampin을 사용하여 결핵 바이러스를 없애면서 간장肝腸을 보호하는 조치를 취한다. 또한 일상생활에서, 서양의사는 결핵환자에게 단백질을 보충하고, 술과 담배를 끊도록 주의를 주며, 따뜻하게 체온을 유지하도록 충고한다. 확실한 인식에 기초해서 채택한 서양의학의 이러한 체계적인 방법을 한의학은 오늘날까지도 그 뒤를 따라잡지 못하고 있다. 대관절 누가 체계적系統의학에 더 접근하였는가는, 통찰력이 있는 사람이라면 한번 보기만 해도 바로 결론을 내릴 수 있을 것이다.

실질적인 과학 앞에서, 어떠한 자화자찬이든 그저 잘못된 발전의 기회만을 남길 뿐, 어떠한 이익도 남길 수 없다. 하지만 독자는 이 점을 새로이 인식할 수 있길 바란다!

■ 2006년 06월 04일

다섯 번째 이야기

대중매체에 "한의학을 없애자"라는 성명을 내다

올해 4월 ≪의학과 철학≫에 ≪고별한의한약≫을 발표한 후 나는 줄곧 주로 철학과 과학사에 국한된 연구를 해왔다. 그런데, 위생부 대변인이 한의학의 몇 가지 문제점들에 동의하면서도 한의학 퇴출에 찬성하지 않는다는 담화를 발표한 후, 일부 매체들은 한의한약 문제를 대대적으로 선전하였다. 이러한 선전은 우리가 정상적이고 이성적인 사고를 하는 데 큰 영향을 미칠 수 있다. 요 며칠 나는 숨 돌릴 사이 없이 바쁘고 허비하는 시간이 많아지면서 생활이 아주 힘들어졌다.

한의학과의 작별에 관한 내 첫 번째 의도는, 비과학적인 한의학 "이론"을 고수하는 것이 장차 중국 문화의 진보를 저해하리라는 것이었다. 의학은 인간의 생명에 관한 과학이므로 반드시 끊임없이 진보를 모색해야 하고 명확성을 추구해야 하며, 어떠한 핑계도 생명의 안전보다 우선일 수 없다. 한의학은 몇 가지 잘못된 전제들을 묵인한 탓에 잘못된 방법들을 택하였고, 줄곧 진보를 억제하다 결국 걸음을 멈추는 결과를 낳았다. 따라서 의학의 사상과 방법에 있어서 우리는 단호히 그것들과 작별을 고해야 할 것이다. 그러나 한의학은 결국 중국의 토착 의학으로서 확실한 권력을 가지고 있다. 이러한 고려에 근거해서 왕징王澄과 나는, "한의학은 국가 의료시스템에서 물러나 민간으로 돌아가야 한다"는 구상을 제시하였다. 요컨대 사고방식과 방법에 있어서 우리는 철저히 한의학과 작별해야 하지만, 시스템 문제를 고려하여 우리는 "한의학이 국가 의료시스템에서 물러나 민간으로 회귀하고", 민중들에게 한의학을 "응급선택(서양의사가 없는 상황에서의 진료)"과 "최후선택(서양의사가 무력하여 아무 것도 할 수 없는 상황에서의 진료)"으로 허가하기를 주장하였다. 이는 국가와 인민 모두에게 이로운 아주 좋은 방안이다. 독자들이 이러한 나의 생각을 어떻게 받아들이느냐와 상관없이, 나는 이후에도 한결같이 이 관점을 견지할 것이다.

내가 블로그(http://zhgybk.blog.hexun.com)를 연 것은 다방면의 학술 사상을 공개하고 모든 사람들에게 제공하여 함께 토론하고자 해서였지, 선전하고자 하는 생각에서가 아니었다. 블로그 개설 후에 "반反 한의학 대표" 자리에 추대되면서 나는 나의 다른 학술작업들을 병행해 갈 수 없게 되었다.

나는 독자들과 대중매체 분야 친구들의 선의를 믿고 이해한다. 그러나 중국문화의 개조 작업은 길고 긴 사업이지, 대대적인 선전으로 단시간에 해결될 일이 아니다. 나는 우리가 하고자 하는 사업이 더 심도 있고 치밀하고 건설적이 되기 위해 모든 사람들에게 선전 같은 것은 하지 말라고 하고, 어떠한 평론도 블로그에 올리지 말라고 호소한다. 발표되는 대부분의 평론에는 하나같이 내가 알고자 하는 내용이 없다. 또한 지금의 내 글과 이름, 사진이 인터넷에서 많이 퍼져 있지만, 분명히 그것은 내게 이로울 게 없다. 하지만 나는 어떠한 매도도 무시한다. 문화대혁명 시기의 "소자보小字報" 수준에도 못 미치는 그런 글들에 대해서도 부끄러움이 없다. 그러나 나는 지나친 과장과 매도를 싫어한다. 나는 겸손한 사람이다. 연구 작업을 위해서 나에게는 마음의 평화가 필요하다. 모두들 나의 이러한 생활과 바람을 존중해주기 바란다.

나는 현재 아주 안전하다. 나에게 지시를 하는 사람은 없으며, 위협을 가하는 사람도 없다. 하지만 나는 아주 피곤하다. "유명인사가 감내하기 힘든" 감정을 심각히 느끼고 있다. 그래서 몇 마디의 성명을 발표하였던 것이다.

■ 2006년 10월 16일

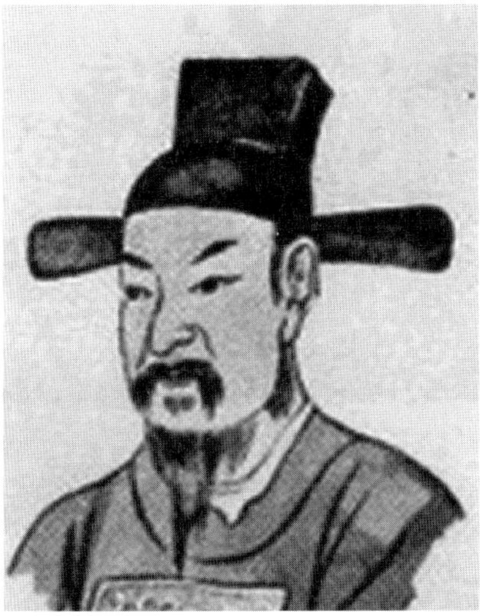

홍대용洪大容, 1731~1783

"오행五行의 '오五'라는 수는 원래 정론이 있을 것이 아닌데, 술가術家들이 이를 근본으로 삼아, 하락河洛이 여기에 부회附會하고, 역상易象이 이를 천착穿鑿하여 생극生克이니 비복飛伏이니 지리 장황하게 되었지마는 결국 아무 이치도 없는 것이다."

(≪의산문답醫山問答≫ 중에서)

"오행五行은 … 결국 아무 이치도 없는 것이다."

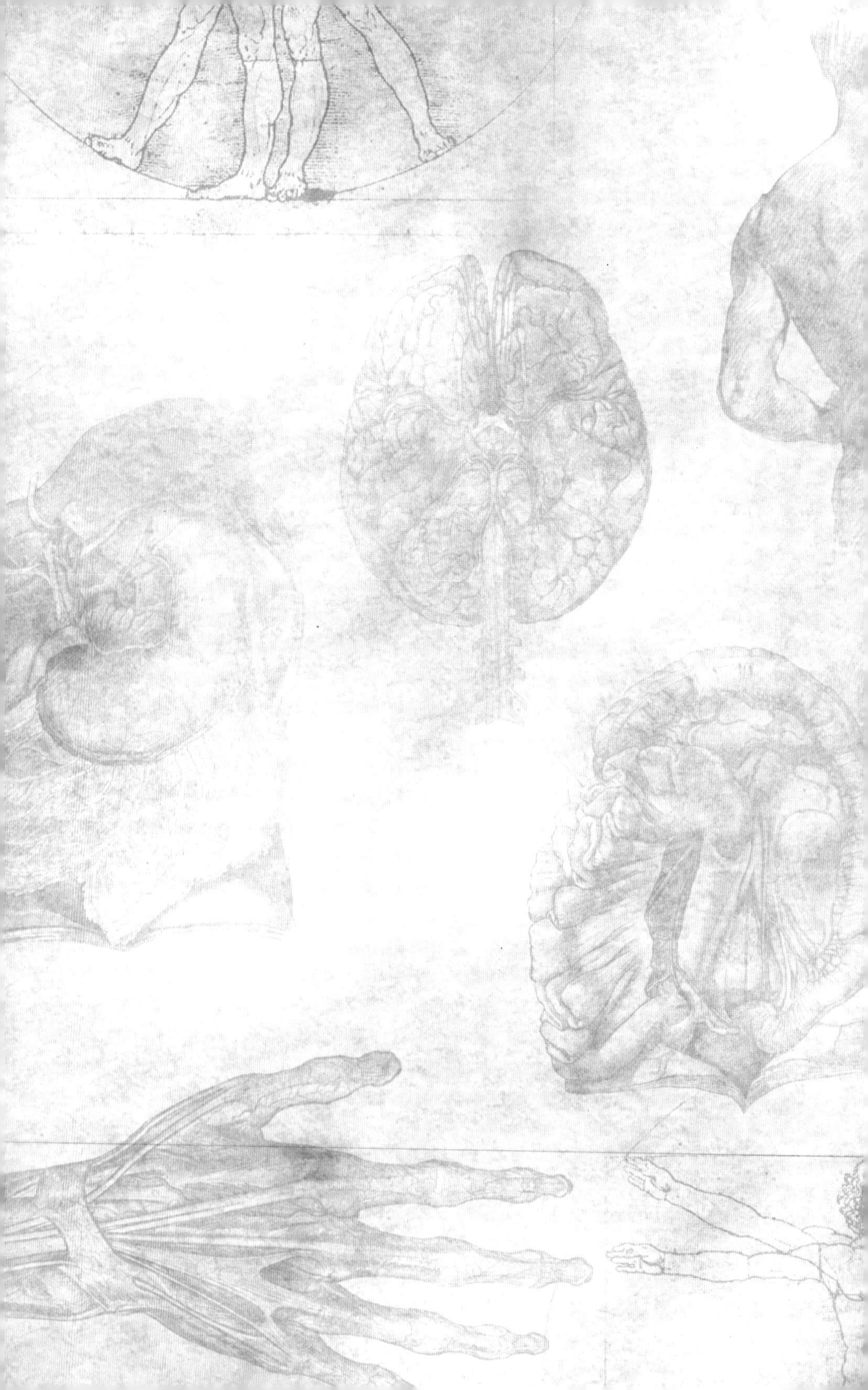

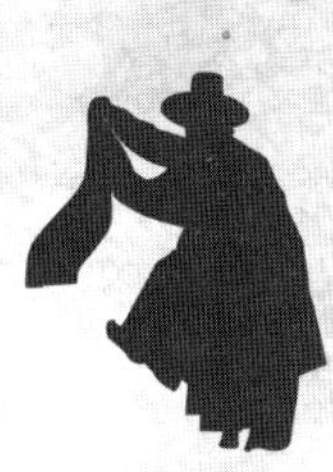

장궁야오 교수 인터뷰

유월俞樾

중국 역사상, 한의학을 '체계적으로' 비판한 첫 번째 사람은 중국에서 가장 저명한 유학의 영수領袖인 유월俞樾이다. 그는 1821년에 태어나, 일찍이 조정 고문헌 정리朝廷古文獻整理 수석首席 전문가와 고시원考試院 주임 시험관主考官을 지낸 바 있다. 그는 평생의 대부분을 중국 고대 문화를 연구하는데 보냈으며, 그 내용에 있어서는 폭넓게 문학, 철학, 역사, 그리고 한의한약을 언급하였다. 그는 각 분야의 연구에서 줄곧 절대적인 권위성을 유지하고 있다. 1879년에 유월은 ≪한의학폐기론廢醫論≫을 발표하여 한의한약에 대해 체계적인 비판을 하였는가 하면, 굿巫朮을 폐기한 것처럼 한의학도 폐기해야 한다고 명확하게 주장하였다.(장궁야오 교수의 ≪나는 왜 한의한약中醫中藥을 국가 의료 시스템에서 퇴출시켜야 한다고 주장하는가?≫ 중에서)

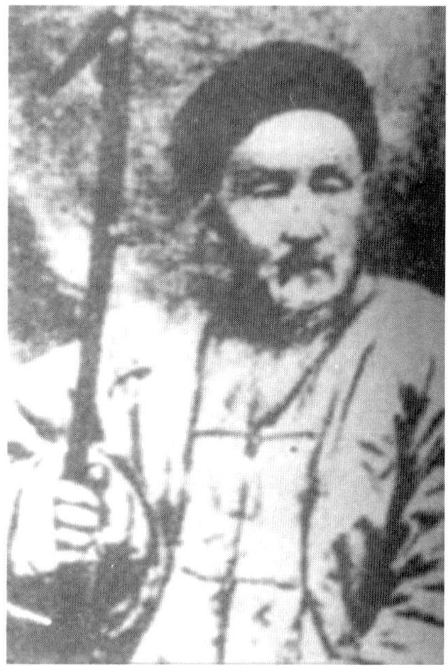

유월俞樾, 1821~1906

"굿을 폐기하듯 한의학을 폐기하라."

(≪한의학 폐기론廢醫論≫ 중에서)

여섯 번째 이야기

≪중국 뉴스 주간≫ 기자의 물음에 답하다

1. 한의학에 대한 당신의 의문은 그 치료 효과에 근거를 두고 있는가? 한의학 치료의 성공 사례를 어떻게 다루었나? 또 한의학의 진료診療 역사를 어떻게 평가하는가?

답변 한의학의 문제는 치료 효과에 명확確定성을 띠고 있지 않다는 데 있다. 뿐만 아니라, 더 중요하게는 의료관념상의 오류, 방법에서의 엉성함, 중국의 국제적 소통을 저해하는 의료윤리 구조를 들 수 있다.

내가 보아왔던 한의학의 "성공 사례"는 항상 특수 사례에서의 효과들이었을 뿐이다. 그리고 "특수 사례에서의 유효성"을 초래하는 요소들은 아주 많다. "치료가 먼저先이고, 건강 회복은 나중后이다"라는 어떤 (순서의) 과정으로서가 아닌, "치료했으니 건강이 회복되었다"는 (원인과 결과의) 과정으로 자칫 판단되어질 수 있다. 이 점에 대해, 한의학 고수固守를 주장하는 사람들은 인정하지도, 그렇다고 반박하지도 않는다.

나는 과학사科學史를 연구한다. 과학사에는 의학사醫學史도 포함된다. 아마 여러분은 믿지 않겠지만, 거의 모든 의학사醫學史 전문가들이 한의학의 역사中醫史를 쓰면서 골치를 앓곤 한다. 16세기, 뽀르따Portal라는 한 이탈리아 의사는 한의학을 연구한 후, 한의사를 "돌팔이 의사"라고 말한 바 있다. 17세기, 저명한 작가 바이런Baron Byron, 1788~1824 역시 한의학을 비판하는 견해를 피력한 바 있다. 특히 그가 경멸한 것은 한의학의 진맥脉診이었다. 1725년, 독일은 세계적으로 의미 있는 의약사전을 출판하였는데, 중국의 ≪본초강목本草綱目≫을 읽은 바 있는 그 사전의 편집자는 서언前言에서 "중국인은 식물요법에 대해 아는 게 하나도 없다"라고 말하였다. 이는 편집자가 보기에, 고대 중국인이 식물 치료를 채택하는데 있어서 돌팔이 의사의 나쁜 습성을 지나치게 많이 지니고 있다고 생각되어졌기 때문이다.

서양의학은 16세기부터 중국에 전해 들어오기 시작하였다. 차츰 비교를 거치면서, 중국인은 한의사의 의술부족을 발견하게 되었다. 강희康熙 황제가 학질에 걸렸을 때, 한의사는 고치지 못했지만, 프랑스 의사[1]는 4g一錢[2] 정도의 키니네Quinine만을 사용하여 즉시 치

[1] 이전 강연 문건과 칼럼에는 '프랑스'가 아닌, '포르투갈'로 나와 있다.

료하였다. 초대 주영공사駐英公使를 지낸 바 있는 곽숭도郭嵩燾, 1818~1891가 아마도 당시에 "서양의술의 신기함"을 가장 많이 본 사람일 것이다. (서양 의사는) 위를 세척해 중독中毒을 치료하고 종양을 절개하며, 제왕 절개를 하여 아이와 산모를 구하고, 경부頸部를 절개해 파이프根管子를 삽입하여 기도가 막히는 것을 치료하였다. 서양의사는 한의사가 치료할 수 있다고 생각하는 병들을 모두 치료할 수 있었으며, 한의사가 치료할 수 없는 경우도 치료할 수 있었다.

20세기에 들어, 강력하게 서양의학西醫을 권장하는 사람이 많아지기 시작하였다. 오여륜吳汝綸은 "한의사는 서양의사만 못하여, 마치 맹분孟賁과 하육夏育[3]이라는 두 용사勇士와 소년 같도다.……그러므로 류하간河間, 주단계丹溪, 이동원東垣, 장경악景岳의 모든 책들은 무릇 불에 태워야 할 것이다"고 말한 적이 있다.

1916년에 한 미국 대령上校[4]이 ≪의학사醫學史≫를 썼는데, 무척이나 권위있는 저서이다. 그는 자신의 글 속에서 한의학에 대해, "중국의학中國醫學은 완전히 멈추어 있다. 만일 우리도 지금까지 중세의 사상을 따르고 있다면, 우리의 의학 역시 아마 중세 중국과 별반 다르

---

2 명대明代서부터 1979년까지의 환산방식에 따르자면, 일전一錢은 3.72g이다.

3 분육賁育이란, 맹분孟賁과 하육夏育이라는 고대의 두 용사勇士를 가리키는 것으로, 이 문장에서는 그들을 "소년童子"과 비교함으로써, 대등하게 놓고 말할 수 없는 차이를 나타내고 있다. 吳汝綸, ≪答王合之≫, ≪吳汝綸全集≫, 第3冊, 145~146쪽 참고.

4 장교 계급의 하나로, 대령과 중령의 중간 계급이다. 흔히 '대령'으로 해석된다.

지 않았을 것이다. 그들의 작품은 아주 많지만, 과학적 가치라고는 하다못해 꼽재기만큼도 없다. 이러한 작품들의 특징으로는 권위적인 것에 대한 숭배, 정체된 형식 및 진부하고 쓸데없는 세부 묘사를 들 수 있다"라고 써넣었다.

이러한 중국의 의학사醫學史는 세계 의학사에서 어떤 지위도 차지할 수 없다. 오늘날 어떤 사람들은 한의학을 "국수國粹"[5]라 주장하며 내세우는데, 그렇다면 나는 여태껏 무엇을 "국수"라고 하는지 이해하지 못하였단 말인가? 어째서 중국은 늘 세계적으로 경쟁력이 없는 것들만을 죄다 "국수"라 할까? 일부 긍정적인 영향을 끼친, 예컨대 유가儒家 학설이나 종이 제조술을 "국수"라고 말하는 이들은 오히려 없다. 그리스 의사 히포크라테스B.C. 460~B.C. 377는 한의사의 시조인 편작扁鵲보다 53년 먼저 태어났다. 그러나 히포크라테스 의학을 "그리스의 국수國粹"로 표방하는 이는 아무도 없다. 나의 관점이 개인적인 것이라면 개인적인 것일 수 있지만, 어떠한 개인적인 학술 성취일지라도 민족이나 조상의 명의名義를 사칭하면서까지 사용해서는 안 된다.

---

[5] 국수國粹, 국보의 의미는, 한 나라나 민족이 지닌 고유한 정신적·물질적인 장점을 뜻한다. 민족주의자들과 국수주의자들은 흔히 자기 나라의 고유한 역사, 전통, 정치, 문화만을 가장 뛰어난 것으로 믿고 다른 나라나 민족을 배척하는 극단적인 태도를 보여주기도 한다.

2. 당신이 글 속에서 말했던 "한의한약의 사유방식과 행동行爲습관"은 무엇을 말하는가?

답변 이 테마는 아주 방대하다. 어쨌든 한 마디로 간단히 말하자면, 바로 "감각感覺을 따른다"는 것이다. 감각으로 진리를 증명하고, 직감으로 외부 세계를 판단해내며, 미묘한 조작으로 경험한 검증을 회피하는 것이다. 세 가지 예를 들어 구별해보자. 그렇지 않으면, 지나치게 철학적인 이러한 표현들을 일반 독자들이 이해하지 못할 것이다.

예1 한의학은 늘 특수한 사례에 효과가 있다는 것으로 그것의 존재 가치를 과장되게 묘사한다. 점을 치고, 신에게 비를 기원하며, 종이를 태워 액막이를 하고, 관혼상제에 길일을 택하며, 점대를 뽑아 점을 치고, 해몽하며 관상을 보는 것은 많은 사람들의 마음속에서 "효과가 있다." 심지어는 "아주 영험하기"까지 하다. 그러나 효과가 있다는 것에는 어떻게 증명하느냐의 문제가 존재한다. "감각을 따른다"라는 증명방식은 이렇게 "인삼 보양人蔘大補"을 증명해냈다.

긍정적 논증 : "인삼은 보양大補의 왕으로, 나는 인삼을 먹은 후, 어제 저녁에 특히 잘 잤다."

부정적인 논증 : "인삼은 보양의 왕으로, 나는 인삼을 먹은 후, 밤새 잠을 제대로 자지 못하였다."

봐라, "감각에 따른다"는 증명 방식으로 100% "인삼 보양"을 증명할 수 있다.

만일 우리가 과학적인 방법으로 그것을 증명하려면 어떻게 해야 할까? 우선 우리는 인삼에 어떠한 것들이 포함되어 있는지를 분석하고, 다음으로 이러한 성분이 인체에 동화同化될 수 있는지 없는지를 증명하며, 그 다음으로 "인삼을 먹는다"와 "보양" 사이의 인과관계를 증명한다. 마지막으로, 인삼을 먹는 것이 안전제일의 원칙에 부합되는지 여부를 재再증명한다. 100여 년의 과학을 통해 인삼에는 사실 약용적 가치가 없을 뿐만 아니라, 영양 가치도 없다는 것을 증명하였다. 이제 우리들은 "인삼이 마치 무말랭이 같다"고 불평한다.

예2 고대 중국에서는 "천인합일天人合一"의 직감방식으로 외부세계를 인식했다. 어떤 이는 중국 고대의 "천일합일"이 자연계와 하나가 되는 사상의 경계라 말한다. 기실 "인간"과 "하늘"에 대한 중국 고대 사상가의 이해는 하나같이 매우 모호하다. 한의학의 "산탄식 조제"[6]와 "묶음 판매[7]"식 약 제조 방식이 초래하는 "인간"과 "하늘"에 대한 파괴는 상당히 심각하다. 나는 이미 출판한 교재教材에서 "천일합일"은 중국 고대 사상가들이 외부세계를 인식하는 사유 방식이었음을 이미 몇 차례 말한 적이 있다. 이 사유방식은 "인간"을

---

[6] 산탄식 조제打散彈란, 여러 발의 총알을 한 번에 흩뜨려 쏘는 산탄총처럼, 여러 약재를 한꺼번에 사용하여 만드는 방법이다.

[7] 묶음 판매捆綁銷售란 아울러서 묶어 판매하는 형식으로, 둘 혹은 둘 이상의 브랜드 혹은 회사公司가 판촉과정에서 제휴하는 것을 가리킨다. 업종과 브랜드를 뛰어넘는 새로운 형태의 판촉 방식인 이 '묶음 판매'가 확대되면서 점점 더 많은 기업이 이를 중시하며 활용하고 있다.

"하늘"에, 그리고 "하늘"을 "인간"에 억지로 비교한 것이다. 인삼이 사람처럼 생겼다 해서 영양이 가장 높다 생각했으며, 원숭이가 가장 민첩하니, 원숭이의 뇌를 먹으면 대뇌大腦를 보양할 수 있다고 판단하였다. 운남云南에는 크고 긴 음경처럼 생긴 식물이 있는데, 귀두·포경·충혈 되어 돌기한 해면동물체 모양이 선명하게 보인다. 그래서 사람들은 이 식물로 남성의 발기부전을 치료할 수 있다고 여긴다. 이러한 것들 중에는 구하기 어려운 것이 있는가 하면, 영양이 높은 것도 있는데, 모두 직감방식으로 판단내려진 것으로, 과학적인 근거는 없다. 주작인周作人은 일찍이, 소뿔을 무소뿔로 속이고, 양뿔을 영양뿔로 속여 사용하여도 같은 "치료 효과"를 낳는다고 묘사한 적이 있다. 이런 사유방식에서 비롯된 판단은 너무도 황당하다고 할 수 있다. 한편, 이러한 사유방식은 중국 생물자원의 파괴를 초래한다는 점에서 아주 심각한 문제이다.

예3 한의학을 옹호하는 사람은 종종 내가 "한의학을 이해하지 못한다"라고 비판하기 때문에, 나는 한의학에 대해 의견을 발표할 수가 없다. 나는 확실히 이제 더 이상 한의사는 아니지만, 한의학 서저을 읽은 지 벌써 33년이 되었다. 나는 분명히 한의사를 이해하지 못한다. 또한 감히 단언하건대, 세계적으로 한의학을 이해할 수 있는 사람은 아무도 없으며, 기를 쓰고 한의학을 지키려는 사람들도 한의학을 알지 못한다. 그 원인은 바로 한의학 내부의 개념이 신비주의적 방식으로 표방되고, 여전히 실천단계로 환원되지 못한 채 이해된다는데 있다. "약을 먹어 허약한 원기를 돕는다補氣"라는 말의 실천적 함의는 무엇일까? "마음心"의 실천적 함의는 무엇일까? "궐음병厥陰病"[8]의 실천적 함의는 어떤 병일까? 하나같이 이해될 수 없는 것들이다. 무릇 (이러한 것들은) 실천 영역에서 이해하는 것으로 환원될 수 없다. 또한 전력을 다해 과학인 체 하는 것은, 기본적으로 허위과학이라 단언할 수 있다.

3. 한의학계는 줄곧 과학화(치료법과 약물의 표준화)와 국제화가 실현되기를 염원해왔는데, 당신은 이러한 노력을 어떻게 대하는가? 그 결과, 한의학의 생존 가능성이 높아질까, 아니면 한의학 자체가 사라질까? 혹은 당신은 근본적으로 이러한 노력이 한의학의 쇠락에 아무런 도움이 되지 않는다고 생각하는가?

답변 한의학의 개념에는 과학적 기초가 없으므로, 한의학의 방법은 실천 검증을 얻을 수 없으며, 한의학 과학화의 비용가격이 지나치게 높아 한의학 자체로는 과학화가 불가능하다.

그러나 우리들은 과학적인 방법으로 한의학을 다루는 부분에 있어서 별도의 작업들을 해낼 것이다. 이는 "한의학의 과학화"와는 다르다. "과학적인 방법으로 한의학을 대하는" 작업으로는 주로 다음과 같은 몇 가지를 들 수 있다. 즉, 과학적인 방법으로 한의문화유산中醫文化遺産을 연구하고, 서양의약과 한의약中草藥을 섞었을 때 한의약이 일으키는 왜곡성을 연구하며, 과학적인 방법을 이용하여 자연 치료법을 연구하고, 또

---

[8] 궐음병은, 손발이 차가워지고 가슴이 답답해지며 위와 장이 극도로 약해져 설사와 갈증을 일으키는 병이라고 한의학에서는 설명하고 있다.

한 한의약의 안전성에 대해 연구한다. 나는 한의학이 국가 시스템에서 퇴출되면, 한의대학은 그곳 인근의 의과대학에 편입되어 (그들의) 학술 방향을 이러한 프로젝트로 바꾸기를 주장한다.

4. 당신은 전통화된 한의학 이론과 치료 체계, 그리고 중국 민간의 약초 치료 수단을 구분하였다. 그리고 후자는 합리성을 갖췄다고 생각하면서도, 전자에 대해서는 반감을 표시하였다. 이는 서로 앞뒤가 맞지 않고 모순된 게 아닌가?

답변 한의학은 기실 중국 고대 토착의술의 구성부분일 뿐이며, 한의에 의해 업신여기는 "초의草醫, 민간요법사로서 몇몇 소수민족 의술 포함" 역시 그 일부분에 들어간다. 초의는 줄곧 한의에 의해 멸시당해 왔는데, 이는 바로 초의가 한의의 "이론"들을 갖추지 않았기 때문이다. 과학적인 시각에서 보자면, 초의는 한의의 인과관계보다 더 명확하다. 그리고 한의는 그저 중국 민간의 일부 초의의 성과를 표절하여 자기선전을 하고 있는 것에 불과하다. 만일 중국이 자연요법 연구를 확대하고자 한다면, 나는 의학계가 초의에 더 관심을 가질 것을 권한다. 내가 이렇게 초의를 옹호하고, 한의를 비판하는 것은, 명확한 인과관계를 추구하는 이러한 인류 보편적인 인식의 안목에서 출발한 것으로, 어떠한 자가당착적인 모순도 존재하지 않는다.

5. 오늘날의 한의학 고등교육을 어떻게 보는가?

답변 한의학에는 명확성이 존재하지 않는다. 100명의 의사가 100가지 다른 병의 증후로 판별하고, 200가지의 다른 처방전을 낼 수 있다. 즉, 같은 질병을 두고 같은 한의사가 어제 내린 처방과 오늘 내린 처방이 다를 수 있다는 것이다. 학교 교육은 보편성의 특징을 가진다. 보편성이라 함은 다음과 같은 뜻이다. 중국에서 배운 뉴턴의 법칙이 미국에서 배운 뉴턴의 법칙과 같은 것이다. 중국에서 배운 생리학은 스위스에서 배운 생리학과 완전히 같다. 보편적 수준에 도달하지 못한 것은 연구할 수도 있고 아주 드물게 전수할 수는 있지만, 보편적인 학교 교육으로 행해질 수는 없다. 그래서 한의대학을 운영한다는 자체가 심각한 오류이다. 중국은 수많은 한의대학을 운영하면서 중국 사회에 상당한 사회적 문제를 안겨주었다. 한의대학의 박사 졸업생은 취업하기 어려운데, 그 이유는 그들이 대학에서 보편적 지식을 배우지 않기 때문이다. 보편성을 갖추지 않고 특수성만 있다면, 박사는 줄곧 지도교수 주변에만 머무는 "우등생"으로 남을 것이고, 지도교수를 떠난 뒤에는 아무것도 아닌 존재가 될 것이다. 이치는 그처럼 간단하다.

6. 당신은 한의학 서적의 진위眞僞를 비평하면서 지나치게 판본에 얽매이거나 내용 분석을 소홀히 하는 것은 아닐까?

답변 아마 당신은 내가 뭇사람의 비난의 대상이 되고 있다는 것을 알 것이다. 나는 여유 시간을 이용해 한의학 문제에 대해 토론하고 있다. 나는 여전히 내 일상의 강의와 과학연구 작업을 마무리하고자 한다. 만일 내 일상의 작업을 처리하지 못하면, 나는 가외수당과 보직수당을 다 받을 수 없다. 내가 1,800위안이라는 본봉에만 기댄다면, 가솔들을 부양할 수 없을 것이다. 내가 한의학 문제를 토론하는 것은 순전히 나라의 미래를 위해서이다. 다시 말해, 나는 "남에게 손해를 끼치면서 자신에게도 불리한" 일을 하고 있는 것이다. 고전문헌과 역사를 연구하는 것은 수월한 일이 아니다. 내가 절강浙江대학에서 대학원생으로 있을 때, 일주일 동안 도서관에서 밤낮으로 보낸 적이 있었다. 한번은 늦은 시간까지 있다가 겨우 "1040년 전후"란 몇 자만 쓴 후에 관리인에 의해 자료실에 갇혔던 일도 있었다. 오늘날 젊은이들은 학문을 하면서 겉만 번지르르하게 많은 것들을 거침없이 발표하는데, 하나같이 허술할 뿐이다. 나는 한의학 서적의 판본 연구에 충분한 시간을 소비했으며, 독자들은 그냥 간단히 몇 줄 읽겠지만, 글을 쓰는 일은 정말 힘든 작업이었다. 나는 시간과 정력이 충분치 않았음에도 부족한 시간에도 세밀히 살피며 심사숙고 하였다. 개략적으로 말해, 한의학의 개념 체계는 아주 혼란스럽다. 나는 젊은이들에게 과학사 연구를 하지 말도록 권하며, 직접 포기를 유도하는 쪽으로 접근하되 나처럼 세세하게 연구하면서 청춘을 낭비하지 않기를 바라고 있다.

7. 당신은 1929년의 한의학 존폐 논쟁을 잘 알고 있는가? 당시 쌍방이 논쟁을 벌였던 관점들을 어떻게 평가하는가, 또 당시 정부 조치를 어떻

게 평가하는가?

답변 중국이 실질적으로 한의학을 폐기할 수 있었던 가장 적절한 시기는 당연히 1880년대였다. 그 때는 황제도 지지했고, 민중들도 한의학의 상황을 이해했으며, 한의학계 역시 그것을 받아들이고 있었다. 당시 중국인들이 처음으로 보았던 "서양의학의 신기"는 사람들을 아주 매료시켰다. 예컨대, 서양의학은 살아 있는 난산인 사람의 배를 갈라 태아를 꺼낼 수 있었으며, 일전一錢도 안 되는 약을 사용해서 황제의 학질을 치료할 수 있었다. 이러한 "서양의학의 신기"는 대다수 중국인들의 마음을 사로잡았다. 하지만 교육 조건이 충분치 않아, 결국 중국은 과학의학을 발전시킬 기회를 갖지 못했다. 19세기 말과 20세기 초에 서양에 유학한 사람들, 예컨대 손중산孫中山, 쑨원, 노신魯迅, 루쉰, 여암余岩과 같은 이들은 한결같이 서양의학은 믿을 수 있지만 한의학은 믿을 것이 못 된다는 것을 알았기에, 한의학을 폐기하고 서양의학을 발전시키자고 주장하였다. 또한 의학을 배우지 않은 사람들, 예컨대 양계초梁啓超, 호적胡適, 정문강丁文江, 양수명梁漱溟 등도 한의학 폐기를 지지하였다. 이후 부사년傅斯年, 풍지개豊之愷 역시 한의학 폐기의 강력한 제창자들이었다. 1928년, 국제연맹은 보건시찰단을 조직하여 중국의 위생 상태를 시찰하였다. 10여 곳의 큰 도시와 지방도시를 둘러본 후 여러 문제들을 발견하고, 중국 정부에 적잖은 건의를 하였다. 이러한 배경 하에, 중국 정부는 전국 위생위원회를 조직하고 위생 상태를 개선했다. 1929년 이 위원회에서는 제1차 회의를 개최하였고, 거기서 여운수余云岫가 제출한 "한의학 폐기안"을 통과시켰다. 그 후 이에 반발한 여섯 명의 상경 청원대표단이 중앙정부에 항의한 일이 있었다. 항일전쟁이 발발하자 이 "한의학 폐기안"은 끝내 실행되지 못했다.

8. 존폐 논쟁은 지나치게 급진적이지 않았나? 왜 더 점진적이고 과도기적인 성격의 제안을 택하지 않았나?

답변 한의학 존폐 논쟁은 이미 오래된 주제로, 결코 지나치지 않다. 중국대륙의 독자들은 72년간 이러한 이야기를 들어본 적이 없으며, 더구나 문화대혁명이 한의학을 신성시하면서, 중국의 젊은 독자들은 민족정서 때문에 이 논거를 받아들일 수 없게 되었다. 그러나 한의학 진영은 오늘날까지 어떤 설득력을 있는 이유도 내놓지 못하고 있다. 그저 똑같은 몇 마디 말만 반복할 뿐이다. 나의 관찰에 의하면, 중국이 한의학을 유지할 가능성은 0에 가깝다. 대부분 "자기선전을 위해 벌이는 전시적 건축공사"와 같은 민족 정서가 훼방을 놓고 있다. 사실, 과학 혁명과 과학 진보는 항상 이루어지고 있다. 오늘날 유럽인들이 이용하는 의학은 예전 16세기 의학과 크게 다르다. 나는 기본적으로 우리 민족 문화를 지키는 것을 찬성한다. 그러나 과학은 보편성을 가진다. 어떤 "민족 과학"이란 것은 존재하지 않는다. 중국의 천문학, 생리학, 화학, 수학은 모두 세계와 융합된 것인데, 왜 의학만 세계와 융합되는 것을 거부한단 말인가? 자,

우리가 한의학과 작별하는 것은 국가 시스템에서 그것을 퇴출시키는 것일 뿐, "분서갱유焚書坑儒"나 "네 가지 옛 것을 타파하자"[9]는 것이 아니다. 모든 다른 국가의 토착의학이 그렇게 민속학으로 생존해 가는데, 왜 중국의 토착의학은 반드시 국가 의료시스템이라는 요람을 깔아 주어야 하는 걸까?

중국이 의료시스템 개혁에 들일 시간과 기회는 그리 많지 않을 것이며, 방치할 경우 서로 뒤얽혀 아주 비효율적으로 될 것이다. 서양의학과 한의학이 서로 뒤얽히면 더 많은 문제가 축적될 것이다. 따라서 단번에 끝낼 수 있는 시스템 개혁을 통해 가능한 한 빨리 한의학을 국가 시스템에서 퇴출시키고, 서양의학과 한의학이 병존하는 어떠한 과도기적인 방법도 시도하지 말 것을 나는 주장한다.

9. 논쟁이 진행되다 보면, 그럴 듯한 근거로 논리를 펴는 호적수가 나타나지 않을까? 그는 당신의 비판에 대답할 수 있지 않을까?

답변 오늘날 한의학계가 보이는 한의학 옹호의 수준을 보면 칭찬할 만한 실질적인 것이 없다. 그들은 그러기 위한 최소한의 능력도 갖추지 못했다. 특히 그 중 많은 사람들은 국가보다 개인의 이익을 중시하기 때문에 한의학을 옹호한다. 그들은 한의학이 국가 시스템에서 퇴출된 후에 생존할 수 없게 되지 않을까 몹시 두려워한다. 이는 그들의 감정이 아주 유약하다는 의미이다. 감정이 유약한 사람은 이성을 따지지

---

[9] 구풍속, 구사상, 구관습, 구문화 타파 운동.

않는다. 그래서 그들은 거리에서 아무에게나 고래고래 욕지거리를 하는 방법 외에는 무엇도 할 수 없다.

그 중 비교적 점잖은 것이 내가 "무지하다"는 비난인데, 요즈음의 어떤 지식인은 그것도 한 번에 그치지 않고 그렇게 말했다는 것이다. 본래 중국에서 지식인을 "취로구臭老九"[10]라 욕하는데, 그 말에는 지식인들이 무지하다는 것뿐만 아니라 "냄새가 구리다臭"는 뜻도 들어 있다. "취로구"란 표현 중 "냄새 나다臭"는 글자는 나에게 맞지 않다. 나는 나 자신이 한 이 일을 "우공이산愚公移山"이라 하며, 그것은 내가 "무지"하다는 것을 인정했다는 의미이기도 하다. 예를 들어, 모두들 하나같이 한의학은 "국수國粹"적(우리 것이 좋다)이라고 말하는데, 나는 왜 그런지를 전혀 모르겠다. 이른바 "국수國粹"란 게 무엇인지, 그들이 무엇을 근거로 이리도 낙후된 것을 "국수"라 하는지 전혀 모르겠다. 1930년대의 한의학 논쟁에 있어서는 한의학를 "국수"로 표방하면서 논쟁한 사람은 아무도 없었다. 70여 년 후, 한의학은 돌연 "국수"가 되었다. 나는 이것을 정말 모르겠다. 당당한 대학교수로서 나는 무엇을 "국수"라 하는지를 모른다. 당신이 보기에 내가 무지한가, 무지하지 않은가? 이처럼 나는 그야말로 무지의 극에 달해 있다. 그러나 정판교鄭板橋[11] 어른이 나를 변명할 수 있는 한

10 '냄새 구린 아홉 번째'라는 뜻으로, 문화대혁명 시기 지식인에 대한 방해 정책에서 비롯된 비하어.

11 정섭鄭燮, 1693~1765. 자字는 극유克柔, 호號는 판교板橋이다. 청淸 문인으로, 양주팔괴揚洲八怪의 한 사람이다.

마디를 남겼으니, "멍청해지기는 쉽지 않다難得糊涂"는 말이다. 어쩌면 나의 이 "무지"는 무척 얻기 어려운 것인지도 모른다.

10. 어떤 이가 당신의 전공을 물어놓고서, 당신의 전공과 다른 분야에 대해 얘기하는 문제를 지적한다면, 어떻게 답할 것인가?

답변 나는 과학사科學史와 과학철학에 종사하는 사람으로서 직업 의사는 아니다. 그러나 엥겔스Friedrich Engels, 1820~1895는 우리와 같은 철학가들이 과학 문제를 많이 토론하도록 격려하였는데, 그것이 우리의 학문 분야가 존재하는 이유이기도 하다. 마르크스Karl Heinrich Marx, 1818~1883와 엥겔스 또한 과학에 종사하지 않았지만, 그들은 끊임없이 과학 문제를 논했다. 나는 평생토록 전공 외의 담화에서 한결같이 과학을 이야기해왔다. 나는 수학사, 물리학사, 화학사, 생물학사, 농학사에 대해 모두 논한 바 있으며, 논문을 발표한 적이 있다. 내가 64괘卦를 연구한 수학 논문 한 편은 영국의 케임브리지대학 니덤연구소Needham Research Institute에 소장되어 있다. 역사를 보면 과학도 철학에 기대어 발전해왔다. 코페르니쿠스Nicolaus Copernicus, 1473~1543[12]는 종교학을 공부하고 졸업 후에 주로 교회법을 가르쳤지만, 세무 개혁에 관한 논문을 썼고 후에 천문학으로 명성을 날렸다. 이양李揚은 기계 분야를 공부했지, 더빙dubbing을 배운 적이 없다. 하지만 그는 더빙에 아주 뛰어난 사람이다. 다윈의 진화

12 지동설을 주장한 폴란드의 천문학자.

론에 가장 큰 난제("젱킨 악몽")를 던진 이는 생물학자가 아니라 전자기학자였다. 내가 문외한인지 아닌지는 나의 글을 보면 될 것이다. 내가 유감스럽게 느끼게 된 것은 반 년 이상이 지나서였다. 내가 게재한 글들은 적게 잡아도 30만 자 정도인데 지금까지 그와 관련해 "비전문가"란 이유로 "정통성"을 문제 삼은 사람은 아무도 없었지만, 마냥 의학 상식의 수준에서 오류를 저지르고 있다는 식으로 지적한다.

11. 장張 교수의 학문연구 경력에 비춰 한의학에 대한 의혹을 갖기 시작한 경위가 자못 궁금한데, 간단히 진술해주기 바란다.

답변 한의학에는 문제가 있고, 나는 일찍이 그것을 경험하였다. 의학사醫學史 저작물들을 본 후, 나는 한의학에 존재하는 문제를 더 정확히 알게 되었다. 만일 내가 사람들이 생각하는 것처럼 무지하다면, 상당한 담력의 나로서도 성역처럼 존재하는 한의학을 감히 비판하지 못했을 것이다.

12. 중국인이라면 거의 모두 자라면서 한의학을 접할 기회가 있는데, 장張 교수 기억으로는 맨 처음 한의학을 접한 것이 언제이고, 또 어떤 상황이었는가? 당신 자신과 가족은 한의학 치료를 받은 적이 있는가? 그때의 치료의 과정과 치료 효과는 어떻게 평가하는가?

답변 내가 태어났을 때 이미 서양의학은 중국에서 주류가 되어 있었는데, 다만 조금 단순했을 뿐이다. 문화대혁명 중에도 농촌 사람들이 진찰을 받을 때 그 대상은 일차적으로 서양의학 의사였다. 만일 관심을 갖고 확인해 본다면, 지금의 한의대학의 교수와 학생들이 병을 치료할 때에도 일차적으로 서양의학 의사라는 것을 어렵지 않게 관찰할 수 있다.

나 자신 과거에는 한의학을 극히 신뢰했다. 중학교 졸업 후, 나는 한의학 서적을 읽기 시작하였다. 약초를 채집한 적도 있고, 여러 약들을 조제해보기도 하였다. 또 처방하여 병을 치료한 적도 있었다. 그 중 가장 잘 알려졌던 성공 사례는 1974년에 있었다. 당시는 내가 한의학 서적을 읽은 지 벌써 1년이 되던 때였다. 어느 날 저녁, 우리 전 가족들은 팔선八仙탁자에 둘러 앉아 저녁을 먹고 있었다. 그러다 식사 도중 조부께서 갑자기 넘어질 듯한 자세를 보였는데, 부친과 내가 황급히 부축해드려 넘어지지는 않았다. 그런데 부축하여 침대에 눕힌 후에도 조부는 줄곧 정신을 잃고 깨이나지 못하였다. 우리가 더 걱정스러웠던 것은 조부가 전혀 호전될 기미가 보이지 않았기 때문이다. 9일째가 되자 겨우 음식은 먹었지만, 대소변도 보지 못했다. 만일 요즘 사람들이라면 식물인간이라고 과장할 정도였다. 당시 농촌의 미신에 의하면, 나의 조부가 음식을 먹은 것은 일 년 전 돌아가신 외조부가 조부를 찾아와 먹은 것이고, 죽은 사람이 밥을 먹었기 때문에 대소변이 나오지 않는다는 것이다. 우리는 농촌의무대원[13]을 찾아갔는데, 그는 그저 3분 정도 살펴보더니 쓸만한 말은 한 마디도 없이 가버렸다. 다음에 나와 부친은 한의사들을 찾아갔는데, 대부분은 현지의 이름 난 한의사들이었다. 그러나 그 중 누구도 약 사용설명서 따위를 주지 않았다. 그래서 나는 내놓고 조부를 두고 임상시험을 시작하였다. 나는 당참党参, 생지生地, 대황大黄, 황금黄芩, 지각枳殼, 저령猪苓, 택사澤瀉, 활석滑石을 배합하고, 등심초灯芯草와 목통木通을 넣어 세 가지를 섞었다. 처음 두 약제를 함께 넣어 달이고, 물이 끓으면 곧바로 꺼내어 충분히 식힌 후 복용하게 하였다. 그 후 대략 한 시간이 지나자 기적이 일어났다. 조부가 대소변을 보겠다는 표시를 하였고 그러면서 감각이 돌아왔다. 나는 그를 안아 변기에 올려놓았더니, 검은 양의 똥 같은 것들을 변기에 누셨고 그 색이 아주 진했다. 오후에 두 번째 약을 끓여 먹였더니 이튿날 갑자기 조부는 목소리를 되찾았다. 셋째 날 조부는 침상에서 내려와 걷기 시작했고, 나는 그를 부축해서 침실에서 식당까지 갈 수 있었다. 세 번째 약을 드시고 나서 조부께서는 돌연 팔팔해지셨다. 그 후에 그는 3년 동안 산에 가서 땔감을 해오기도 하였다. 나중에 두 다리가 마비된 것을 제외하고는 특별한 병이 없이 지냈다. 마오 주석이 서거한 지 1주년 되었을 때, 내 조부도 세상을 떠났다. 향년 80세셨다. 조부는 마지막 3년 동안 사람을 만날 때마다 "내 손자 녀석이 내 목숨을 살렸지 뭐요"라고 곧잘 말씀하셨다.

---

13 단기간의 의료 교육을 이수하고 농촌에서 농사와 의료를 겸해 행하는 중국 문화대혁명기의 의료인으로, 대부분 한의사였으며 흔히 '맨발의 의사'라고 불렀다.

이 사건은 지금까지도 여전히 내 동년배들 사이에서 회자되고 있다.

이러한 특수 사례에서의 유효성을 돌팔이 식으로 과장해 말한다면, 나는 탁월한 의술을 가진 "신의神醫"일 것이다. 만일 내가 한의학 "이론"을 들어 얘기한다면, 하나하나가 속임수로 그 누구도 알아듣지 못할 것이다. 과학사를 연구하기 전이었던 그때는 나도 한의학 "이론"을 만들어, 조부의 병을 "위부열적胃腑熱積"으로 변증하였고, "차가운 약으로 혈이 성한 것을 치료하여凉血" "설사"를 하게 하였다. 과학사를 배운 후 나는 이 성공 사례가 히포크라테스의 사체액四體液[14] 평형이론으로 해석하면 더 간단하고 분명하다는 것을 발견하였다. 현대의학으로 분석하면 더 확실할 것이다. 말하자면, 나는 조부의 사례를 "위부열적"으로 변증하였는데, 그것은 더 정확한 것을 은폐할 수 있다. 지금 추측하건대, 조부는 당시 아마도 경미한 뇌혈전증 상태에서 일부 신경기능 마비가 왔을 것이고, 뇌혈전이 스스로 회복되자 병이 사연치유 되있을 것이다.

나는 내가 경험한 이 사례를 통해, 한의학 치료의 "성공" 뒤에는 많은 실패들이 은폐되어 있을 것이고, 거기에는 발병 원인에 대한 판단이 불분명해 생긴 실패들도 포함된다는 것을 설명하고자 한다. 한의학의 사유 방식을 고집하면, 한의사 스스로 그러한 자기반성을 할 수 없게 된다. 그밖에도 지금 돌이켜 생각하면, 나는 분명히 약을 과하게 처방했으며, 돈을 낭비하였고, 또 파괴해서는 안 될 생물 다양성을 파괴

14 혈액, 점액, 황담즙, 흑담즙.

하였다. 추측하건대, 그 처방 속에서 대황大黃만으로 충분하며, 다른 것은 모두 삭제할 수 있다. 만일 정말로 내 조부가 현재 내가 추정하는 경미한 뇌혈전이었다면, 대황마저 먹지 않아도 되었을 것이고 곧 회복되었을 것이다.

13. 한의학을 어떻게 평가해 문화유산으로 신청하려는가?

답변 의학은 과학이다. 과학은 끊임없이 진보한다. 진보한 과학이 낙후된 과학이 되어 도태되는 일은 늘 발생한다. 나는 문화유산의 정의에 과학이 포함되어 있는지 아닌지는 알지 못한다. 만일 과거의 과학도 문화유산으로 보고될 수 있다면, 고대 중국의 수학 기호와 천문학 부호들은 문화유산으로서 더 많은 가치를 가질 것이다.

■ 2006년 10월 15일

일곱 번째 이야기

《중국일보》 기자의 질문에 답하다

1. 당신은 한의학의 비과학성과 안전성 및 독성 검증의 부재를 주장할 때, 그 부분을 현재 진행되고 있는 대대적인 한의학 현대화의 관점에서 분자생물학을 통해 이해하고자 노력해 보았는가? 그러한 방식으로 한의한약이 비과학적 상태에서 벗어나는 데 도움을 받을 수 있다고 생각하는가? 현재 주류인 한의학 현대화 지지자들은 한의학 현대화에서 그것을 필연의 선택으로 생각하지만, 오늘날까지 그 방면에서 이렇다 할 성과를 얻지 못하고 있다. 생각해보자. 전국의 많은 사람들이 힘을 합하여 십수년을 소비하면서 아르테미시닌artemisinin, 靑蒿素 같은 약을 개발하였지만, 중간 및 최종 산물들은 전통 한의서에서 힌트를 얻었다는 것 외에는 한의학과 무관한 것들이 되었는데, 당신은 이것을 어떻게 받아들이는가?

답변 16세기의 스위스 의사 파라셀수스Paracelsus, 1493~1541는 유럽에서 의학 혁명이 일어나기 전에 유창목愈創木에서 과이아콜Guaiacol CAS, 愈創木酚을 추출한 바 있다. 17세기 화학자 로버트 보일Robert Boyle, 1627~1691은 "화학원소론"을 제기할 때, 하나님은 유일무이한 창조자이며 인간의 어떤 창조물도 하나님을 초월할 수 없다고 말했다. 화학원소론에 따라 개발된 약물을 중국에서는 "서양의 약西藥"이라 일컫는다. 그 기본 원소도 "하나님의 유일무이한 창조"에서 나왔다. "우리는 자연에서 배운다. 우리는 필요한 것을 자연계에서 취하여 인류가 원하는 것을 재창조한다. 이는 인류 지혜의 소산이다." 중국은 분자생물학 등 현대과학을 통해 "한의학 현대화" 사업을 진행하고 있다. 기본 방향은 정확한 것이다. 그러나 그 사업이 "한의학 현대화"에 해당되는지 아닌지는 여전히 생각해볼 필요가 있다. **나는 이미 한의학의 개념, 개념과 개념 간의 혼란한 논리 구조, 그리고 신뢰할 수 없는 한의학의 경험적 기초는 한의학이 현대화의 길로 나아가는 것을 불가능하게 할 것이라고 말한 바 있다. 약품 개발과 관련해서, 한의학 서적은 조금도 참고할 가치가 없다.** 나는 한의학의 역사에서 괴이한 현상에 주목하였다. 한의학은 하나의 약초가 가지는 약용 가치에 대한 인식을 계속 확대시켰다. 어떤 약이 무슨 병에 효과가 있다면, 다른 어떤 병들에 대해서도 그렇다는 것이다. 생강은 44가지 병을 치료한다고 말한다. 그것은 "가짜 치료"와 "진짜 치료" 효과를 명확히 구별하지 못한 탓이었다. 단언하건대, 원하기만 하면 생강이 "유효한" 병의 범위를 440가지로도 확대할 수 있다. 또 지적하고자 하는 바는, 이 "가짜 치료" 효과에 의거한 치료 범위의 확대는 여러 약초를 배합하는 한의학 처방에도 존재한다는 것이다. 고대 한의학이 진짜 치료와 가짜 치료를 구별할 수 없었기 때문에,

현재의 한의학계도 이러한 구별을 사실로 받아들이기를 거부한다. 그러나 한의학이 현대화되기 위해 먼저 해야 할 일은 바로 진짜 치료와 가짜 치료를 구별하는 것이다. 그렇지 않으면, 이후의 사업은 "쓸모없는 노력"이 될 것이다.

나의 관점에 따르면, "한의학 현대화" 사업은 약품 개발과 유효성분 추출에 국한되어서는 안 된다. 이 사업은 다음을 포함해야 한다.

❶ 한의약中草藥의 실제적인 치료효과 연구. "진짜 치료"와 "가짜 치료"를 명확히 구분하여 후속 약품 개발과 유효성분 확인을 위해 기초를 다진다.

❷ 한의약의 안전성 연구.

❸ 한의약의 여타 약물에 대한 약물상호작용 연구.

❹ 한의약제 형태 구상. 중국 전통의 중성약(과거에는 "열약"이라 함. 한약을 표준화한 것으로, 현대의약과 한약을 섞은 약품을 칭하기도 함.) 제조는 "용삼세用三世"의 원칙을 준수한다. 그것은 삼세三世[1]에 합당하지 않은 중성약을 만들어 팔 수 없어야 한다는 것이다. 현재 이 원칙은 한약 제조업자들의 이익 추구에 의해 포기되었다. 나는 중성약 개발에 있어서 새로이 이 "용삼세" 원칙을 확인해야 한다고

[1] 삼세란 원래 '기본적이고 중요한 세 가지'란 뜻으로, 과거의 한의학 개념으로는 ≪황제내경 소문≫, ≪황제 내경 영추≫, ≪신농본초경≫ 세 권의 책에 합당한 치료여야 한다는 뜻이지만, 여기서는 과학적이고 합리적 치료로서의 '삼세'를 의미한다.

생각한다. 만일 삼세를 이용할 수 없다면, 먼저 유효성과 안전성 시험을 한 후에 다시 생산해야 한다. 이른바 중성약제 형태 구상이란, 당연히 중성약으로 하여금 "세 가지 효과(높은 효과, 빠른 효과, 긴 효과)", "세 가지 적음(조제량 적음, 독성 적음, 부작용 적음)"과 "세 가지 편리성(휴대 편리, 저장 편리, 복용 편리)"의 요구를 만족시키도록 해야 할 것이다.

❺ 약초치료의 국제적 비교 연구. 예를 들어, 고대 이집트인의 알로에 사용법은 고대 중국인과 아주 다르다. 고대 이집트인은 기원전 16세기에 이미 알로에를 이용해 기생충을 없앴고, 두통과 흉통을 완화시켰으며, 화상·궤양·피부병·피부알레르기를 치료하였다. ≪본초강목≫ 기록에 의하면, 이 식물은 8세기에 페르시아에서 도입되었다. 그 중국 이름으로 노회盧會, 눌회訥會, 상담象膽 등이 있다. ≪본초강목≫에는 그것이 "쓰고 차고 독이 없어", 주로 "열풍번민熱風煩悶과 흉격胸膈 열기를 치료하고 눈을 밝게 하며 마음을 진정시키는 작용을 한다. 소아의 전간癲癎과 경풍驚風을 치료하고 오감을 치료하며, 삼충三蟲과 치병창루痔瘡瘻를 없애고, 파두巴豆의 독을 해소한다"고 기록되어 있다. 약리학 측면에서 고찰하면, ≪본초강목≫의 "쓰고 차고 독이 없다"는 말은 사족을 그린 격으로 진정한 약리적 의미가 없으며, 독자들을 오도할 수 있는 표현이다.

동일한 약초의 서로 다른 용법에 대한 국제적 비교를 통해, 우리는 고대 중국의 약초치료를 새롭게 판단해 볼 수 있다. 그들 사이의 공통성을 찾아 연구하고 개발하면, 맹목성을 상당히 줄일 수 있을 것이다. 고대 이집트와 고대 중국의 알로에 사용을 관찰하면, 알로에가 사실은 독을 가지고 있다는 것을 확인할 수 있다. 알로에를 피부병 치료나 피부를 건강하게 하는 데 사용하는 것은 안전하고 믿을 수 있다. 그런데 중국에서는 노회(알로에)를 내복약으로 개발하였고, 거기다가 판매 촉진을 위해 아무 근거도 없이 "암을 억제하고" "독을 제거하며" "면역력을 강화시킨다"고 했으며, 피부에 사용하면 "주름을 제거하고" "피부를 부드럽게 하며", "미백"은 당연한 효과라고까지 과대평가하였다.

2. 한의학 현대화 반대자들은 한의학과 서양의학이 서로 다른 시스템이라고 지적하면서, 만일 한의학이 서양의학 모델을 적용하면 한의학은 식물 약재료 공급자로 전락할 것이라 말한다. 그들은 "맹목적 현대화는 장차 한의학을 말살할 것"(왕욱동의 말)이라면서, 한의학은 총체의학總體醫學이자 변증의학辯證醫學이라는 극단적 주장을 하기도 한다. 그러나 현대과학도 나날이 변하는 마당에, 한의학이 총체의학 또는 변증의학으로 발전할 가능성은 여전히 있지 않을까?

답변 과학의 규칙은 단일성이며, "이중과학"은 존재하지 않는다. 문화대혁명 중에는 몇몇 미친 사람들이 있었다. 이른바 "무산계급의 참신한 과학"을 세운다면서 여러 우스꽝스러운 이야기들이 요란하였다. 지금 우리는 그것의 교훈을 받아들여야 한다. 과학의 발전 과정에 학파들의 논쟁이 있지만, 그것은 과학적 결론의 해석 차이로 생기는 것이다. 과학의 결론 자체는 항상 단일하다. 의학에 다른 두 가지 시스템이 있다는 것은 한의학계의 자화자찬에서 나온 말이다. 그 목적은 과학적 진리를 추구하는 데 있는 것이 아니라, 전 세계가 받아들이는 과학적 기준 및 방법의 수용을 거부하는 데 있다. 신중한 과학자나 과학철학자라면 "이중과학" 주장을 인정해서는 안 된다.

한의학적 방법이 정말 효과가 있다면 과학적 검증을 받을 수 있어야 하고, 더 나아가 과학적으로 설명할 수 있어야 한다. 내가 여기서 "증명"과 "설명"을 분리해 말한 것은, 끊임없이 진보하는 과학의학도 여러 유효한 치료법들에서 항상 곧바로 과학적 설명이 가능한 것은 아니기 때문이다. 이런 면에서 서양의학과 한의학은 둘 다 절대 예외일 수 없다. 그러나 치료와 건강 회복 간에 인과관계가 있는지 여부는 이중맹검 임상시험의 통계로 알 수 있다. 한의학의 치명적인 결함은 스스로 지금까지 세계의 기준에서 벗어나 유리되어 있다는 데 있다. 인과관계 판단은 과학적 사고에서만 추구하는 목적이 아니다. 일상적인 사고에서도 인과관계 판단은 필요하다. 그런 의미에서 말하자면, 한의학은 과학 원칙만 아니라 일상적 사고의 원칙도 어기고 있는 것이다.

나는 뉴질랜드의 리李 박사에게 보낸 서신에서 "한의학이 만일 한대漢代 이전의 전통을 가지고 있다면 아마 더 나았을 것입니다. 한대에 발흥한 유의儒醫가 고대 민간의술을 잘못 이끌었습니다. 더 깊숙이 잘못된 길로 빠져들게 했습니다"라고 쓴 적이 있다. 이 잘못된 길의 가장 큰 특징은 치료와 회복 간의 인과관계가 혼란스럽다는 것이다. 기왕 한의학이 한漢대부터 잘못된 길로 들어갔지만, 이제는 과학의학을 만나게 되었으니 과학적인 것은 반드시 비과학적인 것을 도태시킬 것이고, 인과관계가 분명한 것이 인과관계가 불분명한 것을 포기하게 만들 것이다. 이는 누구도 막을 수 없는 철칙이다. 과학적 방법에 따라 한의학을 연구한다면, 어떠한 "맹목적 현대화" 문제도 생기지 않을 것이다. 맹목성을 말할 때, 그것 역시 결코 과학에서 나왔을 리 없으며, 한의학 자체에서 나왔을 것이다! **한의학이 만일 "현대화"로 괴멸한다면, 그것은 바로 맹목성으로 가득한 의학이 괴멸하는 것을 의미한다. 인간의 생명을 보호하는 면에서 맹목성으로 가득한 의학의 괴멸은 철저하면 할수록 더 좋을 것이다. 만일 한의학에 맹목성이 없다면, 현대화를 두려워할 필요가 없다.**

나는 거듭해서 한의학이 어떤 의미로도 "총체의학整體醫學"이 아니라는 것을 지적해야겠다. 한의학을 "변증의학辨證醫學"으로 치켜세우는 것은 더욱 황당하다. 총체론 철학이라 해서 인과관계를 무시하지 않는다. 총체적 인과관계는 일반적으로 몇 가지 요소들을 통해 작용이 일어난 것이다. "발열"을 예로 든다면, 그것은 병이 생긴 신체의 거시적 또는 총체적 현상이다. 하지만 전신 발열을 유발하는 원인은 틀림없이 전체적인 것이 아니라 구체적인 것이다. 대충 158가지의 구체적 원인에 의해 열이 나는 것으로 보인다. 의사는 이 구체적인 문제에 주안점을 두어 병 든 몸(총체)의 회복을 가능하게 할 수 있다. 한의학의 "변증적 시술"은 이러한 구체성과 총체성 사이의 관계를 완전히 알 수 없다. 그래서 한의의 의학과 약학은 모두 맹목적이다. 총체적으로도 명확하지 않을 뿐 아니라 구체적으로도 명확하지 않다. 이른바 "비위불화脾胃不和"는 총체적인 것일까, 아니면 구체적인 것일까? 누구도 명확히 말할 수 없다. 서양의학은 다르다. 통상 그것은 위胃의 거북함이라는 "총체적 현상"을 "구체적" 병소病巢 이론으로 해석할 수 있다. 따라서 의사는 구체를 통해 총체를 파악할 수 있고, 구체를 해결하는 것을 시작으로 최종적으로 총체의 해결이란 목표에 이를 수 있다. 나는 이러한 관점에 모두가 충분히 동의하리라 믿는다. 구체성에서 벗어난 총체는 전혀 의미가 없는 총체이다. 한의학이 자화자찬하는 총체는 이처럼 구체성이 없는 총체이다. 따라서 한의학계의 자화자찬적 총체론 철학은 그저 총체론 철학의 개념 자체일 뿐, 어떠한 실재적 의미도 없다.

3. 다른 한편으로, 앞에 언급한 맹목적 현대화는 한의학의 이러한 관점(총체의학 또는 변증의학적)을 말살하게 될 터인데, 북소리처럼 점점 커져가고 있는 이것은 더욱이 중국 문명과 직접 관련되어 있다. 몇몇 의학 역사서(가령 《재조병인再造病人》)는 중국인들이 서양의학을 받아들이는 것을 여전히 일종의 사상 개조(정확한 과학으로 무장하는 것은 아니더라도)의 상황으로 여기는데, 당신은 과학사적 시각에서 이러한 상황이 무엇을 의미한다고 생각하는가?

답변 문명은 끊임없는 진보 속에서 비로소 효과적 보존이 가능하다. 낡은 것을 끌어안고 혁신을 거부하면서 과거 문명을 보완하려는 것은 불가능할 뿐만 아니라 정말 어리석은 짓이다. 1942년 미국 경제학자인 조셉 슘페터Joseph Alois Schumpeter, 1883~1950는 "창조는 원리를 파괴한다"고 말했다. 그것은 일단 새로운 기술 진보가 이루어지면, 진보한 신기술은 옛 기술에 근거한 모든 것을 체계적으로 파괴하는 것을 의미한다. 탱크와 무장 헬리콥터의 출현이 기병과 기병을 기반으로 한 작전을 쓸모없게 만드는 것이 바로 그런 이치이다. 마찬가지로, 인류가 "유효 성분으로 약을 만드는" 방법을 찾은 후에는 독물·오물·이물질·식품을 "한꺼번에 묶어 약으로 사용하는" 옛날 방법은 반드시 도태되어야 하며, 동시에 옛날 방식에 근거한 의학 시스템도 도태되어야 한다. 중국이 만일 역사의 조류에 순응하고 과학의학으로서 능동적 진보를 이룬다면, 중국과 중국 인민에게 좋은 점만 있을 뿐 어떠한 폐해도 없다. 나는 결코 "전통을 보존"하기 위해 우수한 중국인들이 "동아시아의 병자東亞病夫"라는 오명을 거듭 뒤집어쓰는 것을 원하지 않는다.

4. 한의학을 국가 의료시스템에서 폐기하는 것은 일종의 이익 추구 일환으로 서양의학 의사들이 더 많은 이익을 취하기 위해서라는 지적이 있는데, 당신은 이 주장을 어떻게 생각하는가?

답변 이 체제 구상(한의학 폐기)은 의사가 아니라 과학철학자인 내가 제기한 것이다. 나는 서양의학 의사도 아닐뿐더러 한의사도 아니다. 나는 의사와 어떤 이해관계도 없다. 애국을 부르짖는 사람들은 기실 나라를 사랑하는 것이 아니라 그들 자신의 권세와 지위, 기타의 기득권에 집착하는 것이다. 나는 이미 이 체제 구상의 실현이 가져오는 4가지 장점을 제시하였다. 그것은 중국의 의료, 교육, 과학 연구의 자원을 합리적으로 사용하고, 중국 토착의술을 효과적으로 관리하며, 한의학을 스스로 완성된 선善을 향해 나아가게 하고, 취업난으로 시달리는 현재 한의대학 졸업생들에게 세계 주류의학에 편입할 기회를 제공한다는 것을 말한다. 만일 사람들이 요란하게 떠들어대는 것처럼 한의학이 큰 능력을 지녔다면, 국가 체제 밖으로 나가 약간의 제약 속에서 스스로 더 큰 시련을 거치게 하는 것이 우열 경쟁에 있어서 그들에게 더 유리하지 않을까?

5. WHO를 포함해 전 세계의 흐름을 보면, 각국의 "본토의학"을 중시하는 여러 계획들이 세워지고 연구와 지적재산권 보호가 지원되고 있다. 이렇게 하는 데는 두 가지 전제가 있어서인데, 하나는 각국의 "본토의학"이 신약의 원천이 된다는 것이고, 다른 하나는 가난한 나라에서 "본토의학"이 빈곤층의 생명을 살리는 의학이 될 수 있다는 것이다. (남아프리카는 적어도 3/4의 에이즈 환자들이 전통 치료사들의 도움을 받고 있다.) **당신은 이 점을 어떻게 생각하는가?**

답변 모든 "본토의학"은 하나같이 "빈곤의학"이다. 여기서 말하는 소위 "빈곤의학"이란 말에는 몇 가지 함의가 있는데, 우선 그 이용 방법이 간단하고 그 절차의 비용이 상대적으로 저렴하다. 또 그것은 제약공장이 필요치 않고, 의료기기를 갖출 필요가 없으며, 원재료 공급도 수월하고 치료사도 쉽게 양성할 수 있다. 그러한 "곤궁한" 방식이 빈곤한 인구에 적합하다는 결정을 하게 한 것이다. 그 때문에 저개발 지역일수록 "빈곤의학"을 이용하는 인구가 많다. 나는 어떤 자료 하나를 주의 깊게 본 적이 있는데, 세계적으로 빈곤한 인구가 대다수를 차지하고 있어 전 지구의 약 80% 인구는 지금도 여전히 "본토의학"을 선택하고 있다는 것이다. 또 바로 그렇기 때문에 "본토의학"이 사용상의 안전과 신뢰를 확보하는 것이 특히 중요한 것으로 드러났다. 우리는 가난한 사람들과 "본토의학"을 응급선택(서양의사가 없는 상황에서의 진료) 또는 최후선택(서양의사가 무력하여 아무 것도 할 수 없는 상황에서의 진료)으로 받아들이는 부자들에게 안전하지도 않고 불확실하며 경제적 사기성이 농후한 상태로 이용하게 할 수는 없다. 이미 과학기술 수단을 가진 사람들이 전래의 "본토의학"을 발굴해 빈곤층이 대충 이용하도록 맹목적으로 격려해서는 안 된다. "본토의학"을 이용하는 인구가 많을수록 그 안전성과 유효성에 관한 연구와 교육은 더 중요하다. 이는, 과학의학으로의 진보를 고려하지 않는 한의학계가 덮어놓고 전통을 추종하는 방식으로 환자들에게 "본토의학"을 받아들이도록 호소하는 것과는 분명 다르다. 빈곤층도 인간이다. 우리는 빈곤층을 안전하지 않은 토착의술의 실험동물이 되게 할 수 없다. 나는 이것이 바로 전 세계가 토착의술을 중시해야 하는 가장 기본적인 이유라고 생각한다.

■ 2006년 11월 24일

여덟 번째 이야기

"한의한약의 심층 문제 좌담회"에서의 서면 발언

2007年 3月 18日, 베이징셰허北京協和 의과대학(pp.171～181)

전언: "한의학 심층 토론회"의 주최자는 회의에 참가하는 대표들에게 모두 다섯 가지 문제를 제기하였다. 사람들마다 발언 시간이 15분으로 한정되어 있기 때문에 시간을 절약하기 위해 나는 이 다섯 가지 문제에 관하여 서면 발언원고를 제출하였다. 현재 나는 이 서면발언원고를 다섯 편의 글(1에서 5까지)로 나누어 여기에서 발표하고자 한다.

"한의한약의 심층 문제 좌담회"에서의 서면 발언

회의 주최자는 개회 선언에서 다섯 문제를 열거하고서, 우리들에게 각자의 의견을 내놓도록 하였습니다. 저는 서면 발언을 준비해 여러분에게 이미 나누어드렸으니, 회의 참가자분들은 잘못된 점이 있으면 비평이나 의견을 내주시기 바랍니다.

1. 한의학은 과학인가, 경험인가, 아니면 문화인가?

대답 모두 아니다.

1) 한의학이 과학에 속하지 않은 것에 관하여

하나의 이론이 과학인가 아닌가는 스스로 주장할 수 있는 것이 아니다. "한의학 연구원"을 "한의과학 연구원"으로 명한 것은 결코 한의학의 과학성을 설명할 수 있는 것이 아니다. 한의학은 과학에 포함되지 않는데, 이를 대략 아래의 세 가지로 증명하고자 한다.

❶ 한의학의 개념(가장 기초적인 오장육부, 질병에 대한 반응, 병명, 맥의 상태 포함)은 명확하지 않으며, 개념 간의 논리관계 또한 매우 혼란스럽다.

❷ 한의학은 실험적 기초를 갖추고 있지 않다. 한의학에는 해부학·생리학·병리학·질병원인학의 기초가 없다. 질병 현상의 이해에 대해 말하자면, 한의학은 오늘까지도 여전히 "병소focus, 病巢" 개념이 없다. 이미 인체를 이해할 수 없고 질병을 이해할 수 없으며, 심지어 인체와 질병을 이해하는 경로조차도 찾을 수 없는 의학을 과연 과학의학이라고 할 수 있을까?

❸ 한의학은 실제적인 의미에 있어서는 총체의학이 아니다. 한의학을 "총체론 의학"이라고 과장되게 말하는 것은 총체론 철학의 명예를 모독한 것이다.

첫째, 한의학은 "분할할 수 없는 전체론"은 아니다.

수정란은 완전체整體[1]"이고 한 달된 태아 역시도 완전체이며,

---

[1] 整體는 흔히 '전체·총체·통일체' 등으로 해석된다. 이 문단에서는 글의 문맥 즉, '사물을 구성하는 전체'라는 의미를 살려 '완전체'라고 해석하지만, 이

갓 태어난 영아 역시 완전체이다. 정상적인 인체에서 병든 인체로의 변천은 "분할할 수 없는 완전체"의 방식으로 발생한 것일까? 어떠한 한의학 이론이 이 점을 설명할 수 있을까?

둘째, 한의학은 "분할할 수 있는 전체론整体論"도 아니다.

주지하다시피, 국부염증은 전체적으로 열을 발생시킬 수 있다. 여기에서의 "국부"란 이미 "전체"속에서 분할되어 나온 것이다(기실, 여기에서 말하는 "분할"은 그저 관념적인 분석일 뿐, 물리적인 "절단"은 아니다). 한의학은 이 한 이론을 들고서 "국부염증"과 "전체발열"의 관계를 인식하였을까? 한의학에는 오늘날까지도 "병소病巢" 개념이 없다. 즉, 한의학이 어떻게 전체를 분할할 것인지에 대해 모른다는 것은 신체의 전체 구조 속에서 병소를 분별해낼 수 없다는 사실을 의미한다. 전체를 분할할 수 없는 의학을 놓고 "분할할 수 있는 전체론"이라고 부를 수 있을까?

나는 나의 블로그(http://zhgybk.blog.hexun.com)에 ≪한의학 이론은 순전히 허위과학이다中醫中藥理論是地地道道的僞科學≫를 발표하여, 이미 한의학의 개념이 허위개념이고, 한의학의 논리가 거짓 논리라는 사실을 분명히 지적한 바 있다. 다음 부분에서 나는 한의학의 경험은 가짜 경험이고 한의학의 방법은 허위 방법이며, 한의학은 치료효과 평가가 부족한데다가 이제껏 "특수 사례는 유효하다"라는 것에만 열중한 나머지 "특수한 사례는 무효이다"라는 것을 직시하지 않

후 문단부터는 '전체'로 해석한다. [역자주]

았다는 사실을 증명할 것이다. 또한 한의학의 언어는 허위과학의 언어에 속하고, 사상 표현에 있어서는 명확하지도 엄밀하지도 않으며, 뛰어난 임기응변의 화술로 가득 차 있다는 사실을 밝히고자 한다. 나는 과학의 기초적 특징에 근거하여 체계적으로 한의학中醫 기초이론의 허위과학의 특징을 증명하고자 한다.

2) 한의학이 경험의학이 아니라는 사실에 관하여

소위 "경험"이란 가장 기본적인 세 가지 실천 형식, 즉 관찰·실험·측정을 포함하고 있다. "관찰"로써 실체적인 묘사를 얻고 "실험"을 통해 원인관계를 얻어낼 수 있으며 "측정"으로 인해 대상을 인식해내는 데이터 정보를 얻어 낸다.

서양의학은 관찰을 통해 질병의 "자가치유성自愈性", "자가회복성自緩性", "자가한계성自限性", "평균화 추세趨平均性"를 발견하였는데, 한의학은 "관찰"을 통해 무엇을 얻었나? 한 한의학의 간질환 전문가가 평생 인간의 간을 본 적이 없는데, 과연 이러한 한의사를 놓고 관찰경험이 있다고 말할 수 있을까? 실제적으로 한의학은 오늘날까지 오장육부의 실체성조차도 관찰어구로써 묘사할 수 없다. 이 외에도 한의학은 지금까지 실험 근거를 갖추고 있지 않으며, 측정 데이터 자료 또한 갖고 있지 않다. 예컨대 '인체의 정상체온은 37℃이다'라는 이러한 데이터 자료조차 한의학에는 존재하지 않는다. 그래서 한의학은 오늘날까지 체험이란 것을 할 수 없었다. 체험조차도 할 수 없는 의술인데, 그 진단방법을 도대체 어느 정도 신뢰할 수 있는지 생각해보면 알 것이다. 한의학은 더러운 것을 약으로 쓰는데, 금·원金元시기에는 심지어 백치상百齒霜, 빗질해 얻은 때·백룡사白龍沙, 흰 개 대소변 속에 아직 소화되지 않은 옥수수·우동牛洞, 소똥·마통馬通, 말똥 같은 것들도 "약"으로 사용하였다. 또한 거의 모든 의약 서적이 이러한 오물에는 "독이 없다"라고 적고 있다. 이러한 것을 도대체 실천경험으로써 총괄해낼 수 있을까?

3) 어떤 의미로도 문화가 될 수 없는 한의학에 관하여

의학이 마주하고 있는 것은 바로 인체이다. 그리고 인체는 자연계의 범주에 들어간다. 따라서 의학이 질병의 발생, 치료 그리고 병의 경과를 연구할 때, 자연과학범주에 속하지 일반적인 의미로써의 문화에 속하지 않는다는 사실에 대해서는 전혀 의심할 여지가 없다.

"한의학 문화"는 존재한다. 한의사들은 "화타華陀가 살아 있다느니, 기황岐黃이 부활했다느니"하는 식의 자화자찬을 좋아한다. 그들은 또한 괜스레 어려운 문자를 쓴다거나 고의로 고상한 척하는 데에 몰두한다(예를 들자면, 박쥐똥을 "밤의 밝은 모래夜明沙라고 말한다). 식물이 약용으로 가치가 있는지를 판단할 때, 확실한 뜻도 이해 못하면서 글자만 보고 대충 뜻을 짐작해버린다. 예컨대, 유기노초千里光를 이용하여 안질을 치료하고, 합환수合歡樹를 사용하여 부부싸움을 치료하며, 망우초忘憂草로써 마음의 우울함을 치료한다. 약을 배합하고 사용하는데 있어, 실험을 하지 않았으며 또 안전성 논증을 진행하지도 않는다. 한의학은 눈의 구조를 연구하지 않으면서 오히려 "오륜팔곽五輪八廓"의 표방에 열중하였는데, 이러한 것들은 모두 한의학 문화의 범주에 들어간다. 이런 의약 문화는 통상적으로 철학, 종교 혹은 신앙적인 배경을 갖추어 연구할 가치가 있다. 그러나 의학이 병을 치료하고 사람을 구하는 문제에 직면할 때에, 의학은 과학에 속하지 문화에 속하지 않는다.

2. 어떻게 과학을 정의하겠는가? 자연과학의 정의가 한의학을 정의하는 것이 적합할까?

답 이왕 한의학 또한 병을 치료하고 사람을 구하는 문제를 해결하고자 한다면, 반드시 자각적으로 과학을 본받아야 한다. 문화는 사람을 마비시킬 수 있고 기만할 수 있으며, 사람을 구속하고 사람을 위로하며 고무할 수 있지만, 병을 치료하고 사람을 구할 수는 없기 때문이다.

"과학"은 데카르트René Descartes의 "진실하고 확정적인 지식Vera et certa scientia"이라는 이 짧은 말에서 확대되었다. 이는 자연계의 존재와 변화에 대한 진실하고 확정적인 모든 지식이 바로 과학이라는 사실을 의미한다. 이후의 과학철학은 "무엇이 과학인가"라는 논쟁에 관하여 "진실"과 "확정"이라는 두 개념을 둘러싸고 전개되었다. 데카르트 본인은 진실과 명확성에 만족하는 조건을 해석해낼 때, 아래와 같은 다섯 가지 원칙을 제기하였다.

첫째, 과학은 질서를 갖춘 지식이다. 20세기의 과학철학에서는 이 준칙을 "조직성을 갖춘" 과학이라고 부른다.

둘째, 과학개념과 논리의 관계는 "뜻 있는 사람이라면 누구에게나 개방되어 있다." 이 준칙은 현재 이미 과학의 "이해가능성"으로 표현되었다.

셋째, 과학의 미美는 자연계의 미와 일치한다. 만일 과학의 이론구조가 자연미와 더불어 일치하지 않는다면, 이는 분명 과학이론에서 문제가 발생한 것이지 자연계 자체에 존재하는 문제가 아니다. 이 기준은 현재 이미 과학의 "완비성"이라고 서술되어있다.

넷째, 과학은 의심을 품을 수 없는 기초 위에 건립되었다. 이는 곧 실존에 근거한 경험적 기초와 논리적 기초를 바탕으로 과학이 회의懷疑를 충분히 이겨낼 수 있다는 사실을 나타내고 있다. 회의를 이겨낼 수 없을 뿐 아니라, 심지어 회의를 거절하는 지식체계는 과학의 범주에 속하지 않는다. 이 준칙은 현재 이미 과학의 "검증가능성"으로 개괄되어진다.

다섯째, 과학은 몇몇 특수한 사물에 대한 인식에 한정되지 않고 "그 밖의 다른 영역에 널리 적용할 수 있는"(데카르트의 말) 진리이다. 만약 하나의 치료법이 그저 한 특수한 환자에게만 유효하고, 같은 질병에 걸린 다른 환자에게 특히 같은 질병에 걸린 임의의 "다음" 환자에게 효과가 없다면, 이 치료방법은 과학적 치료방법이라고 할 수 없다. 이 준칙을 현재 우리들은 통상 과학의 "보편성"이라고 부른다.

이상의 다섯 기준은 한의학의 한 항목에도 이르지 못한다. 그래서 한의학은 오늘까지 여전히 과학이라 부를 수 없다.

비록 과학에 대한 정의에 있어 표현은 다를 수 있지만, 과학의 기초적 특징은 일치한다. 예컨대, 우리들은 어떤 사람의 표준정의를 "사람"과 "사람이 아니다"로써 구별할 수 없다. 우리들은 기준이 되는 "과학" 정의 없이도 과학의 기초 특징을 근거로 "과학"과 "비과학"으로 구분할 수 있다. 과학의 기본특징에 관하여, 곧 출판될 나의 논문집 ≪과학기술의 역사와 철학논고科學技術的歷史与哲學論稿≫에서 체계적인 답을 제시할 것이다.

과학이 "이중 진리 표준"을 가진 것은, 문화대혁명 당시 사인방四人幇의 중국 과학기술계에서의 악영향이 아직까지 철저하게 숙청되지 않았거나, 혹은 이미 재로 사그라졌다가 다시 타오르는 이러한 악영향의 상징이라 여겨진다. 사인방 분쇄 이후, 중국은 과학기술영역에서 정상을 회복해나가기 시작하였고, "자연과학 진리 또한 계급성을 갖추고 있다"라는 표현법을 폐기하였으며, "자연과학은 계급성을 띠고 있지 않다"라고 공식적으로 승인하였다. 이 결론은 이후 "모든 진리에 계급성은 존재하지 않는다"로 확대되었다. 이는 곧 어떠한 "무산계급과학"과 "자산계급의 과학" 구분도 존재하지 않으며, 소위 "동방과학"과 "서방과학"이라고 말해지는 표현 또한 성립되지 않는다는 것을 뜻한다. 허위과학을 "민간과학"으로 표방하는 것이 더욱 가소롭다. 코페르니쿠스·뉴턴·보일·데이비드와 심지어는 다윈과 아인슈타인이 행했던 과학은 모두 "민간과학"이다. 그들은 매우 진지하였고 과학규범을 준수하였으며 자각적으로 과학계의 검증을 받아들였다. 과학방법에서 동떨어지고, 과학검증을 받는 것을 거절한 어떠한 "과학"일지라도, 그것이 민간에서 나왔든지 정부 당국에서 왔든지 간에 이러한 과학은 모두 허위과학이라고 할 수 있다.

1976년 리웨써李約瑟 박사는 ≪두 가지 분야에 관련 있는 과학평론交叉科學評論≫ 제3기에 한 편의 논문을 발표하였다. 논문은 "중국과학"과 "서방과학"의 융합문제를 다루면서, 그 중 "중국과학"의 표현법은 성립될 수 없다는 사실을 특별히 지적하고 있다. 예를 들어 그의 "중국고대과학"에 대한 표현을 "science in ancient China"이라 표기하였으며, 동시에 그는 소위 "서방과학"이란 것 또한 성립하지 않는다고 주장하고 있다. 이러한 고찰을 거친 후, 그는 "문화축적"이라는 개념을 끌어들여 "각 민족 과학"이 "세계 보편적인 과학oecumenical science"으로 나아가는 과정을 연구하였다. 그로부터 과학은 세계 보편성을 갖추고 민족성을 갖추지 않음으로 해서 전세계의 승인을 얻어냈다.

사실, ≪공산당선언共産党宣言≫에서 마르크스와 엥겔스는 "세계적인 문학"이라는 개념을 제기하고서 "민족적인 문학"을 부인하였다. 마르크스와 엥겔스의 "세계적인 문학" 개념은 리웨써李約瑟의 "세계 보편성"이라는 개념보다 128년 앞섰다. 오늘의 "전지구화"라는 큰 추세 속에서 중국은 사람들에게 "민족적인 과학"을 고취시키려하고 있으나 이는 실제로 불가사의한 것이다.

이러한 고취가 만일 그저 민족감정과 과학에 대한 무지에서 나왔다면 이는 용인할 수 있는 것과 동정할만한 가치가 있지만 만일 "민족적인 과학"이라는 게 존재하지 않는다는 것을 명확히 알고 있으면서, 한사코 과학적인 것이 아닌, 심지어는 미신에 속하는 것에 "민족적 과학"을 이용하여 본래 모습을 감추고 남을 속이려한다면, 이는 바로 꿍꿍이가 따로 있는 경우이다.

필자의 고찰에 따르자면, 한의학을 "민족적인 과학"으로 표방하는 것은 통상 "한의학은 효과가 있다"라는 말로써 각주를 다는 격이다. 그들은 "서양의학에 효과가 있으면 한의학에도 효과가 있다"는 것이다. 그러므로 서양의학과 한의학 모두 과학이라는 것이다.

기실, 한의학에서 "효과가 있다"는 말은 이제까지 과학적인 근거를 확립하지 못하였다. 만일 한 환자가 의사에게 진찰을 우선적으로 받았다고 하자. 그러나 이 의사가 잘 치료하지 못한다면 환자는 다시 한의사에게 가서 진찰을 받을 것이다. 하지만 한의사 또한 제대로 치료하지 못한다면 이번에는 다시 무당이나 박수무당을 찾아가 비용을 물 쓰듯 할 것이다. 그렇게 한 결과, 병환에 차도가 있었다고 하자. 그러나 이러한 일로 그 어떠한 사람도 이 "효과 있는" 무당과 박수무당의 미신 활동을, "민족과학"의 근거로 제시하지는 않을 것이다.

유럽의 두 종류의 철학의학 이론을 들어 감기 현상에 대한 해석을 예로 들고자 한다.

고대 유럽인과 고대 중국인은 서로 비슷하게 "감기"를 "추위를 잡다catch cold"라고 불렀다. 이러한 질병 현상에 대하여 고대 유럽인들에게는 두 종류의 해석이 존재한다.

하나는 히포크라테스(기원전 5세기, 전설 속의 편작扁鵲과 동일한 시대에 살았다고 여겨진다)의 체액학설體液學說을 근거로 한 해석이다. 체액설體液說에 근거하여, 인체의 건강은 체액의 평형에 달려 있다. 날씨가 추워짐에 따라 환자는 추위를 막아낼 수 있는 적당한 조치를 취하지 않는다면, 피부가 긴장하는 결과를 낳게 되고 체액이 막힘없이 배출되어 "추위를 잡는" 게 야기된다. 그 질병의 현상은 병으로 인해 몸이 땅기고 열이 나며 콧물이 흐르고 재채기를 한다. 치료의 원칙은 배출되지 않는 체액을 배출해내고, "추위를 잡은" 후에 땅겼던 피부가 다시 새롭게 부드럽게 회복하며, 기본적인 방법은 땀을 내는 것이다.

다른 하나는 아스크레피오스(기원전 1세기, 전설 속의 화타와 비교하여 370년 이전 사람이다)의 원자론학설에 근거해 만들어진 해석이다. 그는, 사람의 건강과 질병을 결정하는 것은 미세한 입자라고 여겼다. 이러한 미세한 입자는 신체의 소관과 모공에 기대어 끊임없이 운동하고, 결합하거나 분리되어야 할 필요가 있다. 날씨가 차갑게 변할 때에 이러한 소관과 모공이 수축되면서 몸 안쪽의 입자 운동은 정지하거나 운동 완화 결과를 낳게 된다. 만일 추위를 막는 적절한 조치가 취해지지 않는다면 인체는 곧 "감기에 걸리게" 될 것이다. 감기에 걸린다는 것은 소관과 모공이 막혀버렸다는 것을 의미한다. 신체는 스스로 자기회복을 하는 경향이 있기 때문에 재채기를 하고 구토를 하려하며 열을 발산하는 것과 같은 현상이 나타난다. "추위를 잡다(감기에 걸리다)"를 치료하는 기본 원칙은 소관과 모공을 다시 확장하는 조치를 취하는 것이다.

이러한 해석과 치료 방법은 과연 효과가 있을까? 효과가 있다! 그러면 과학적인가? 과학은 아니다!

어떤 의미에서 말하자면, 이러한 해석은 전체론에 더 가까울 뿐 아니라, 그 해석논리는 오늘날의 한의학의 해석보다 더 명확하다. 그러나 이러한 전체론적 해석은 결코 완전하지 않다. 예를 들어 히포크라테스의 체액설은 인체의 체액 평형을 건강의 기본 조건으로 여겼으나, 이 건강조건은 결코 완전하지 않다. 왜냐하면 몇몇 체액이 평형한 사람 역시 병이 생길 수 있기 때문이다. 다음으로 날씨가 차갑게 변하면 피부가 팽팽하게 잡아당겨져 체액의 흐름이 순조롭지 않게 됨으로써 모든 사람들에게는 발생과정이 균형이 잡혀야 할 것이다. 그러나 같은 조건 하에서 어떤 사람에게는 병이 생기고 어떤 사람에게는 병이 발생하지 않는다.

우리가 만일 "효과가 있다는 것이 과학적 조건을 확립했다는 것은 아니다"라고 인식하고 있다면, 우리들은 "감각에 따르는" 방식으로 우리들의 과학관을 확립하지는 않을 것이다.

3. 의학은 특수성(지방성), 아니면 보편성을 띠고 있는가?

답 과학적인 보편성 준칙에 근거하여, 어떠한 과학의학이든 모두 보편적이어야 하며, 특수성을 띄어서는 안 될 것이다.

우리 민족은 오늘날 여전히 이 문제를 토론하는데, 이는 우리 민족에게는 더 없이 큰 비애이다. 전 베이징대학 총장 부사년傅斯年 선생님의 말을 빌리자면, 이는 "사람을 가장 의기소침하게 하는 것이다."

과학의 세계 보편성普世性은 의학의 보편성을 결정지었다. 이는 어떤 의학적 이론이나 의학방법이 중국인에게 효과가 있다면, 다른 민족의 국민들에게도 역시 효과가 있다는 뜻이다. 어떤 의학 이론이나 방법이 그저 중국인의 질병만을 설명할 수 있고 중국인에게만 효과가 있으며, 외국인의 질병은 설명할 수 없고 외국인에게는 효과가 없다는 식의 그러한 현상은 존재하지 않는다. 가장 고귀한 교황이 걸린 감기나, 천하고 천한 부랑자가 걸린 감기나 별반 다르지 않다.

질병현상 중에는 풍토병地方病 현상과 집단성群發性 현상이 있다. 전자를 예로 들자면, 셀레늄의 부족으로 인한 남미의 카신-베크병Kashin-Beck Disease과 중국의 케산병Keshan이 있고, 후자로는 군내의 집단 세균감염으로 인해 발생한 폐렴이 있다. 그러나 이러한 예를 들어 의학에도 역시 풍토병이 있다고 주장할 수는 없다. 인류가 풍토병과 집단성 질병을 정복하는 방법은 여전히 보편성普世性을 지니고 있다. 1935년 중국은 처음 케산병이 발생했을 때에는, 그저 흑룡강 성의 극산현克山縣에만 제한적으로 발병하였다. 그러나 현재에 이르러 우리들의 사고 범주가 확대됨에 따라 이러한 풍토병 범주는 동북에서 서남의 폭이 좁고 긴 구역으로까지 확대되었다. 비록 우리들이 현재 그 병의 원인에 대해 여전히 명확히 알지 못하지만, 케샨병이라고 확정하여 진단을 내린다면, 흑룡강黑龍江성에서 케샨병을 치료하는 유효한 방법을 갖고서, 다른 지방에서 같은 케샨병을 정복하기 위해 사용하여도 반드시 효과가 있을 것이다. 같은 이치로, 군대의 집단 세균 감염으로 인해 발생한 폐렴이 최초로 미국 펜실베이니아Pennsylvania 주의 한 군영에서 단체로 발발했을 때 의학과학은 이 질병을 정복한 후, 모든 군軍 집단 세균감염에 의한 폐렴에도 같은 방법으로 진단내리고 치료하였다.

의학적 방법의 다원성 역시 의학과학적 보편성을 부인하지는 않는다. 한 종류의 질병은 갖가지 방법을 빌려 진찰하고 치료할 수 있다. 그러나 한 가지 방법이 대응하는 질병에 대해서 효과가 있다면 그것은 곧 보편적인 유효성을 충족하는 것이다. 만일 한 가지 한의학 방법이 그저 개별적이거나 특수한 유효성에 만족할 수 있다면, 보편적 유효성을 만족시킬 수 없다. 이러한 의학적 방법은 무턱대고 임상에서 사용해서는 안 된다.

또한 질병현상은 의학이 "풍토성"을 가졌다는 인식론적 근원을 야기하였다. 이는 "증세症"를 "병病"으로 동일하게 본 것이다. 주지하다시피, 감기 증상을 가졌다고 해서 모두 감기는 아니다. 그래서 한 의사가 감기를 치료하는 방법으로 감기 증상을 가진 환자를 치료할 때, 바로 의학이 "풍토성"을 지녔다는 잘못된 해석이 나타나는 것이다. 사스SARS의 초기 증상은 마치 감기와 같다. 명신이 감기를 치료하는 방법으로 사스를 치료할 때, 바로 소위 말하는 "풍토성"이 나타날 것이다.

이를 통해 우리들은, 의학은 "풍토성"을 가진 일부 인식론에서의 오류가 존재한다고 말할 수 있다. 이러한 오류를 극복한다면 모두들 "의학은 풍토성을 가졌다"와 관련된 인식 장애를 곧 풀 수 있을 것이다.

4. 한의학은 현재 의학 시스템 속에서 어떤 자리에 놓여 있는가? 한의학의 미래는 무엇을 향해 나아가고 있는가?

답 한의학 자체의 역사와 현재 모습은 그 자신의 위치와 나아갈 방향을 결정하였다. 류위안레이陸淵雷는 한의학이 폐기될 위기는 한의학 자신에게서 나왔으며, 이게 바로 이치라고 말하였다. 만일 당신이 지금 장궁야오張功耀와 팡저우쯔方舟子[2]를 끌어내 총살하고 그 후, 다시 중국의 원原 계획보다 증가한 군비지출의 17.8% 전부를 한의학에 사용한다고 해도, 한의학을 폐기될 위기에서 구해낼 수 없다.

다른 민족의 원시의학이 본능의학에서 시작된 것처럼, 한의학

2 팡저우쯔方舟子 박사는 표절, 위조, 변조와 같은 연구부정행위 추적 사냥꾼이자 한의학을 비롯한 사이비과학 비판 이론가로서 중국 내외에 이름이 드높다. 미국 미시간주립대학에서 생화학박사를 취득하는 등 정통과학자로서도 훈련을 받았으며, 연구원으로 활동하기도 했다.

또한 본능의학에서 시작되었다. 그러나 한의학은 이후 발전과정에서 잘못된 길로 들어섰다. 그것으로 하여금 본능의학 측면에서 터무니없이 허황되고 미혹적인 생각의 상자를 늘리도록 하였다. 이러한 생각 상자는 한의학의 생기를 막아버렸다.

전국戰國시기, 중국의 옛 백성들은 "의학醫"에 대해 여전히 경계심을 남겨놓았는데, 즉 소위 "질병의 길을 삼가라"이다. ≪주역周易≫에는 "경거망동하지 않아야 하는 상황에서 나타날 수 있는 질병이니, 약을 쓰지 않아야 기쁨이 있다無妄之疾, 勿藥有喜", "허망할 게 없는 약이니, 시험하지 않아도 된다無妄之藥, 不可試也"라는 표현이 있다. ≪예기·곡례禮記·曲禮≫에는 또 **"의사가 삼대三代를 거치지 아니하였거든, 그 약을 복용하지 않는다醫不三世, 不服其藥"**를 일종의 예의禮節이라고 기록하고 있다. ≪한서·예문지漢書·藝文志≫에는 의술 저작물이 매우 적어 20부가 되지 않는다고 적혀 있다. 게다가 한 권의 의술 저작물이 처방을 기재하는데 있어 가장 많게는 12개뿐이다. 이러한 것들은 모두 상고시기부터 서한西漢에 이르기까지 우리들의 선조들이 질병에 대해 매우 신중했음을 보여주고 있다.

동한東漢을 시작으로 중국 의술 풍조는 경솔해지고 퇴화하기 시작했다. 허위 서적을 날조하고 자화자찬에, 고의적으로 어렵게 만들어, 세상을 기만하고 명성을 훔친 사람들이 점차 많아지기 시작했다. 바로 동한시기의 유생들이 고대의 "질병의 이치에 신중하라"는 원칙을 위배하자, 의학서적이 범람하기 시작하였다. 몇몇 민간의술은 음양오행 팔괘의 유사한 것들에 의해 매우 혼란스러워졌다. 마치 독자들이 읽고 이해할 수 없도록 책을 써야지만 비로소 수준 있는 작가라고 여기는듯 하였다.

스페인의 세르반테스Cervantes는 일찍이 ≪돈키호테≫라는 한 권의 소설을 쓴 바 있다. 돈키호테의 첫 번째 취미는 바로 "기서奇書"를 읽는 것이며 이 "기묘한 글奇文"을 깊이 연구하는 것이었다. 가령 아리스토텔레스가 살아돌아왔다는 이해할 수 없는 기묘한 글奇文이었을지라도, 돈키호테는 더 재미있게 읽었을 것이며 더 깊이 연구했을 것이라고 세르반테스는 말하였다. 사실, 동한東漢 문인들이 써낸 서적들을 통해 아리스토텔레스가 부활했다는 것은 말할 것도 없이 이미 고인이 된 전 세계의 철학가들이 살아났다고 밖에는 생각할 수 없다. 꼭 이렇게 이해할 수 없게 쓰인 것들이 중국에서 수천수만의 돈키호테를 키워냈다.

한 학술영역이 몇몇 사람들에 의해 잘못된 길로 이끌리는 현상은 과학사에 있어 결코 보기 드문 일은 아니다. 아리스토텔레스는 역학과 광학에서 "제5원소"를 끌어들여 인류를 2,400여 년 간 잘못 이끌었다. 히포크라테스의 체액학설과 갈렌Claurissimus Galen의 정신학설 또한 이미 유럽의 의학을 꽤 오랫동안 잘못 이끌어왔다. 15세기 독일에는 여전히 "우주의학"이 유행하고 있었다. 이러한 모든 것이 의학영역에서 일찍이 사람들을 잘못 이끈 것들이다. 그러나 유럽인들이 이러한 이론을 "조상"으로 받들고 "민족적"인 것으로 여기며, "진귀한 꽃"으로, "국수國粹"로 삼아 이를 봉쇄하여, 다른 사람들로 하여금 의심하지 못하도록 한 적은 없다. 의학도나 의사가 의학사상에 있어 잘못을 저지르는 것은 정상적이고, 잘못을 범하면서 후인들에게 회의하거나 바로잡는 것을 허락하지 않는 것을 오히려 비정상적인 것으로 보았다. 한의학의 잘못이 바로 여기에 있다. 동한東漢 문인이 질병의 도를 중시함을 위배한 이후, 잘못을 바로 잡으려는 사람은 없었으며 그 잘못된 것이 오늘날까지 전해지고 있다.

동한 이전의 의학서적 출판은 아마 비교적 신중했을 것이다. 그때의 의학서적은 아마 "삼대三世"에 걸친 경험을 염두에 두었을 것이다. 동한 이후, 의학서적 중에 경험적인 것은 갈수록 줄어들고, 부자연스럽게 꾸며낸 것은 더더욱 많아졌다. 많은 의학서적의 작가들이 의술을 펼쳐 본 경험 없이 써낸 책은 확실히 변동할 수 없는 교조성을 이루어냈다. ≪황제내경黃帝內經≫의 초기 저자가 누구인지에 대해서는 오늘날까지도 밝혀내지 못했다. 그러나 스승에게 진귀한 것을 비밀리에 전수받은 듯 속여 ≪황제내경黃帝內經≫을 보완한 왕빙王冰은 의사가 아니다. ≪침구갑을경針灸甲乙經≫을 쓴 황보밀皇甫謐은 평생토록 사람들을 진찰해본 적이 없다. ≪신농본초경神農本草經≫은 누가 썼는지 알 수 없는데, 송宋 나라의 일부 학자들에 의해 장중경張仲景이 허위 날조한 것으로 알려져 있다. 장중경이라는 사람은 직업이 의사가 아니다. 그는 장사長沙태수로, 그는 높은 관료였기에 친히 의료행위를 실천하고 감별할 시간적 여유가 없었다. 더욱 주의해야할 가치가 있는 것으로는 ≪상한론傷寒論≫이 위진남북조 시기에 존재했다는 것이며, 어떤 원인으로 인해서인지는 알 수 없지만, 원래 16권이 10권으로 변해버렸다. 후에 진晉대의 왕숙화王叔和가 제멋대로 ≪금궤옥함경金匱玉函經≫ 16권卷

을 날조하여 ≪상한잡병론傷寒雜病論≫을 보완하였다. 송宋에 이르러, 진정한 ≪금궤옥함경金匱玉函經≫을 찾았다. 그때서야 사람들은 비로소 왕숙화라는 사람이, 학술적으로 날조한 악행을 발견한 것이다. 왕숙화는 ≪맥경脉經≫이라는 또 다른 서적을 썼는데, 현재 한의학계의 사람들은 여전히 이 서적을 "맥박학의 성서"로 여기고 있다. 사실 그의 책은 믿을만한 것이 못 된다.

한의학이 만일 전국戰國시기의 전통을 유지했다며 아마 여러모로 좋았을 것이지만 애석하게도 한의학이 잘못된 길에서 보낸 시간은 너무나도 길었다. 음양오행과 유사한 "기문奇文"에 너무 깊이 빠져들어 스스로 과학화로 나아가는 가능성을 끊어버렸다. 나는 한의학이 이미 어떻게 "나아갈 방도"가 없다고 생각된다. 민간으로 되돌아가는 것이 한의학이 갈 수 있는 유일한 길이다. 한의학은 이미 현대화될 가능성이 없으며 또한 과학화될 가능성도 없다고 나는 판단한다. 그러나 과학화와 현대화의 방법을 통해 한의학을 연구하는 것 자체는 여전히 가능하며 반드시 이루어져야 할 것이다.

내가 소위 "현대화 혹은 과학화의 방법을 이용하여 한의학을 연구하자"라고 말하는 목적은 한의한약을 구원해내고 발전시키려는 것이 아니라 오늘날 여전히 한의한약을 선택하는 중국 국민을 위한 것이고, 몇몇 생명 안전 보호와 관련한 자문과 의견을 제공하는 것으로, 이는 정부가 한의한약을 효과적으로 감독할 수 있도록 일부 과학적인 근거를 제공하기 위해서이다.

5. 왜 한의한약의 논쟁에서 일치된 인식을 이룰 수 없는가?

한의한약에 대한 비판은 예부터 이미 존재하여 왔다. 송宋의 구종석寇宗奭은 약의 "사기이론四氣理論"을 비판한 적이 있다. 또한 심괄沈括 역시 한의학(한약)에서의 "귀경歸經" 개념을 비판하였고 "사람에게는 삼후三喉가 있다"와 "오운육기五運六氣"를 비판한 적이 있으며, 어떤 한의학에는 "대선大善"에서 "대독大毒"으로 바뀌는 현상이 있음에 주의했다. 청淸조의 왕청임王淸任은 한의학의 "오장육부학설臟腑學說"을 체계적으로 비판하였다. 그러나 한의학에 있어 오래토록 허송세월하며 지속된 논쟁은, 1879년 유월兪樾 선생이 발표한 ≪한의학 폐기론廢醫論≫에서 새로이 차원높게 이어졌다.

유월 선생이 발표한 ≪한의학 폐기론≫이 논쟁을 야기한 원인은 아마 서양의학이 중국에 들어온 후 중국에 나타난 곤란함 때문일 것이다.

1569년, 천주교 후원을 입은 포르투갈 출신 의사 카르넬로가 마카오Macao에서 성자리 병원을 설립하였다. 이게 중국 최초의 병원이다. 이전 중국에는 그저 한약방과 한의사만 있었을 뿐, 병원은 없었다. 이 시기의 유럽 의학은 베살리우스Vesalius[3]가 발표한 ≪인체해

---

[3] 베살리우스Vesalius, 1514-1564는 브르쉘 출신의 근대 해부학의 창시자로, 1537년 이탈리아 파도바대학에서 의사자격을 얻고, 동대학에서 해부학과 외과학 교수를 지냈다. 대표작으로는 ≪인체구조론De humani corporis fabrica libri septem≫(1543)이라는 7권의 방대한 저서가 있다. 이 저서에서는 갈레누스(갈렌)의 인체해부에 관한 학설의 오류를 지적하고 있다. [역자주]

부론人体解剖論≫을 지표로 삼아 해부학이 이미 새로운 절정으로 등장하였다. 14세기에 시작된 병리해부는 유럽의 오래된 질병 개념이 오랜 의학사상의 속박에서 벗어나도록 하였다. "병소病巢, disease focus 개념은 이미 형성되었다. 약물학은 이미 화학의 길로 이끌어졌으며, 결정크리스탈, 추출물extract, 알코올추출물tincture 등과 같은 새로운 약물형식을 만들었다.

당시 포르투갈은 결코 유럽 의학이 가장 발달한 곳은 아니었다. 마카오에 온 의사 역시 유럽 최고의 의사가 아니었다. 그러나 중국인은 마침내 새로운 의학의 숨결을 느끼기 시작하였다. 포르투갈인이 마카오에 병원을 세운 것 외에도, 이탈리아인 마테오 리치Matteo Ricci가 베이징에서 신경생리학을 가르쳤으며, 독일인 슈레크J. Schreck는 상하이에서 인체해부학을 전수하였다. 이러한 새로운 의학실천과 의학이론이 중국 전통 의학사상을 흔들어놓기 시작했다.

17세기 말, 중국에 온 유럽 의술은 잇따라 비교할 수 없는 우위優勢를 펼쳤다. 그 중 가장 두드러진 의학사적 사건은 아래와 같다.

1693년, 강희 황제는 학질에 걸렸다. 중국의 모든 의사들이 손을 놓고 아무런 대책이 없을 때, 포르투갈 의사 리우잉Mgr Claudus De Visdelou은 얼마 되지도 않은 키니네quinine로 단 이틀 만에 강희 황제를 회복시켰다.

1805년, 영국 의사 피어슨皮爾遜은 종두법을 중국에 소개하여 대대적으로 천연두의 발병률과 사망률을 낮추었다. 비록 중국 고대 역시 우두를 놓는 것을 시도한 적이 있지만, 믿을 수도 없으며 안전하지도 않았다.

1835년, 미국 기독교 의사인 보체伯伽는 광둥廣東에 안과 병원을 세웠다. 간단한 염증 제거 방법으로, 일 년 동안 치료 받는 안과 질병환자가 2,000여 명에 달하였고 당시 한의학 방법으로 안과질병을 치료했던 한의사들이 감탄해마지 않는 결과를 가져왔다.

1844년, 영국 선교사는 상하이에서 "인제仁濟병원"을 설립하여 절단된 사지의 재이식 수술을 실현하였으며, 성공적으로 한 부인에게서 큰 종양을 제거하였다(묘수할류도妙手割瘤圖에 전해지고 있다). 이 전체 수술과정에서 환자는 전혀 통증을 느끼지 않았다. 이것과 관련한 수술로는 또 제왕절개가 있다. 중국에서 사망률이 상당히 높은 이 질병은 인제병원에서 매우 안전하게 해결해낼 수 있었다.

이 외에, 인제병원은 파이프로 위胃를 세척하여 중독된 환자를 응급 처치하였는데, 이는 한의사들에게 있어 안경을 떨어뜨릴 만큼 놀라운 사건이었다. 곽숭도郭嵩燾의 글에 의하면, 1890년대 인제병원이 중독된 환자를 구해낸 수가 줄곧 3위를 유지하였다고 한다. 이러한 서양의학의 기술들은, 녹두로 만든 수프를 마시게 하고 양의 피를 마셔 독을 풀게 하는 한의학보다 훨씬 믿을만하였다.

서양의학의 신기함과 한의학의 곤혹스러움은 적잖은 중국인들로 하여금 한의학에 대해 자신감을 잃게 하였다. 1860년대의 갈원후葛元煦라는 한의사는, 절단된 사지의 재이식 수술이 유럽인에 의해 성공한 이후, ≪죽지사竹枝詞≫를 썼다.

斷肢能續小神通, 절단된 사지, 작은 신경을 이을 수 있다네
三指回春恐未工, 가운데 손가락 나은 후 일하지 못할까봐 두렵네
倘使華佗生此時, 만일 화타가 이 때 살아 있었다면,
不嫌劈腦治頭風. 뇌를 벌려 심한 두통을 치료하길 꺼리지 않았으리라.

19세기 말 20세기 초, 안휘安徽 동성桐城의 오여륜吳汝綸은 "한의학은 서양의학과 적수가 될 수 없다. 마치 분육賁育과 같은 용사와 아이처럼.[4] ……그러므로 하간河間, 단계丹溪, 동원東垣, 경악景岳과 같은 모든 서적은 죄다 태워버려도 된다"라고 말하였다.

그러나 유감스럽게도 한의학은 오늘날까지 이러한 의료기술로 발전하지 못했다.

19세기 후반기 무렵은 당연히 중국의학이 세계의학시스템에 융합되기에 가장 좋은 시기였다. 아쉽게도 중국 인구는 매우 많다. 의사들에게 있어 눈앞의 병을 치료하여 사람을 구해야한다는 압력은 대단히 컸다. 그 중 한의학의 활동 공간은 "선교 의사"를 크게 뛰어넘었다. 인제병원은 원래 진찰하기 위한 시설이었다. 중국에는 병을 치료해야할 인구가 너무 많은 연고로 인제병원의 시설은 오랫동안 유지될 수 없었다. 이는 당시의 서양의학이 필경 "멀리 있는 물"로, 중국 환자로 넘쳐나는 "가까운 불"을 끌 수 없음을 말해주고

4 분육賁育이란, 전국 시대의 용사勇士인 맹분孟賁과 하육夏育을 일컫는다. 여기에서는 강자(서양의학)와 약자(한의학)는 비교할 수 없다는 뜻을 담고 있다.

있다. 이로써 설령 더 곤혹스러운 한의학일지라도 중국의 일반 국민들에게는 결코 줄어들지 않았다. 그래서 중국인들의 "보살이 쓸모없다는 것을 확실히 알면서도, 보살을 때려 부셔버리는 것에는 두려움이 인다明知菩薩不灵, 又生怕把薩菩薩給砸了"라는 모순된 심리가 이렇게 형성되었다.

의학은 사람의 생명과 관련된 과학이다. 유럽 중세기 동안 일찍이 수많은 학술들이 금지되었지만, 유독 의학만은 금지된 적이 없다. 그러나 중국 대륙의 상황은 달랐다. 유럽 중세기에도 자유롭게 토론할 수 있었던 의학문제가 중국의 20세기 후반기 50여년의 시간 동안, 기본적으로 한의학에 대해서는 어떠한 글조차도 용납하지 않았다. 작년에 이르러서야 한의학의 존폐론에 대한 대토론에서, 평면매체를 통해 "의심을 허락치 않는다不容置疑"라는 글이 공개적으로 발표되었다. 사실, 어떠한 과학도 비판과 의심을 면할 권력을 쥐고 있지 않다. 과학의 기본 정신은 회의懷疑에서 비롯된다. "의구심을 갖는 것을 용납지 않는다"는 말은 과학의 이러한 기본적 정신에 부합되지 않는다. 의학 문제에 대해서 "의심을 용납지 않겠다"라는 태도를 갖는 것은 사람의 생명 안전을 극단적으로 멸시하는 것이다.

2006년 한의학 존폐문제에 관한 대토론은 중국 의학사상에 있어 큰 사건이다. 비록 이러한 토론이 이제 막 시작된 터라, 여전히 많은 문제에 있어 좀 더 깊이 들어가 파헤쳐야 할 필요가 있으나, 이 대토론에서 중국은 일상적인 습관으로 되어버린 몇몇 의료관념을 재고찰하고, 일부 체제구조가 야기한 사회의 오랜 폐단 또한 토론을 거쳐 충분하게 드러났으니, 그 성취에 있어서는 과소평가할 수 없다. 그 중 가장 위대한 성취로는 바로 한의학을, 마침내 현실을 이해하지 못하고 현실과 괴리되었던 신단神壇에서 끌어 내렸으며, 민중마다 모두 자유롭게 토론할 수 있게 하였다는 것이다.

한의학이 신단 위에 머물렀던 시간이 너무 길었던 연고로 중국의 많은 국민들은 학자들이 공개적으로 한의학에 대한 비판을 한 것에 대해 심리적인 준비가 충분히 되어 있지 않았다. 신단의 신神, 이 신神을 공경하는 사람들의 태도를 말하자면, 비록 그것이 아무런 소용이 없을지라도, 그들은 이 신단의 신神이 때려 부서지기를 원치 않았다. 이는 신神을 공경하는 사람들의 기본적 심리이다. ≪중국청년보≫의 한 조사에서는 바로 이 심리를 검증했다. 이 조사에 의하면, 87.8%의 설문자들이 자신들은 "한의학을 믿는다"라고 답변하였다. 그러나 "병이 나면 우선적으로 한의사에게 진찰받아보기를 원한다"라고 말한 이들은 27.7%에 불과하다. 기실 이 27.7%의 사람들 가운데에는 많은 부분, 심리적인 작용이 짙게 지배하고 있다고 볼 수 있다. 몇몇 응답자는 자신이 한의사 혹은 한의학적 배경을 가졌다고 할 것이다. 분명한 것은 "한의학을 믿는다"라는 전자의 말은 하등 가치 없는 것으로, 실제적인 의미를 지니고 있지 않다. 그러나 "병이 나면 우선적으로 한의사에게 진찰받아보기를 원한다"라고 말한 이들이 27.7%에 불과했다고 하는, 후자의 문제는 오히려 실질적인 것으로, 일정한 대가를 지불할 필요가 있다. 후자의 답은 한의학이라는 이 보살이 중국의 대부분의 국민들 마음속에 이미 의미를 상실했다는 것이다. 전자의 답은 중국 대부분의 국민들이 여전히, 이제 더 의미 없는 이 보살을 부수기를 원치 않는다는 것을 나타내고 있다.

중국국민은 보살이 효과가 없다는 것을 잘 알면서도 왜 보살을 없애는 것을 두려워하는가?

첫째, 과학기술의 진보가 만들어낼 수 있는 결과에 대해 분명한 인식이 부족하다.

엥겔스는 과학기술이 가장 가치 있는 혁명 에너지라고 말한 바 있다. 이 에너지는 구 사물에 대해 썩은 나무를 쉽게 꺾듯하는 능력을 갖추었다. 과학기술의 이 혁명 결과는 사람의 의지를 바꾸진 않았다. 사회는 이미 과학기술 진보의 결과를 받아들일 수 없으면서 또 구舊 기술을 기초로 한 존재물을 보호해야할 것이다. 현재, 기병부대는 이미 사라졌다. 긴 창과 큰 칼을 이용해 전쟁하는 것은 사라졌다. 증기기차 역시 사라졌다. 20년 전, 장사長沙에는 여전히 전문적인 클랙슨 공장이 있었지만, 오늘날에는 존재하지 않는다. 왜일까? 기마병부대는 전쟁에 "효과가 없는가?" 아니다! 긴 창과 큰 칼은 사람들을 죽일 수 없다? 그도 아니다! 증기기차는 움직일 수 없나? 전혀 그렇지 않다! 인간들은 결코 그것들이 효과가 없고 그것들이 도태하였기 때문이 아니라, 그것들이 낙후되어 도태시켜야 했기 때문이다. 어떠한 각성된 자, 특히 정부부서의 책임자로서 이렇게 새로운 것이 낡은 것을 대신해 생겨나는 것을 꺼려해서는 안 될 것이다.

사실상, 과학기술의 진보가 야기한 사회적인 결과에 대해 이미 알고 있다면, 일찍 이익을 챙길 수 있을 것이다. 누군가 이 결과에 대해 미리 알고 있다면, 그 누군가는 이익을 챙길 수 있다. 또 누군가가 발생할 수 있는 이 결과에 제때에 대응하지 못한다면 아마도 그 누군가는 정말 재수 없게 될 것이다.

의학은 다른 과학처럼, 끊임없이 진보한다. 고대 이집트의 "임호텝Imhotep, 평화롭게 온 자"이라는 의사는 기원전 2725년에 태어났으며, 1세기 로마제국의 티베리우스Tiberius Caesar Augustus 황제에 의해 "의학의 신"으로 봉해졌다. 의학의 신으로 받들어질 수 있는 사람이라면, 설마 그가 창조한 의술이 효과가 없을 수 있겠는가? 그러나 의학과학의 진보는 원래의 의학신마저도 어둡게 보이도록 하여 빛을 잃게 하였다.

이상을 비교해보면, 한의학은 줄곧 매우 원시적이고 낙후된 형식을 지켜왔다. 예를 들어 한의학이 치루痔漏 환자를 치료할 때, 그것을 "실증"인가 "허증"인가를 놓고 우선적으로 판별해내지 않으면 안 되었다. 그리고 나서 환자의 체질에 근거하여 비기허脾氣虛 인가 폐기허肺氣虛인가를 판별해야 한다. 그런 후 다시 비해삼습萆薢滲濕탕[5]을 끓이고, 위가 약하고 빈혈과 복부 팽대 및 설사 증상이 있을 때에는 삽주의 덩어리진 뿌리 백출白術을 더 첨가시키고, 폐가 허肺

5 재료로는, 비해萆薢, 율무쌀苡仁, 황벽나무黃柏, 붉은 도꼬마리赤苓, 모란뿌리 껍질丹皮, 택사澤瀉, 활석滑石, 나도등심초通草가 사용된다.

虛할 때에는 겨우살이 풀인 맥문동麥冬을 첨가하여 물을 달여 복용한다. 다시 환자를 동원하여 연밥 껍질을 이용해 아편을 불에 굽고 항문에 쏘이게 한다. 또 돼지의 큰창자를 이용하여 누에콩을 삶아 몸을 보충한다. 이런 "전체요법整体療法"을 한 달 심지어 반년 동안 반복해도 치루肛瘻를 완전하게 치료할 수는 없다. 그러나 일찍이 기원전 16세기 고대 인도의 베다veda 의학은 수술 절제법을 발명하였다. 현대의학의 과학적 탐구 방법은 이러한 질병을 매우 간단하게 치료하였다. 연밥껍질을 이용하여 아편을 불에 굽고 항문에 쏘이는 방법은 도태되지 않을 수 없었다. 새로운 의학방법은 반드시 낙후된 의학방법과 충돌할 것이다. 이러한 추세는 누구도 막아낼 수 없는데, 왜 말하기를 꺼려해야 하는가?

둘째, 일부 사람들의 눈앞에 놓인 이익에 충돌하였다.

1950년대 중국은 1차 "사회주의 개조운동"을 진행했다. "사회주의 개조" 운동 중에, 어떠한 과학결정과 민주결정 단계도 내리지 못하였지만, 이내 한의대학·한약공장·한의학 연구소·한의의학원을 설립하였다. 이 체제구조가 야기한 결과는 상당히 심각하였다. 그중 가장 심각한 것은 사회제도의 틀에서 사회제도에 기대어 생존하며 쌓이는 인구 대군人口大軍이다. 말을 아낄 필요가 없이, 현재 이 인구 대군의 생존환경은 무척 난처하다. 달리 말할 필요도 없이, 현재의 한방병원은 이미 유명무실하다. 한방병원이 서양의학 요소因素에 의해 생존한다는 사실은 이제 더 이상 어떠한 비밀도 아니다. 게다가 한방병원에서 차지하는 서양의학 요소가 만일 80%보다 적다면, 이 한방병원의 경제적 효과와 이익은 확실히 좋지 않을 것이다. 1950년대 이후 한의대의 교육은 한의학에 기대어 밥을 먹는 많은 사람들을 누적시켰다. 비록 모두가 한의학이 이미 쇠락하여 더 이상 한의학에 기대어 생계를 유지할 수 없다는 것을 알고 있다 하더라도, 한의학은 여전히 그들에게 있어서는 "기댈"만한 그 무엇이다. 이러한 심정은 당시 국유기업의 직공들의 심경과 서로 같다. 설령 기업이 불경기라고 할지라도 결국 한 기업이 여전히 존재해서, 확실한 기반을 구하는 사람들이 국유기업에 기대어 "그림자에 의지"하는 나날을 보낸다. 다소 대담한 사람은 일찌감치 이 "그림자에 의지하는 것"에서 벗어났으며, 스스로 하해下海 열풍 속의 활로로 뛰어 들어갔다. 한의학의 후원자란, 사실 바로 "그림자 후원자"이다. 그러나 한의학에 기대어 생계를 유지하는 사람들이 이 점을 인식하고 있었던 것은 아니다. 어떤 이들은 지금까지도 이 "그림자 후원자"에게 푹 빠져있다. "보살에게 더 이상 의지할 수 없다는 사실을 잘 알면서도 한편으로는 보살을 부술까봐 몹시 두려워"하는 모순된 심리적 지배를 받으면서도, 그들은 일치단결하여 "그림자 후원자"를 보호하는 것을 곧바로 고려하지는 않는다.

셋째, 중국 국민의 민족 심리는 취약하여 새로움을 통해 전통문화를 더욱 확대해내고 중국의 문화적 국력을 더욱 강화해야한다는 충분한 인식이 부족하다.

어떤 문화든, 그 문화가 과거에 얼마나 휘황찬란했든지 간에 모두

발전해야만 보존되어질 수 있다. 구舊문화에 대해 그 과실을 덮어 감춘다면 진정으로 구舊문화를 보존하고 확대·발전시킬 수 없을 것이다. 새로워지고 발전해지고자 한다면, 대담하게 구舊 세계를 타파하고 낡은 풍속을 고치며, 모든 시민의 생명과 안전을 해치는 것에 "아니오" 라고 말할 줄 알아야 한다.

어떤 이들은 변증법을 논의하는 것을 좋아한다. 기실 변증법이 중요하게 강조하는 것은 사물의 변증적 부정이다. 소위 "변증적 부정"이라는 것은 그 함의가 부정否定에 치중되어 있지 긍정에 집중되어 있는 것이 아니다. 헤겔 철학에 있어 무엇보다 우선인 것은, 더러운 물이고 떨어뜨려야할 물건이다. 그 다음에야 비로소 아이를 건져 올리는 문제이다. 부정이 없거나 발전이 없다는 것은 곧 변증법이 없다는 것이다. 칼 포퍼Karl Raimund Popper, 1902~1994의 과학 진보관이 얻은 것은 "탐색하고 잘못을 제거하는" 유형이다. 그 중 "탐색한다는 것은" 꽤 "긍정적인" 것에 속하지만, "잘못을 제거한다는" 것은 "부정"에 들어맞는다. **단지 탐색만하고 잘못을 제거하지 않는다면 과학은 발전할 수 없을 것이다. 한의학의 문제는 그저 "탐색"만이 있을 뿐, 모든 "탐색하고자"하는 데에 과학적인 지도指導가 없다는데 있다. 한의학의 "잘못을 제거하는" 용기에 관해서는 오늘까지도 없다.**

유럽 의학의 역사는 끊임없는 자아부정과 자아발전의 역사이다. 그것의 어떠한 부정적인 과정일지라도 의학사상과 방법으로 하여금 더 새로움을 얻게 하였다. 특별히 제기할 가치가 있는 것으로는 유럽의 의학은 자아의 부정일 뿐 아니라 다른 민족의 의학을 흡수하여 자기와 부정적 자기를 풍부하게 했다. 아랍의 의학과 비잔티움의 의학은 일찍이 유럽 의학의 진보 중에서 매우 큰 작용을 발휘한 적이 있다. 동양 이슬람의 철학자이자 의사인 아비켄나Avicenna, 980-1037의 ≪의전醫學典範≫은 한동안 유럽 의사들의 성서가 되었다. 이 외래 의학사상과 방법은 일찍이 유럽의학의 많은 방면으로 변하였다. 비록 의사 제너Edward Jenner가 발병한 종두법이 중국·인도 그리고 이집트와는 관계가 없을지라도 유럽 의학사가는 최초에 기록된 천연두의 영예를 이집트에 돌렸으며, 종두의 초기 탐색의 영예를 인도·중국 그리고 터키에 돌렸다.

그러나 유감스럽게도 중국 국민의 민족적 심리는 오늘날까지 성숙하지 못했다. 스스로 중국철학을 연구하고 있다고 여기는 몇몇 사람들은, 중국철학사 속에 담겨 있는 "염치를 깨닫는 것을 두려워하지 않은勇于知恥" 선배 학자들의 우수한 전통을 위반하였다. 심지어는 미신迷信을 위해 전력을 다해 변호하기까지 하였다. 이 위기의 민족적 심리는 중국국민의 애국 열정을 심각하게 왜곡시켰다. 그들은 애국을 문화보수와 동등하게 보는 잘못을 범했다. 경계해야할 것은 바로 약한 민족심리를 기초로 하여 형성한 문화 보수주의다. 이는 현재 중국 사회 변혁에 있어 가장 큰 장애이며, 한의학 존립에 대한 대토론에 있어서 기본적인 공동인식을 형성하는 주요한 원인 소재에 지장을 준다.

문화 보수주의는 국가와 민족 진보의 대적大敵으로, 철저하게 비판

받아야 한다. 중국은 대국으로서, 중화민족은 유구한 문명사를 지닌 민족으로서 마땅히 성숙한 민족 심리를 가져야 할 필요가 있으며, 이렇게 해야 비로소 세계적인 급변한 정세 속에서 "바람은 불어도 흔들리지 않고 모래가 일어도 빠지지 않은" 채, 떳떳하게 국제사회에 들어가 당당하게 미래로 향할 수 있다. 과거를 지키고 과거의 낙후를 변호하며, 죽은 이의 얼굴에 금을 붙이기 위해 살아 있는 사람의 얼굴과 다투어야 하는 것은 결코 우리들의 영광이 아니다. 단지 중화문화에 끊임없는 활기찬 생기가 다시 나타나도록 하는 것이 우리들이 해야 할 일이다.

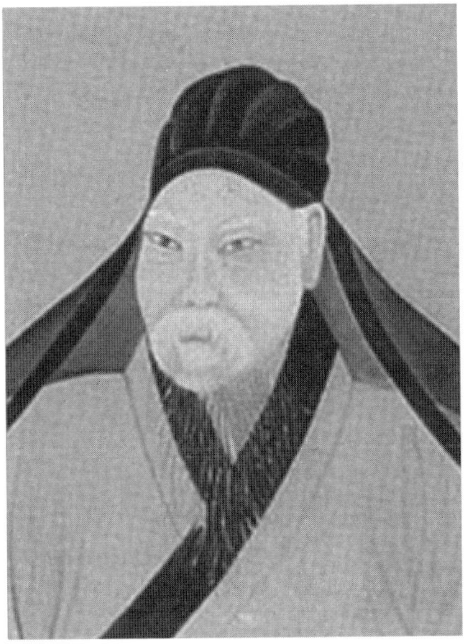

박지원朴趾源 1737~1805

"우리나라의 한약재는 모두 중국에서 얻어 쓰는 것이며 늘 진짜가 아님을 걱정해야 한다."

(≪열하일기熱河日記≫ 중에서)

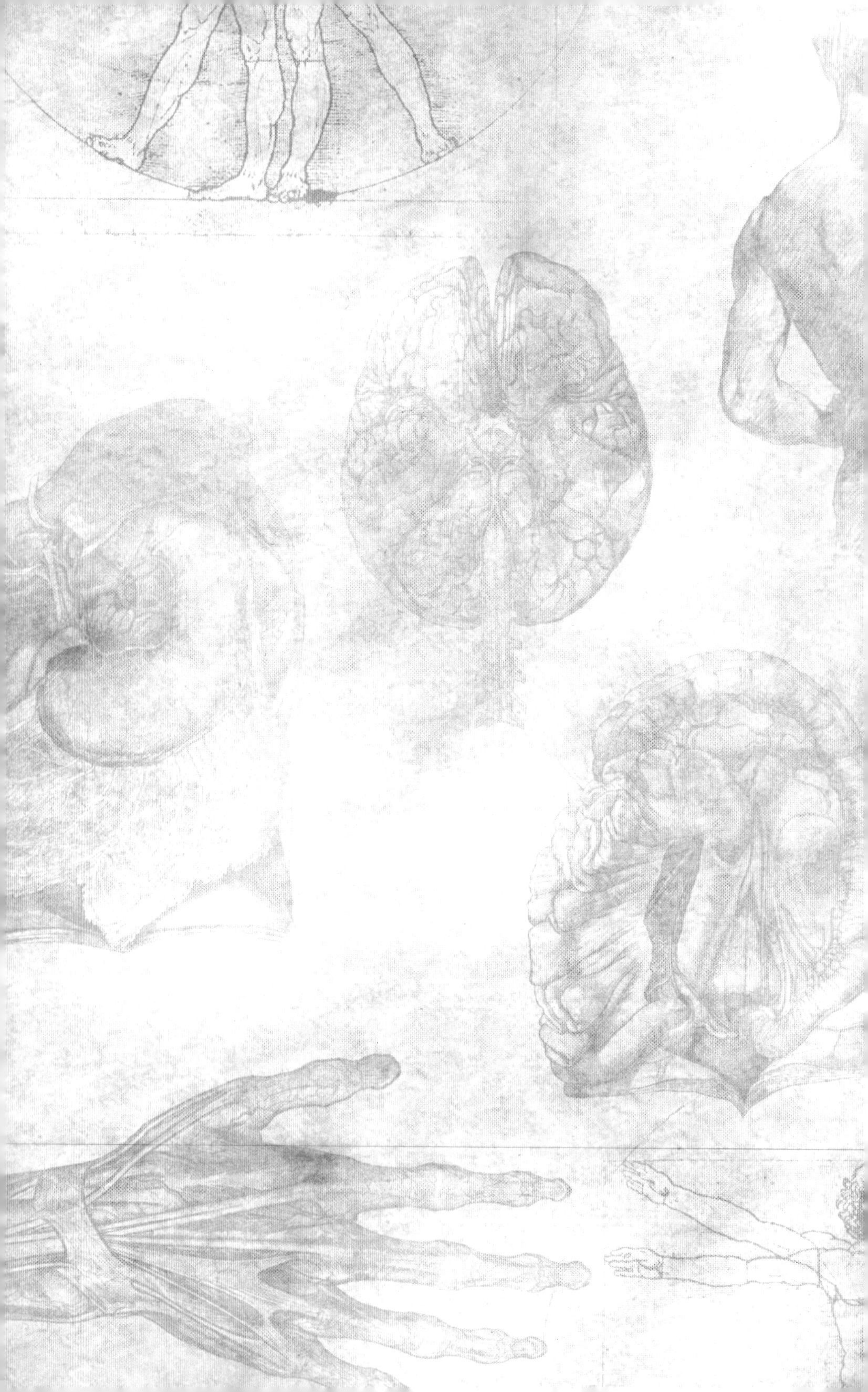

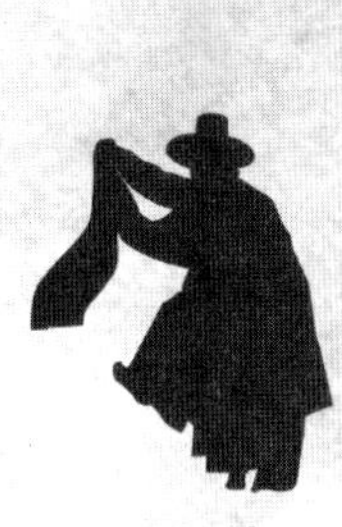

과학으로서의 한의학 문제

양계초周梁啓

양계초는 음양오행설이 미신임을 밝히고 이를 극복하기 위해 연구했다는 ≪음양오행설의 역사≫에서 음양오행설을 이천년 동안 미신을 낳은 본거지라고 아주 혹독하게 비판한다. "음양오행설은 이천 년 동안 온갖 미신을 낳은 본거지였으며, 오늘날에 이르기까지도 사회적으로 여전히 막강한 세력을 떨치고 있다. 이제는 마땅히 그것을 극복해야 하기 때문에 이제 그 역사를 밝히려고 한다.(양계초 외, 김홍경 편역, 같은 책, p 29)" 그는 평범한 자연현상의 설명인 '음양'이 '노자'에 의해서 비약적으로 변화되었다고 주장한다. 또한 일 년 사시를 오행에 분배하여 木은 봄, 火는 여름, 金은 가을, 水는 겨울이라 하고 土는 남는 계절이 없어 여름과 가을 사이에 끼워 넣고, 모든 사물을 오행에 배속시키는데 그 수가 오와 일치되지 않는 것도 억지로 쪼개어 꿰어 맞추었다고 하며 음양오행설을 비판하였다. 그는 모든 경전과 공자, 노자, 묵자, 맹자, 순자, 한비자 등 모든 사상가들도 음양오행설에 대하여 언급한 바가 없는데 이러한 사설을 지어 혹세무민(세상을 어지럽히고 백성을 속임)한 죄를 추연과 동중서와 유향 세 사람에게 물어야 한다고 주장했다. (소재학의 원광대학교 석사논문 ≪음양오행설에 관한 연구≫ 중에서)

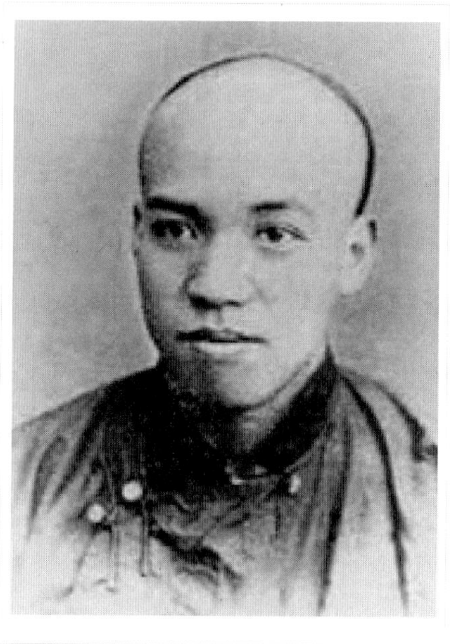

양계초梁啓超, 1873~1929

"음양오행설은 중국 이천년
미신迷信사상의 총사령부大本營이다."

(≪음양오행설의 역사醫零≫ 중에서)

아홉 번째 이야기

"한의학의 유효성"에 대한 문제를 논하다

1. "유효성"은 우리들의 사유思惟를 오도하고 있다.

우리의 일상생활 속에서 많은 부분이 "효력을 발휘했기有效"[1]에 우리들의 사유를 오도하였다. 팔자八字나 운명을 점치고 신에게 비를 기원하며, 종이를 태워 액막이를 하고 관혼상제에 길일을 택하며, 점대를 뽑아 점을 치고, 해몽하고 관상을 보는 것은, 많은 사람들의 심중에 "효력을 발휘"한다. 심지어 "아주 영험하기"까지 하다. 바로 이러한 "유효성"이 우리 사회의 풍기를 문란하게 하였고, 우리들의 사유를 어지럽혔으며, 우리의 돈과 재물을 낭비하게 하였다.

"유효성"으로 진리 기준을 판단하는 이러한 사유방식을 가사歌辭

[1] 문장에 따라 '有效'는 각각 '유효성', '효력이 있다', '효과가 있다' 등으로 해석함을 밝힌다.

로 요약하자면, "감각에 따른다跟着感覺走"라고 일컬을 수 있다. 그 사상적 내막에는 이성적 사유가 결핍되어 있다. 이러한 사유방식은 우리를 잘못된 길로 이끌기 쉽다. 모두들 "유효성"을 근거로 하여 "감각을 따른" 탓에 어떤 사람은 다른 이들이 노래를 불러 돈을 버는 것을 보고서 그도 곧 노래를 불러대고, 다른 사람이 장사를 하여 돈을 버는 것을 보고는 그도 장사를 해보려 하였다. 그러나 그는 끝내 "자아自我"를 발견할 수가 없다. "자아"를 발견할 수 없는 사람은 당연히 "자아"를 초월할 수도 없다.

우리가 인생행로를 선택할 때 "감각을 따라"서는 안 되며, 과학 분야에서 일하는 사람이라면 더욱 그리해서는 안 된다. 과학원리와 사물 내부의 원인 관계는 모두 사물의 표면에 드러나지 않는다. "태양은 동東에서 떠오르고 서西로 저문다"라는 감성적 유효성의 관찰 측면에 머무른 채, 이성적 사유를 하지 않는다면 태양계의 각 천체 간의 관계를 세울 수 없다. 그래서 과학 분야에 종사하는 우리의 인생행로를 선택하든, 감각적 차원에서 벗어나 이성적 차원으로 들어가 진지하게 사고하는 것을 배워야 한다. 왕양명王陽明의 말을 인용하자면 "심혈을 기울여 옳음을 추구하는用心求是" 것을 배워야 한다.

중국인의 영양학적 관념에는 "감각을 따르"는 사유 성향이 많이 담겨 있다. 예를 들어, 모두들 줄곧 "인삼人蔘은 보양大補의 왕이다"를 믿어왔다. 실제로 고대 중국인은 "인삼대보人蔘大補"의 방법을 증명하기 위해, 아무런 이성적 사고를 더하지 않았으며, 어떠한 실험도 하지 않은 채, "감각만을 따랐다." 다음의 증명 방식과 결과는 무척 황당스럽다.

긍정적 논증은 "인삼은 보양의 왕이다. 나는 인삼을 먹은 후에 어제 저녁에 푹 잤다"이다.

부정적 논증은 "인삼은 보양의 왕이다. 나는 인삼을 먹은 후, 그 효능 탓에 밤새 한 잠도 이루지 못했다"이다.

보라! "인삼은 보양의 왕이다"는 감성적인 측면에서 100% "효과가 있다"고 증명해낼 수 있다.

만일 우리들이 이렇게 "감각만을 좇는"다면, 표면적으로는 충분히 신뢰할만한 "진리"를 얻은 듯 하겠지만, 사실 그것은 심도 있는 추궁을 감당해내지 못한다. 당신은 인삼이 보양大補의 왕이라고 말한다면, 다른 사람들은 오히려 인삼이 무엇을 보양하는지를 물어볼 것이다. 이 물음에 답을 하자면, "음陰을 보양한다"이다. "음陰을 보양한다는 것은 무엇을 보양한다는 것인가?" 아마 더 나은 답은 없을 것이다.

유럽인의 사고방식은 실천적 특성이 아주 강하다. 그것은 모든 개념이 실천 영역으로 환원되어 이해될 수 있기를 요구한다. 그래서 유럽 열강은 중국인이 정력 문제를 인삼으로 해결한다는 사실을 알아낸 뒤, 곧 바로 인삼의 약용 가치와 영양 가치에 대해 생물화학적, 생리학적, 약리학적 분석과 대조를 진행하였다. 이것은 1990년대까지 이어졌고, 여전히 연구되어지고 있다. 그들은 중국인의 실질적인 활용과 서로 일치된 결론을 얻기를 늘 희망하였다. 그러나 과학은 공평무사한 것이다. 유럽인들이 인삼에 대해 여러 차례 연구한 결과는 높은 일관성을 보였는데, 인삼은 영양학적 가치뿐만 아니라 약용적 가치도 없다는 것이었다. 이것은 감각에 따르는 "유효성"이 우리의 사유를 오도할 수 있음을 보여주는 사례라 할 수 있다.

2. "유효성"에 포함된 "유해성"을 경계하다

나는 증소무曾昭武와 한의한약의 문제를 토론할 때, 다음과 같은 사실을 말한 바 있다. 나 자신은 이전에 한의사였던 바, 당연히 많은 한의학 처방제가 "분명히 효과가 있는 것"을 잘 알고 있다. 대황大黃은 설사를 유발하고, 마황麻黃은 땀을 흘리게 하며, 선학초仙鶴草는 피를 멈추게 하고, 생강生姜은 구토를 멈추게 한다. 아프리카 민간의원은 기나수幾那樹, cinchona를 이용하여 말라리아瘧疾를 치료하였다. 고대 이집트인은 하마 똥으로 염증을 없앴으며, 고대 인도인은 후추로 위강胃腔 팽창을 제거하였다. 그것들은 "분명 효과가 있을" 것이며, 때로 "지극히 효과적"이었을 것이다. 이는 또한 필자가 고별한의한약을 주장한 이후, 한의사가 무상해無傷害 원칙 하에서, "응급선택"(서양의사가 없는 상황에서의 진료)과 "최후선택"(서양의사가 무력하여 아무 것도 할 수 없는 상황에서의 진료)으로 치료하는 것을 인정하는 이유이다. **이러한 "유효성"에 관하여 현대인들의 주의를 끌만한 것으로 두 가지 측면이 있다. 하나, 이 "유효성"을 새로이 확정짓고, 가능한 한 모든 "사이비 치료" 효과를 없애야 한다. 둘, 일부 "확실한 유효성" 뒤에 "유해성"을 감출 수 있다. 그러므로 현대인은 "확실한 유효성"과 "내재된 유해성"을 잘 구별하여 병을 치료함으로써 사람을 구하는 과정을 "안전제일"의 과정이 되도록 해야 한다.**

어떻게 거듭 "유효성"을 확증하느냐에 관한 문제는 우리들이 뒤에서 계속 토론할 것이다. 여기에서는 "유효성" 속에 "유해성"을 감출 수 있느냐의 문제만을 논의하고자 한다.

첫째, "유효성" 뒤에는 "유독성"이 감춰져 있다.

모두들 아편전쟁阿片戰爭에 대해 알고 있다. 북송北宋 시기에 출판된 ≪개보본초開寶本草≫에서 맨 처음 아편을 약에 넣었다. 그 중, 특히 "이질下痢"을 치료하는데 특효로 여겼다. 아편이 몇 가지 질병에 "효과가 있었으며" 서양아편의 효과가 가장 명확하고 신속하였기 때문에, 아편은 한 때 구하려고 해도 구할 수 없는 "복수고福壽膏"가 되었다. 유감스럽게도 중국에 두 차례 아편 전쟁의 굴욕을 안겨 준 것이 바로 통증과 설사를 멎게 하고 정신이 들게 하는 아편이었다.

둘째, "유효성" 뒤에는 사기詐欺와 낭비가 감춰져 있다.

가령 당신이 상점에 가서 과자를 사려고 할 때 점원이 사탕을 끼워 팔려고 한다면, 당신은 아마 무척이나 불쾌할 것이다. 그런데 한의사는 "산탄식 조제打散彈"에 익숙하다. 설령 한의사가 처방제 속의 어떤 약이 효과를 나타내는지 확실히 모른다하더라도, 수차 거듭해서 당신에게 10여 가지의 약을 "묶어 판매"할 것이며, 이때 당신은 마치 이를 거부할 권리조차도 없는 듯하다. 이럴진대, 환자에게 행해지는 경제적 사기와 국가적으로 초래되는 생물자원 낭비가 어떠할지는 상상하기 어렵지 않을 것이다.

3. 치료의 유효성을 판정하는 "황금기준"

치료 과정이 어떤 증상에 유효한지 어떻게 판단할까? 철학적 관점에서 이는 인과관계因果關係의 문제이다. 과학에서는 바로 어떻게 전후 연이은 두 가지 물리적 사건을 증명하고 판단하느냐의 문제이다. 이전 우리들이 의료 과정의 유효성을 판단할 때 채택했던 것은 임상 통계의 방법이었다. 1990년대 이후, 이 단순한 임상 통계 방법은 근거중심의학循証醫學, Evidence Based Medicine에 그 자리를 내주었다.

전체 의학에 대한 근거중심의학의 영향은 이처럼 대단하여, 혹자는 근거중심의학을 의학사에 있어 또 하나의 혁명이라고까지 여긴다. 이는 더 나아가 의학에 대한 일반적인 신뢰 위기마저 초래할 수 있는 문제이다. 이 혁명의 앞에서, 기존의 많은 의료 관념을 답습하며, 특히 의료방법의 유효성이 전복되었다. 그 중, 독자들에게 익숙한 예로 60여 년 동안 사용해온 "기침 시럽止咳糖漿"이 사실 기침에 아무런 효과가 없다고 증명된 경우이다. "사혈법"은 유럽에서 2500년 동안 사용되었지만, 이 또한 효과가 없는 것으로 증명되었다. 호르몬 대치 요법은 처음, 갱년기 부인들의 심장병에 예방역할을 할 수 있다고 여겨졌지만, 근거중심의학 연구를 거친 이후에 밝혀진 결론은 정반대였다.

근거중심의학은 서양의학의 개념에도 충격이었지만, 한의학의 "유효성"에 안긴 충격이야말로 거의 괴멸적이라 할만 했다. 1990년대에 중국의 중서의中西醫 결합(동양의학과 서양의학을 모두 진료함) 의사인

천커지陳可冀는 일찍이 세계적인 의학 성과 17항項을 열거한 적이 있는데, 그 중 8항은 중국에 의한 성과이다. 8항의 중국 성과 중에서 진정으로 세계의학계에 의해 진일보한 연구 가치를 갖추고 있다고 여겨지는 것은 그저 침구針灸일 뿐이었다. 헌데, 미국에서 의료방법의 이용은 보험의 문제와 결부되어 있다. 보험회사는 의료방법의 보험가입 추세에 대해 이 의료방법이 충분히 신뢰할만한지 숙고해야 한다. 그래서 미국 보험회사의 보험가입 인증을 거친, 침구의 그 어떤 치료 작용도 전무하다. 따라서 미국은 이러한 치료에 보험 지급을 하는 회사가 더 줄어들기를 바란다. 환자들에게 침구 치료를 받아들이도록 하기 위해, 해외 한의사들은 침구 치료법의 호가呼價에 대해서도 점점 더 낮추어야 할 것이다.

근거중심의학은 "황금기준"을 채택하여 치료과정이 "효과가 있는지"를 판단해낸다. 그 중 비교적 광범위하게 활용되는 방법이 두 가지가 있는데, 하나는 대표본Large-Sample 무작위 대조 실험과 체계적 문헌고찰系統評價, systematic review로, 일반적으로 "이중맹검법雙盲方法, double blind test"에 기반한 연구라고 부르며, 다른 하나는 "성분분석법元分析法"이다. 전자前者의 작업이 비교적 단순하다면, 후자後者는 복잡한 과학에 속하는 구체적인 활용으로, 컴퓨터의 시뮬레이션을 통해 이뤄져야 할 것이다. 복잡성을 띤 과학이 갓 시작됨에 따라 의학계에는 현재 "이중맹검법"이 보편화되어 있다. 중국은 복잡한 과학에 관해서는 여전히 사상적 준비 단계에 머물러 있다. 이 사상적 준비 단계에서 복잡성을 띤 과학의 많은 개념들은 이미 몇몇 사이비 학자들의 "자아표방"에 의해 혼란스러워졌다. 중국인들에게 익숙한 것은 아마도 "이중맹검법"일 것이다.

만일 우리가 모종의 알약이 어떤 증상을 완화시키는데 효과가 있는지를 판단하려 한다면, 우리들은 외관적으로 이 알약과 완전히 똑같은 "플라시보 정제安慰劑藥片"를 만들고, 증상 진단지수가 같거나 비슷한 큰 모집단 병례들에서 무작위로 표본 추출해서 무작위로 두 군으로 나누어, 그 중 한 집단에는 진짜 알약 치료를 받게 하고 다른 집단은 "플라시보" 치료를 받게 해야 한다. 이때 의사와 환자는 모두 이 임상시험에 대해 "구별하지 못하는盲" 상태를 유지한다. 그런 후 다시 치료 결과를 비교하면, 이러한 알약이 치료에 진정 효과가 있는지를 판단해낼 수 있다. 이러한 이중맹검Double-Blind Test, 雙盲方法檢驗을 거치지 않은 "특수한 사례의 효과"는 유효한 치료의 증거가 될 수 없다. 애석하게도 오늘날까지 어떠한 한의학 치료법도 이중맹검에 의한 검증을 제대로 받은 적이 없다. 따라서 한의학 속의 많은 "확실한 유효성"은 오늘날까지도 여전히 맹목적일 뿐이다.

4. "유효한" 치료의 통계심리학적 효과

한의학계는 줄곧 특수 사례의 유효성을 알리는데 열중하였다. 조금이라도 두드러진 특별한 사례가 있기만 하면, 온 천지에 대고 과대선전을 한다. 이러한 방법은 한편으로 국제 의료인의 윤리를 심각하게 위반하는 것이며, 다른 한편으로는 통계심리학의 오차를 낳기 쉽다.

중국 위생부衛生部가 발표한 2005년 중국 의료위생 사업 통계자료에 의하면, 2005년 서양의학 종합병원에서 치료 받은 환자 수는 10.58억 명에 이른다. 그 중 비영리 치료를 받은 환자는 10.17억 명이고, 영리 치료를 받은 수는 0.39억 명이다. 전년도 동기 대비 한방병원에서 치료를 받은 환자는 2.14억 명으로, 그 중 비영리 치료를 받은 이가 2.11억 명이며, 영리 치료를 받은 수가 0.03억 명이다. 현재 한방병원의 서양의학 요소는 대략 70%를 차지한다. 이 비율을 고려할 때, 한방병원이 실제로 온전하게 한의학 치료만을 받은 환자의 수는 대강 0.64억 명으로 추측할 수 있다. 만일 한의사의 완치율이 1%라면, 우리들은 0.64억 명의 환자 속에서 64만 개의 유효한 특수 사례를 찾을 수 있다. 설령 이처럼 낮은 완치율일지라도, 그 속에서 수천수만 가지의 "한의학의 유효성"이라는 특수한 사례를 찾아낼 수 있다. 더욱이 질병 중 40%는 "자가치유성自愈性"을 지니고 있다. 이 40%의 자가치유성 질병을 앓던 환자 중, 만일 3%가 온전한 한의학 치료를 받았다면, 한의학 치료로 "치유"된 사람의 수는 1526만 명에 달할 것이며, 더욱이 실제 치유된 경우는 64만 명에 이른다. 이 두 항목으로 산출한, 한의학 치료 환자의 이론적 완치율은 (0.1526±0.0064)÷0.64×100%=24.84%가 된다. 이는 온전히 한의학 치료만을 받은 환자가 "완치"될 가능성이 적어도 24.84%가 될 수 있음을 말한다. 만일 이 약 1/4정도밖에 되지 않은 "한의학이 효과가 있다"는 특수 사례를 가지고 계속 떠들어대고 과장한다면, "한의학 유효성"이 만들어내는 통계심리학 효과는 응당 더 커질 것이다.

그러나 사람들은 상술한 "한의학 유효성"의 통계심리학적 효과를 이루어내면서도, 많은 이들이 실제 데이터를 서양의학과 비교하는 것을 잊어버렸다. 주지하다시피, 무릇 서양의학은 "질병이 호전되지 않으면 퇴원하지 않는" 경우가 대략 70%가량을 차지하는데, 아마 더 높을지도 모른다. 그 70%를 이용해 통계분석을 하면, 서양의학에서 성공적인 치료의 특수 사례가 7.41억인 것을 알 수 있다. 바로 서양의학의 성공적인 특수 사례는 대략 한의학의 사례보다 11배이다.

그러나 서양의학은 과학 규범에 따라 만들어졌기 때문에, 설령 그처럼 많은 성공적인 특수 사례가 있더라도 질병 회복의 공을 "의사"에게 귀속시키지 않으며, 모든 공로를 "의학"에 돌린다.

그러나 한의학은 그렇지 않다. 한의학에는 과학적 규범이 없다(그런 까닭에 '의료 사고'도 없다!). **그래서 질병이 호전됨과 동시에 "한의사"와 허구적인 "한의학"에로 그 공이 귀속된다.** 그리하여 무척이나 비대칭적인 동세심리학적 결과가 나타났다. 비록 서양의학 의사를 통해 완치된 환자가 한의사에 의한 경우보다 많을지라도, 서양의학 의사가 "명의名醫"가 되기는 아주 어렵다. 그러나 한의학의 경우에는 오히려 "명의가 도처에 있다名醫邊地." 심지어 한의사가 한 두어 가지 "진단 혹은 치료하기 어려운 질병"을 "치료(그 중 대부분은 '거짓치료'임)"한 경우, 그를 "한 시대의 명의一代名醫"라고 떠들어댈 것이다.

다른 한편으로는 서양의학이 과학의학에 속하기에, 서양의학 의사가 병을 치료하는 것은 정상적인 일이고 병을 치료하지 못하는 것은 비정상적인 일이다. 그러므로 서양의학은 정상적인 치료를 했을 때 성공하지 않은 특수 사례에 더 주의를 기울인다. 그러나 한의학은 그렇지 않다. 그것은 과학의학에 속하지도 않고, 과학규범을 갖추고 있지도 않다. 환자가 한의사를 찾을 때는 "병을 좀 살펴봐 달라"는 것인데, 한의사는 환자를 진찰하고서는 "우선 두 첩의 약을 먹어보도록 하자"고 한다. 그래서 한의사는 병을 치료하는데 있어 정상적이지 않으며, 병을 고쳤다는 것 자체가 "기적"이다. 그렇기 때문에 한의사가 의료통계를 낼 때, 더 관심을 기울이는 것이 성공적인 특수 사례들이다. 이 때문에 서양의학의 "비不성공적인 특수 사례"의 축적과 한의학의 "성공적인 특수 사례"의 누적은 뚜렷한 심리적 차이를 쉽게 드러낸다. 이렇게 만들어진 통계심리학 효과를 독자들은 반드시 추측해낼 수 있어야 한다.

5. "특수 사례의 유효성"은 왜 "보편적 유효성"의 증거가 될 수 없는가?

CCTV中央電視臺, China Central Television의 최근 보도에 의하면, 중국 한의학계는 또한 일례로 "침술마취針刺麻醉"라는 성공적인 특수 사례를 이뤄냈다고 한다. 어떤 이는 이 특수 사례를 들어 끊임없이 "한의학은 효과가 있다"고 과장하였다. 그러나 만일 그 기사를 쓴 기자에게 "당신은 '다음 차례'의 침술마취 실험 사례가 되는 것에 동의하겠는가?"라고 묻는다면, 추측하건대 그 기자 선생은 과학을 위해 진정 헌신할만한 배짱을 보이지 못할 것이다. 사실, 만일 "침술마취"가 정말로 효과가 있다면, 의학평가회의를 소집하고 병원에서는 마취를 필요로 하는 일부 환자를 무작위로 선택하여 실험을 하여, 침구로 그들을 마취시킬 수 있는지를 살펴보면 된다. "특수 사례"를 보도할 필요도 없고, 더구나 그렇게 멋대로 과장할 가치도 없다. 이 예는 "특수 사례에서의 유효성"이 "보편적 유효성"의 과학적 증거가 아니라는 것을 십분 설명해준다. 의학은 인간의 생명과 관련된 중요한 분야이다. 만일 보편적 유효성을 획득하지 못한다면 임상에서 예상치 못한 위험들이 나타날 수 있다. 이는 또한 과학의학(서양의학)이 "특수 사례에서의 무효성"에 더 관심을 갖는 이유이지, "특수 사례의 유효성"에 빠져드는 원인이 아니다. 아래의 "효과 없는" 치료들이 당신에게 "효과 있는" 치료라는 인상을 줄 수 있다.

1) 질병의 자가치유성

삶을 어느 정도 겪어 본 사람이라면 누구나 질병에 자가치유성이 있다는 사실을 알 것이다. 이 점은 체계적인 자가평형기전의 이론 틀에서 설명될 수 있다. 자연계에서 인간의 질병은 자가치유성을 보이는데, 이는 야생동물의 질병도 마찬가지다. 야생동물을 위해 병원을 개원하는 이는 없다. 하지만 동물들은 대부분 그들의 평균 연령을 충분히 살곤 한다. 이는 곧 야생동물의 신체 자가평형기전이 그들을 도와 질병과의 싸움에서 이길 수 있도록 한다는 사실을 증명한다.

자가치유성 질병에 대해서는 어떠한 무해한 치료라도 "효과가 있"을 것이다. 게다가 이러한 자가치유성 질병은 인류 질병의 약 40%를 차지한다. 그래서 당신이 "의료 행위"를 하고, 아울러 의술을 펼치는 와중에 즉사하는 의료사고만 일어나지 않는다면, 당신의 "이론적 완치율"은 40%에 이를 것이다. 마치 한의학처럼, "유효한 사례"만을 통계 낼 뿐, "무효한 사례"는 통계내지 않고 1년 동안 1,000건의 병을 치료하기만 한다면, 당신은 400건의 "성공적인 특수 사례"를 얻을 수 있다. 400건의 "성공적인 특수 사례"가 있고, 민간의 소문과 제자들의 과장이 더해진다면 당신은 "한 시대의 명의名醫"가 될 수 있다.

2) 질병의 추평균성趨平均性

어떤 질병은 때론 호전되었다가 악화되고, 때론 심해졌다가도 완화되곤 한다. 그것은 여러분이 흔히 관찰할 수 있는 질병 현상이다. 만일 꼼꼼하게 살펴본다면, 당신은 이러한 질병이 좋아졌다가 나빠지고, 때론 악화되었다가 완화되는 현상이 실제로는 "평균 상태"를 에워싸고 도는 파동임을 발견할 것이다. 만일 당신이 몸 상태가 "악화"되곤 할 때 약을 건넸는데 점차 질병이 "조금씩 호전"된다면, "치료에 효력이 있다"는 관찰 효과가 나타날 수 있다. 만일 당신이 병세가 "악화"될 때 우연히 약을 건넸다가 "가끔씩 호전" 상태를 보게 된다면, "치료의 유효성"은 더욱 강화될 것이다. 근거중심의학循証醫學, Evidence Based Medicine만이 이 "약을 건네는 과정"과 "완치 과정"에 상응하는 인과관계의 존재여부를 설명할 수 있다. 단지 표면적인 관찰에만 의거하여 이 점을 설명할 수는 없다. 단지 표면적인 관찰에만 의존해서는 이 점을 설명할 수 없다.

3) 진단 오차

중국에서 보고望, 망진 들으며聞, 문진, 묻고問, 문진 맥을 짚어切, 절진[2] 이뤄진 질병 진단은 이미 천년의 오랜 폐단을 만들어왔다. 현대과학이 아니더라도 최소한의 상식으로만 보더라도 이러한 방법望·聞·問·切으로는 어떠한 질병도 확실히 진단할 수 없다. 비록 이와 같더라도, 이러한 사유 습관은 오히려 중국 의학계에서 튼튼한 기초를 가지고 있어 쉽게 흔들리지 않는다. 이에 엄격하지 못한 일부 서양의학 의사들까지도 의식적이든 무의식적이든 보고望, 망진 들으며聞, 문진, 묻고問, 문진 맥을 짚는 사유습관의 속박에서 벗어나지 못한다. 그저 몇 가지 환자의 표면적인 현상들, 예컨대 땀을 흘리고 입이 마르며, 대소변, 설태 등의 현상에만 기대어 판단을 내린다. 이 외에, 중국에는 제대로 훈련 받지 못한 의사들이 많은데, 그들은 질병의 진단 검사치와 관련해 종합적인 판단을 내리지 못한다. 베이징의 한 병리학자가 조사해 밝힌 바에 따르면, 중국의 서양의학 병원에서 "관상동맥 심장병" 오진 확률은 10% 정도라고 한다. 진단이 치밀하지 않은 탓에, 본래 심각하지 않아 스스로 치유될 수 있는 질병들이 잘못해서 "아주 심각"하다거나 "말기晩期"라로 진단될 수 있

---

[2] 전통 한의학에서의 진단법으로, 사진법四診法을 뜻한다. 망望診은 얼굴빛을 살펴 그 형태와 색조로써 전신의 각 장기臟器의 건부健否를 알아내는 진단방법이다. 문聞診은 환자의 아픈 곳을 듣고서 그 음성을 통해 오장육부五臟六腑의 허실虛實을 찾아내는 진단 방법이다. 문問診은 망진과 문진 후 의사가 환자에게 물어보는 진단방법이다. 절切診은 앞의 진단을 거쳐 의사가 파악하는 환자의 병소를 촉진觸診하여 직접 확인하는 진단법이다.

다. 한의사는 흔히 이와 같은 서양의학 의사들의 오진 사례를 치료해서 "만족스러운 치료 효과"를 얻곤 했는데, 실제 그런 우연적인 요소들이 아주 많다. 한의사들의 자화자찬하는 악습을 뿌리 뽑기 위한 유일한 방법은 동일한 진단기준 하에서 자신들의 "효과 있는 치료"를 드러내 치료하게 하는 것이다. 이를 저버린 채 "한의학이 서양의학보다 우월하다"고 하는 모든 자화자찬은 아무런 의미가 없다.

4) 플라시보 효과placebo effect

플라시보 효과는 약물, 수술 혹은 다른 의료 조치에 의해 얻어지는 아주 특이한 양성반응으로, 대부분 심리요인에 의해 비롯된 것이다. 의사의 말과 태도, 병원의 환경이 모두 이러한 효과를 초래할 수 있다. 내막을 속속들이 알지 못하는 상황에서, 플라시보, 예컨대 생리 식염수나 유당은 진통이나 숙면 같은 효과를 낼 수 있는데, 그 양상은 실제 효과가 있는 약물과 비슷하다.

플라시보는 주로 임상시험에서 대조군으로 이용하고, 또 예전부터 암시 치료의 목적으로도 쓰였다. 대략 35%의 신체 질환과 40% 이상의 정신질환은 플라시보가 효과를 낼 수 있다. 건강식품이나 보약, 강장제tonics 등으로 얻은 "치료 효과"는 사실 모두 플라시보효과이다. 중국의 전통 보약인 인삼, 녹용, 아교, 호골虎骨, 제비집 등을 진귀한 약재로 알고 있지만, 이는 임상시험을 거치지 않았거나 효과가 입증되지 않은 것들이다. 현재도 이런 "진귀한 약재"들은 가짜가 넘쳐나고, 실제 가치는 전무하지만 관련 분야 매출은 여전히 줄지 않고 있다. 설사 대다수 사람들이 그런 가짜를 식별할 수 없더라도, 가짜 때문에 "치료 효과"가 좋지 않다고 보도한 사람은 아직 아무도 없다. 이는 분명히 플라시보 효과가 작용한 결과이다. 1952년 "오반운동五反運動[3]" 기간 한약방들에서 많은 가짜 약을 조사하였는데, 소나 양의 뿔을 속여 무소뿔과 영양뿔이라 하고, 조개껍데기 가루로 진주가루를 대신하였다. 그러나 뜻밖에도 그것들의 "질병치료" 효과는 같았다. 주작인周作人은 아마 중국 최초로 이러한 플라시보 효과를 발견한 사람일 것이다. 그는 이러한 약들이 정말로 신통한 효과가 있는지를 재평가해야 한다고 주장하였다. 그러나 애석하게도 오늘날 "변증법으로 두뇌를 무장한" 젊은이들에게는 이러한 인식이 아직 부족하다.

또 다른 요소가 있는데, 이 "효과 없는 치료"로 "효과 있는 치료"인 것 마냥 허상을 갖게 할 수도 있다. 지면의 제한으로 더는 쓸데없는 장광설을 늘어놓지 않겠다.

■ 2006년 09월 24일

---

3 1952년 1월 9일에 중앙 증산절약위원회 주임 보이보는 보고서에서 "상공계에서 일어나고 있는 뇌물행위의 반대, 탈세 세금의 누락 반대, 국가 자재 빼내기의 반대, 부실공사의 반대, 국가 경제정보 빼내기의 반대 투쟁을 전개하여야 한다고"하였다. 이를 다섯 가지 반대, 즉 오반운동이라고 한다(히메다 미쓰요시 저, 김순호 역, ≪20세기중국사≫, 서울: 돌베개, 1995, p.187). 오반운동은 삼반三反운동과 더불어 전쟁에 의해 황폐해진 경제를 부흥시키기 위한 사회개혁의 하나이다.

열 번째 이야기

과학의 규범과 정의가 없으면 과학과 비과학을 구별할 수 없을까?

광위안光遠과 쉬량잉許良英에 이어, 80년대부터 앞장서서 건강관련 분야를 위시한 허위과학을 비판하기 시작하여 20여 년이 지난 지금, 허위과학 비판은 많은 사람들이 관심을 갖는 주제가 되었다. 허위과학에 반대하는 사람 또한 갈수록 늘었다. 그것은 중국이 허위과학 추종자들의 존재를 반대한다는 것을 분명히 드러내 준다.

그러데 필자를 주목하게 한 일이 있었다. 최근 허위과학에 대한 논의 과정에서, 과학철학 교육과 연구에 종사하는 몇몇 젊은 학자들이 허위과학에 반대하는 확고부동한 과학철학계의 기본 원칙에서 일탈하여 여러 차례 허위과학 옹호자들에 동조하는 글을 발표했던 것이다. 그들은 과학에 표준 정의가 존재하는 것이 아니라면서, 의연하게 대처할 것을 선동하고 "허위과학을 반대하는 것에 신중해야 한다"고 주장하였다.

그렇다면, 과학의 기준이 없으면 허위과학이나 비非과학을 과학과 구별할 수 없는 것일까?

잘 알다시피, 우리가 "인간"에 대한 표준 정의를 내려야 한다면 아마도 아주 어려울 것이다. 그러나 만일 통상적 의미로 "인간"과 "비非인간"을 구별한다면 결코 어려운 일이 아니다. "인간"의 표준 정의가 없는데 왜 "인간"과 "비인간"은 식별할 수 있고, 과학의 표준 정의가 없다 해서 비과학이나 허위과학을 과학과 왜 식별할 수 없단 말인가?

"과학"이란 전문 용어는 르네 데카르트Rene Descartes의 "진실하고 명확한 지식"이라는 말에서 변화하고 발전해온 것이다. 데카르트의 말을 좀 더 분명하게 서술하면, 자연계의 존재와 변화에 관한 모든 진실하고 명확한 지식이 바로 과학이다.

이 정의에서 진실성을 결정하는 기초는 확정성確定性이다. 따라서 확정성은 과학과 비과학의 첫 번째 판별 기준이 되었다. 확정성이 없으면 진실성에 관한 모든 토론은 의미가 없다.

이른바 "확정성"은 어떤 내용들을 포함하는 것일까?

첫째, 개념의 확정성을 갖추어야 한다.

어떤 한 개념은 우선 무엇을 지적하느냐가 명확해야 한다. 개념의 확정성이 없으면, 과학적 사고는 말할 것도 없고 일상적 사고도 효과적일 수 없을 것이다. 17세기 경험주의經驗主義 철학의 요구를 근거로 개념의 확정성은 당연히 개념의 "경험적 이해 가능성"을 만족시켜야 한다. "경험적 이해 가능성"이 없는 개념은 무의미하다. "비마飛馬"와 같은 개념도 "날아다님飛行的"과 "말馬"이라는 두 가지 경험적 이해 가능성의 개념 구조이다. 경험적 이해 가능성이 있어야 비로소 이성적 사고 가능성의 여지가 생긴다. 화가는 자신의 경험을 기반으로 "비마"를 상상해 그릴 수 있다. 만일 개념과 유사한 경험적 이해 가능성이 부족해 경험 모델을 찾지 못하면, 그 개념에 대한 이성적 사고 또한 불가능하다.

둘째, 개념 사이의 논리 관계에 명확성이 있어야 한다.

개념 간의 논리관계는 인위적이고 독단적인 방식으로 확인할 수 없으며, 공리적으로 판단해야 한다. 공리성 요구를 충족시킬 수 없는 논리관계의 구조는 과학이라 불릴 자격이 없다. "도가 하나를 낳고, 하나가 둘을 낳고, 둘이 셋을 낳고, 셋이 만물을 낳는다道生一, 一生二, 二生三, 三生萬物"를 예로 들어보자. 이 말에서 "낳음生"에 관한 논리관계 구조에 명확성이 없다. 그러므로 이러한 서술은 과학적 가치가 없다.

그러나 모든 개념이 명확하고 논리관계가 분명한 진술이라 해서 반드시 과학적 진술인 것은 아니다. 예를 들자면, "구句, 밑변", "고股, 높이", "현弦, 빗변"이라는 이 세 개념은 확고하다. "밑변이 3이고 높이가 4이면, 빗변은 5이다勾三、股四、弦五"는 논리관계에 있어서도 명확하다. 그러나 "밑변이 3이고 높이가 4이면, 빗변은 5이다"는 경험인 진술이지, 과학적인 진술에 속하지 않는다. 따라서 과학적 진술이 되려면 앞의 두 조건을 충족시키면서 다음 조건도 충족시켜야 한다. 그것은 바로 "보편성"이다.

셋째, 과학적 진술은 보편적 진술이다.

이를테면 "밑변이 3이고 높이가 4이면, 빗변은 5이다"와 같은 진술은 영원토록 정확할지언정, 일반화해서 활용할 가치는 없다. 우리는 이 진술을 근거로 "밑변이 1이고 높이가 1이면, 빗변은 몇 인가勾一, 股一, 弦是多少"를 예측할 수 없다. 이로써 과학적 요구는 모든 상관관계를 판단할 수 있는 기본적인 진술을 찾아냈다. 직각 삼각형의 각 변 길이의 상호관계를 정하는 진술에서, "빗변의 제곱은 두 직각변 제곱의 합과 같다"는 이 요구를 명백히 이뤄냈다. 그래서 우리는 "밑변이 3이고 높이가 4이면, 빗변은 5이다"를 경험적 진술이라 하고, "빗변의 제곱은 두 변의 제곱의 합과 같다"를 과학적인 진술이라 한다.

하지만 명확한 것이 반드시 진실인 것은 아니다. 우리는 외부세계가 결코 명확성을 충족시키지 못한다는 것을 알고 있다. 더 중요한 것은, 여전히 우리가 인식하는 것이 진실한지 판단해야 한다는 것이다. 따라서 우리는 더 나아가 과학에 관한 네 번째 기준을 이끌어내야 한다.

넷째, 과학은 내세운 이론의 경험적 사실을 진실한 것으로 믿는다.

어떠한 과학적 발견도 반드시 견실한 경험적 사실을 이론 설정의 기초로 삼아야 한다. 이러한 경험의 기초들은 직접 관찰을 통해 얻을 수도 있고, 실험을 통해 얻을 수도 있다. 어떠한 경로를 거쳐 얻은 것일지라도 동일한 여러 관찰조건에서 재현 가능해야 한다. 재현 가능의 경험적 사실이 없으면 과학의 기초가 될 수 없다. 또한 특히 강조할 것으로, 여기서 말하는 경험은 "외적 경험"으로 측정을 통해 얻어지는 경험이지 "내적 경험"이 아니라는 것이다. 내적 경험은 마음속의 체험이며, 그렇게 얻은 경험은 주관적 경험이다. 똑같은 자극에 대해 어떤 사람은 "아프다" 하고 또 어떤 사람은 "아프지 않다"고 할 수 있는데, 이러한 임의적인 경험 진술은 과학적 경험의 기초로 삼을 수 없다.

다섯째, 경험사실에 대한 과학결론의 도달은 진실하다.

과학 이론은 과거를 충분히 해석할 수 있어야 하고, 또 미래를 예측할 수 있어야 한다. 만일 어떤 새로운 지진예보 이론이 과학이라면, 그것은 이미 발생한 지진을 해석할 수 있을 뿐만 아니라 장차 발생할 지진을 예측할 수 있어야 한다. 한 차례의 개별적인 예보가 특별히 "딱 한 번" 맞아 떨어질 수도 있겠지만 그런 이론은 비과학적일 가능성이 높다.

이론적인 확정성과 진실성 외에 과학 이론이 요구하는 또 다른 조건은 "단순성簡單性"이다. 이것이 바로 과학을 판단하는 여섯 번째 기준인 단순성 기준이다.

이 기준에 따라 새로 도출된 과학 개념들은 그 수가 적을수록 좋고, 개념들 간의 논리 관계가 단순할수록 더 뛰어난 것이며, 결론이 명확할수록 더 우수한 것이다.

총괄해보자면 과학은 다음과 같은 인식 노선을 따라 발전하였다.

- **모든 인식 중, 확정성의 인식을 확인한다.**
- **확정성의 인식 중, 진실성의 인식을 확인한다.**
- **진실성의 인식 중, 단순성의 인식을 확인한다.**

무릇 인식의 노선을 위배하는, 그 인식활동이 모두 과학의 노선을 따르지 않는다면, 비非과학이나, 허위과학, 미신, 신비주의로 빠져들 수 있다.

이상의 원리는 기존의 어떤 철학에서 나온 것이 아니라 과학의 기본 개념에서 개괄되어 나온 것이다. 우리가 과학에 익숙해지면, 아주 많은 과학적 성취들에서 그러한 특징들을 발견하게 될 것이다. 따라서 우리가 "인간"의 표준 정의를 갖고 있지 않아도 일상적 관찰에서 대상에 따라 "인간"과 "비非인간"을 구별할 수 있는 것처럼, 설사 우리에게 표준화된 과학의 정의가 없더라도 잘 관찰하기만 하면 "과학"과 "비과학"을 구별할 수 있는 것이다.

■ 2007년 01월 11일

열한 번째 이야기

대엽성 폐렴으로 본 한의학의 "신기神奇"

고별한의한약에 관한 내 몇 편의 글들이 발표된 이후, 적잖은 논쟁이 일었다. 그 중, 가장 중요한 견해는 어떻게 "한의학의 효과中醫有效"를 다루느냐에서 나왔다. 이러한 반대 의견의 논리는, 한의학이 효과가 있고, 효과가 있다는 사실이 바로 과학적이라는 것이다. 이 견해가 과연 옳을까?

이 문제를 과학의학科學醫學의 관점에서 보자면, 사실 쓸데없는 토론이다. 이미 국제적으로 치료 효과 여부를 판단하는 과학적 방법이 갖춰져 있다. 바로 황금기준Gold Standard인 "이중맹검 무작위 대조 임상시험Randomized Controlled Trial"이다. 그러나 중국에서는 과학지식이 아직까지 널리 보편화되어 있지 않은데다가, 과학정신도 충분하게 배양되어 있지 않으며, 수많은 사람들이 국제적으로 통용되어지고 있는 치료의 유효성에 대한 판단 방법마저 거부함으로 인해, 무슨 영문인지도 모른 채 이 문제는 "고차원적인" 과학 문제가 되어버렸다.

전 세계적으로 광범위하게 보급된 이 간단한 의학과학醫學科學의 상식이 놀랍게도 "고차원적인" 과학문제로 고민되어져왔다. 나는 이러한 상황이 중국을 제외한 다른 나라에도 존재하는지 모르겠다. 만일 이러한 상황이 존재하지 않는다면, 중국이 외부 세계에 무척이나 동떨어져 있음을 짐작해낼 수 있다. 이는 우리들이 날마다 "개혁개방"의 구호를 소리 높여 외친다하더라도 중국이 여전히 폐쇄된 대大제국이라는 사실을 드러내는 것이다. 이 폐쇄는 중앙정부中央政府[1]에서 나온 것이 아니라, 이미 오래된 문화 영향을 이어받아온 세상 경험이 많은 노인과 옛 풍습을 잘 지켜낸 젊은이들에게서 나온 것으로 보인다. 물론 "노년老年의 중국"도 진부하겠지만 "소년少年인 중국"이라고 해서 반드시 깨어 있다고 할 수 없다. 이것이 바로 20세기 이후의 중국 문인(나 자신을 포함하여)이 "중국을 개혁하고자 한다면, 반드시 중국의 선동문화를 우선적으로 개혁해야 한다"라고 소리 높여 주장하는 이유이기도 하다.

치료 이후 환자의 건강 회복은 일반적으로 다음 세 가지 정황으로 나뉜다.

- 치료 후의 건강회복
- 치료로 인한 건강회복
- 치료와 무관한 건강회복

---

[1] 여기에서 말하는 '중앙정부'는 청나라 말기의 중앙정부와는 다르다.

이러한 분류는 "치료가 앞前서고 건강회복이 뒤따르는后" 과정을 모두 "치료로 인해 건강이 회복되었다"는 식으로 볼 수 없음을 알려준다. 오늘날 국제적으로 널리 행해지는 진단치료가 유효한 방법인지 아닌지는 이중맹검 무작위 대조 임상시험雙盲隨機臨床實驗, 약칭 "이중맹검 실험", "이중맹검 연구"에 달려 있다. 이것은 20세기 의학과학醫學科學계의 가장 중대한 진보이다. 그러나 중국 한의학계의 "효과 있는 치료"에 대한 판단 근거는, 오늘날까지도 "특정 사례에서의 효과"에 머물러 있다. 이는 한의학이 이제껏 진보하지 않고 있으며, 또한 여전히 과학적이지 않다는 표현이기도 하다. 표면적으로 관찰된 "특정 사례에서의 효과"라는 방식을 통해서는 질병과 치료에 있어 신뢰할만한 인과관계를 세울 수 없다. 이러한 이치에 대해, 혁명 지도자 엥겔스는 130여 년 전에 "단지 관찰에만 의존해서는 어떠한 필연성도 확인할 수 없다"라고 말한 바 있다(이론적인 사유가 없이는 그 어떠한 확실한 인과관계를 세울 수 없다는 뜻).

엥겔스가 말한 이 논의의 정확성을 설명하고, 또한 치료의 유효성을 판단하는 과정에서 편협한 경험주의적 인식방법으로부터 벗어나기 위해, 이 글에서는 대엽성 폐렴Lobar Pneumonia을 예로 들어 "효과적인 치료"에 관련한 의학적 측면의 문제를 논의해보고자 한다.

대엽성 폐렴大葉肺炎, Lobar Pneumonia은 일종의 서양의학 병명이다. 그 주된 증상은 갑작스레 오한을 느끼다가 열이 나고, 기침을 하며, 때론 기래에 피가 섞여 나오면서 흉부 쪽에 동증을 동반한다.

한의사가 이런 환자의 증상을 보게 된다면, 추측컨대 대부분의 한의사들은 오장육부의 변증辨症에 근거해서 "열사옹폐熱邪壅肺"라 판별할 것이다. 아마도 열을 내려 폐를 소통시키기 위해 마행석감탕麻杏石甘湯을 사용해 증상을 다스리려 할 것이다. 이 밖에 타액을 조사해 증상을 판별하고, 그것을 "담성유조痰盛有燥"라 할 것이다. 치료로는 즉시 건조한 곳을 촉촉하게 적시고, 가래를 삭이기 위해 청조구폐탕淸燥救肺湯을 사용할 것이다. 물론 한의사는 이 병의 증세에 "육음변증六淫辨症", "맥상변증脈象辨症", "팔강변증八綱辨症", "음양변증陰陽辨症", "사시변증四時辨症" 등을 추가할 수도 있다. 증상을 판별해내는 각도가 다르고, 그것에 대한 판단이 다르다. 그 때문에 치료 방법 또한 다를 수 있다. 이것이 바로 한의학이 동일한 병의 증상에 대해 다르게 진단을 내리거나 치료를 할 수 있는 원인이다. 고대 당파黨派의 견해가 널리 퍼져 있을 때에는, 각 문門과 파派의 한의학 변증시치變症施治가 서로 용인될 수 없었다. 이는 한편으로 한의사들 스스로 자신을 옳다고 여기게끔 하였지만, 다른 한편으로는 타인들에게 도무지 "이해되어지지 않는" 원인이 되어 버렸다. 서로의 상대를 배척하기 위해 한의학계는 곧잘 환자에게 "한 번에 두 한의사가 처방한 약을 먹어서는 안 된다一口不吃兩家的藥"고 경고하였다.

최근 20여 년 동안 체계론系統論과 몇몇 복잡한 과학의 관념들이 중국에 유입되었다. "총체의학整體醫學" 혹은 "체계적 의학系統醫學"이라는 미명하에, 어떤 이는 상술한 한의학의 변증시치 방법에 대해 현대화된 표방들을 만들어냈다. 실제로, "총체의학"으로 표방된 이 기본적인 인식 방법을 통속적인 말로 표현하자면, "눈썹과 수염을 한꺼번에 잡은眉毛胡子一把抓"[2] 격이다. 그러나 같은 병의 증세에 대해, 만일 "눈썹"인지 "수염"인지를 정확하게 구별해내지 못한다면, 진정으로 효과적이고 안전한 치료를 해낼 수 없을 것이다.

한의학에 의해 "열사옹폐熱邪壅肺"와 "담성유조痰盛有燥"로 진단 내려진 질병은, 사실 많은 질병에 맞춰 대응되어질 수 있다. 즉, 대엽성 폐렴 외에도 상부 호흡기上呼吸道[3], 기관지염, 결핵성폐렴, 폐농양肺膿瘍, 결핵성늑막염, 폐암계발성감염이 있는데, 이 모든 질병들 또한 한의사들에 의해 "열사옹폐"나 "담성유조"로 진단 내려질 수 있다. 만일 한 젊은이가 앓은 대엽성 폐렴을 한의사가 '담성유조痰盛有燥'로 판단해낸다면, 그 한의사는 아마도 "무척이나 영험"한 명의名醫가 될 것이다.

어째서 이렇게 말하는 것일까?

미국의 루이스 토마스Lewis Thomas, 1913~1993라는 의사는 그의 ≪한 의학 연구자의 노트The Youngest Science: Notes of a Medicine-Watcher≫(1983)라는 글에서 대엽성 폐렴의 문제에 대해 다음과 같이 묘사한 바 있다.

저항력이 강한 젊은이가 대엽성 폐렴에 걸리면, 그 급성 증상

---

2 문제를 처리하는데 있어 경중 우열을 가리지 않고 한꺼번에 처리하려 한다는 뜻이다.

3 콧구멍이나 목구멍, 기관氣管 등을 가리킨다.

이 대략 10~14일 지속될 것이고, 매일 고열에 시달리면서 복통을 느끼고 기침이 심하리라 예측할 수 있다. 그 시기가 끝날 무렵에 몸은 허약해지고 기력이 극도로 떨어지는 현상이 나타날 것이다. 또 이 시기를 지나면 환자는 몇 시간 안에 기적적으로 급격한 호전을 보이고, 갑자기 땀을 많이 흘리면서 체온이 정상으로 떨어질 것이다. 게다가 뭔가를 먹고자 하는 식욕이 생겨날 것이다. 이렇게 식욕이 회복된 며칠 뒤에는 이내 완쾌된다.

이 서술을 근거로 우리들은, 만일 이 과정 중 앞前 10~14일 동안 가족들이 사방팔방으로 이 환자를 위해 의사를 찾아 약을 구하러 다닌다 해도, 모두 "백약百藥이 무효無效한" 것(진료가 부적절한 서양의약 포함)일 수도 있음을 상상할 수 있다. 만일 이 환자가 열 사흘째(호전되는 기적이 나타나기 전날) 되는 날에, 어떤 한의사가 처방한 약을 복용하거나 혹은 사당의 승려가 건네 준 성수聖水를 마셨거나, 혹은 누런 진흙이 스며든 물을 마시고 그 자리에서 부작용만 일어나지 않는다면, 기적이 나타날 것이다. 당신이 이러한 기적의 실제 과정을 이해하지 못할 때, 당신은 그 기적의 원인을 마침 기적이 나타나기 직전에 맞춰 처방전을 건넨 한의사에게, 혹은 그 승려에게, 혹은 누런 진흙물에 돌릴 것이다. 그래서 그 한의사(혹은 그 승려)는 "무척이나 영험한" 명의名醫가 될 것이다.

관찰의학 연구를 통해, 사람들은 이 과정이 사실 환자가 열 사흘째에 복용한 약이나 성수聖水, 혹 누런 진흙이 스며든 물과는 모두 아무런 관계가 없다는 사실을 발견한다. 최초로 이 과정을 정확히 밝힌 이론은 1937년에 나왔으며, 그것은 폐렴肺炎 쌍구균雙球菌이 병을 일으키는 기전을 발견한 후이다. 우리는 이 해석을 대체로 다음과 같이 서술할 수 있다.

대엽성 폐렴Lobar Pneumonia의 병원체는 폐렴 쌍구균이다. 이 세균의 표면에는 한 겹의 막膜이 있는데, 협막莢膜이라 한다. 그 막 안쪽에는 다당多糖이 함유되어 있다. 이러한 다당은 세균이 생체에 침투할 수 있도록 하며, 또한 백혈구가 자신을 삼켜 없애지 못하도록 하는 능력을 갖고 있다. 그동안 발견된 폐렴 쌍구균은 40여 종이 있는데, 각 종류마다 독특한 협막다당capsular polysaccharide을 지니고 있다. 폐렴 쌍구균이 폐포肺泡에 침입해 번식하면, 감염자는 무척이나 고통스러울 것이다. 만일 이 폐렴 쌍구균이 사람의 혈액에 들어가면, 패혈증敗血症을 일으킬 수 있다. 대개 열흘째 되는 날, 인체에서 생물화학 과정을 거쳐 항체가 형성되고 순환성장의 방식으로 증가하면서, 항체는 끊임없이 폐렴 쌍구균 협막 속의 다당多糖과 결합하여, 굳어지게 한다. 이렇게, 다당은 백혈구의 탐식작용에 대항할 수 없게 된다. 항체가 협막다당을 확실히 차단하고 백혈구가 폐렴 쌍구균을 소멸시키는 동안 체온은 아주 높아질 것이다. 이 과정이 일단 끝나면, 환자는 온 몸에 비지땀을 흘릴 것이다. 그 후 체온이 갑자기 정상으로 떨어지고 식욕이 회복하면서 환자는 완쾌된다.

의사가 열 사흘째 되는 날에 처방한 약이었든, 승려가 건넨 성수聖水였든, 누런 진흙물을 마셨든, 환자의 회복은 어느 것과도 상관없이 분명히 "치료와 무관한 건강회복"의 과정인 것을 알 수 있다.

이 점을 이해하는 것이 한의학의 "신기神奇"를 이해하는 관건이다.

사실, 인체의 많은 질병에는 유사한 "자가 치유自愈, self-limiting"적 특성이 있다. 또한 어떤 질병들은 자발적으로 호전되는 특성을 지니고 있는데, 이를 "자연 관해自緩, spontaneous remission"라 한다. 그리고 질병이 스스로 점차 사라지는 것을 간단하게 "자연 치유自消, spontaneous regression"라고 부른다. 그렇지 않으면 평생을 어떠한 약물조차도 거부하던 공자孔子가 어떻게 72세까지 살 수 있었겠는가? (부언하자면, 과학의학계는 이러한 특징을 이해하기 위해 이미 "관찰의학"이라는 새로운 학문 분야를 만들어냈다.)

그러나 한의사나 환자, 그리고 그 환자 가족이 이 과정의 비밀을 반드시 이해할 수 있는 것은 아니다. 이와 같은 치료가 수차례 시행된 이후에 나타나는 "특정 사례에서의 효과個案有效"는 한의학에 푹 빠진 사람들에게 "한의학이 무척이나 영험하다"라고 해석되어졌다. 하지만 사람들이 이러한 "특정 사례에서의 효과"를 인과관계에 따라 명확하게 설명해낼 수 없는 탓에, 한의사는 몇 번의 "아주 영험한" 그들만의 치료 경험을 유사한 질병 사례들에다 일반화해 적절히 활용할 수 없었다. 한의사는 대부분의 병을 치료할 때에 그저 "영험靈"하다는 것만 알 뿐 그 이유를 모르기 때문에, "아주 영험"하다고 알려진 한의학 치료가 다른 환자에게 일반적으로 활용될 때에는, 환자의 생명을 담보로 도박을 하는 것이나 다를 바 없다. 과학을 무시하고 인간의 생명을 존중하지 않는 이러한 도박은, 어떠한 의미에서는 "인문주의人文主義"가 아니다.

과학의학이 생겨난 이후, 질병에 대한 사람들의 인식은 자각성을 높였다. 서양의학 의사가 병을 치료한다는 것은, "영험"한 것을 알고 있을 뿐만 아니라, 그 "영험"한 이유도 알고 있다는 뜻이다. 만일 영험하지 않다면, 서양의학 의사는 그 원인에 대해 힘써 연구할 것을 주장할 것이다. 여태껏 잘못이나 부족한 점을 감추지 않았다. 이리하여 서양의학이 생겨났고, 우리들은 스스로의 생명안전에 대해 비로소 한의학의 맹목성에서 벗어났다. 또한 일부 "특정 사례에서의 효과"에 근거해 다음 번 환자에게 도박을 할 필요도 없게 되었다. 마찬가지로 우리들 또한 모험할 필요 없이, 병의 호전을 인체의 "자가 치유自愈"나 "자연 관해自緩"에 맡기면 된다. 공자孔子가 한의학을 믿지 않았던 것은 당시 세상에 과학의학科學醫學이 존재하지 않았기 때문이다. 그래서 그는 차라리 "죽고 사는 것은 명에 달려 있고 부귀는 하늘에 달려 있다生死有命, 富貴在天"는 말을 믿을지언정, 당시에 널리 퍼져 있던 무당이나 의술 따위는 결코 받아들이지 않았던 것이다. 오늘날 우리에게는 과학의학이 존재하며, 따라서 우리들은 질병의 호전을 "자가 치유" 혹은 "자연 완화"에만 의존할 필요도 없다.

이제 우리들은 대엽성 폐렴Lobar Pneumonia이 폐렴 쌍구균에 의해 발생하고, 또 폐렴 쌍구균에는 서로 다른 유형이 있다는 사실을 알고 있다. 따라서 자격을 갖춘 의사라면 환자의 병을 대엽성 폐렴으로 정확하게 진단해내야 할 뿐만 아니나, 확실하게 폐렴 쌍구균을 검사하고 측정해내야 한다. 또한 폐렴 쌍구균을 검사하고 측정해내야 할 뿐만 아니라, 체내의 폐렴 쌍구균이 어떤 유형에 속하는지 검사하고 측정해내야 한다. 그런 후에 다른 바이러스 유형의 정맥 주사에 다른 혈청주사를 놓으면, 마치 자신의 항체처럼 폐렴 쌍구균의 협막다당莢膜多糖을 확실히 차단할 수 있고, 계속 백혈구에 의해 폐렴 쌍구균이 소멸된다면, 병은 이내 완쾌될 것이다. 이처럼 환자가 대엽성 폐렴에 대한 저항력이 없더라도 질병을 이겨낼 수 있다. 그런 의미에서 보자면, 서양의학은 자각적인 의학이지, 맹목적인 도박이 아니다.

어떤 서양의학 의사가 환자 병이 대엽성 폐렴인 것을 정확히 진단하더라도, 잘 훈련된 의사가 아니어서 검사를 통해 폐렴 쌍구균을 정확히 확인하지 못하거나 균의 유형을 확인하지 않아 적절한 치료가 행해지지 않으면, 치료는 당연히 효과가 없을 것이다. 따라서 어떤 서양의학식 치료가 효과가 없다면, 그것은 서양의학 자체의 문제가 아니라 치료를 한 의사 잘못인 것이다. 일반적으로 말해, 서양의학이 이미 극복한 병일 경우에는, 정확한 진단 하에 적절한 치료를 선택한다면 분명히 효과가 있을 것이다.

그러나 과학이 만능萬能이 아닌 것처럼 서양의학 역시 모든 병을 해결하지는 못한다. 인류에게는 늘 "새로운 유형"의 질병들이 나타났다. 예를 들자면, 관상 동맥 죽상 경화성 심장병冠心病은 1912년 이후에야 발견되었다. 에이즈AIDS의 첫 번째 사례가 1959년에 나타났으나, 실제로 이 질병에 대해 진단 기준을 세운 것은 1984년이었다. 사스SARS는 더 심각한 상황을 초래했기 때문에, 전 세계가 의학 역량을 동원하여 1년도 채 되지 않아 병의 진단기준을 마련하였다. 인류가 아직 정복하지 못한 이러한 질병들에 대해 서양의학은 여러 치료 방법들을 시험해볼 수 있도록 허용하였다. **그러나 모든 시험적 치료 방법은 반드시 임상시험의 기초를 갖추어야 하며, 치료 효과에 대한 통계에 있어서도 무작위 임상통계 기준을 준수해야 한다. 이것이 바로 서양의학의 과학정신이다. 과학은 이제까지 진리로 통하는 길을 차단한 적이 없다. 이것이 과학적 용기이자 신념이다. 과학은 탐색을 허락한다. 그러면서도 과학적 탐구는 항상 맹목성을 거부해왔다. 이것이 무턱대고 "우선 두 첩을 처방해 먹어보자"고 하는 한의학과는 확실히 다른 과학만의 정신적 기풍ethos이다.**

서양의학은 과학의학으로, 진단기준이 명확하고 치료방법을 활용함에 있어서도 아주 엄격하다. 게다가 "눈썹"과 "수염"이 분명하게 나뉘어있다. 그래서 어떠한 허위조작과 허장성세일지라도 서양의학의 규범에는 부합하지 않는다. 바로 이 점에서, 한의학이 서양의학을 따라잡지 못하는 것이다. 나는, "수염과 눈썹을 한꺼번에 잡는 식으로 동시에 처리眉毛胡子一把抓"하고자 하는 원칙에 따라 병을 치료하였는지, 아니면 "눈썹眉毛과 수염胡子을 구별하여 수용하는" 원칙에 따라 병을 치료하였는지에 대해서, 정상적인 사고방식을 가진 사람이라면 누구나 스스로 정확하게 판단내릴 수 있을 것이라 생각한다.

■ 2006년 06월 18일

열두 번째 이야기

이중맹검법 연구 : 20세기 중대重大한 과학 진보

스테븐 브래트만Steven Bratman, M.D.의 글
'Double-Blind Test : A Major Scientific Advance of the 20th Century'을
장궁야오 교수가 중역中譯함

나는 일찍이 신념에 따라 치료를 선택하였다. 수십 년 동안 나는 나의 환자와 나 자신, 그리고 내 가족 모두에게 그렇게 해왔다. 대부분의 경우, 효과가 있었다. 이후 나는 이중맹검double-blind 연구[1]에 대해 배웠고, 그것은 마치 강렬한 토네이도처

---

[1] "이중맹검법 연구"는 치료가 효과가 있는지 없는지를 검사하는, 세계적으로 통용되는 기본 방법이다. 중국의 많은 독자들은 오늘날까지도 이러한 방법을 여전히 이해하지 못하고 있으며, 심지어 어떤 이들은 비록 아무런 이유를 내놓지 못하면서 근본적으로 이 방법을 거절한다. 국제적으로 다른 생산품이 국제적 기준과 국제적 인증을 가지고 있는 것처럼, 의료 과정이 효과가 있는지의 여부 또한 국제적인 기준과 국제적인 인증을 지니고 있다. 이는 환자의 생명 안정을 보증하는 기본적인 기준이다. (바로) 이 기준을 누리는 게 환자의 기본 권력이다. 이 국제 의료 기준에 대한 보급으로, 본 역자(장궁야오)는 특별히 이 글을 번역하여 모두가 읽을 수 있도록 제공한다. 원문에서는 일찍이 36개의 참고문헌을 덧붙였다. 이 글을 읽는 독자들의 독서의 필요

럼, 나의 모든 오랜 관념을 송두리째 휩쓸어가 버렸다. 그렇게 나는, 내가 대부분의 사람들처럼 치료를 선택하면서 커다란 잘못을 범했다는 사실을 발견하였으며, 또한 설령 우리들이 이러한 잘못을 범했을지라도 그것을 이해할 수 있다는 것을 알게 되었다.

나는 줄곧 한 가지 문제로 고민해 왔다. 즉, 내가 치료를 목적으로 했던 몇몇 테스트들이 효과가 있었는지를 어떻게 알 수 있을까라는 문제들이었다. 나 역시 전통이라든지, 들었던 이야기, 그리고 권위에 근거해서 치료하면 잘못될 리 없다고 생각해 왔었다. 그러나 이제는 생각이 바뀌었다. 이중맹검 연구에 대한 깊이 있는 통찰을 통해, 예전의 희망섞인 나의 몽상이나 으레 그러리라 여겼던 모든 것들을 단절시킴으로써, 예전의 잘못된 신념의 확고부동함에 대해 의심하게 되었다. 나는 치료효과 판단의 핵심을 이중맹검 연구 위에 세우고자 한다. 바꾸어 말하면, 비록 아주 조금이라도 이중맹검 연구에 주의를 기울이는 것이 쓸데없는 허풍을 떠는 것보다 나을 것이다.

내가 독자들을 일깨우고자 하는 것은, 기실 이중맹검 연구가 그렇게까지 어렵지 않다는 사실이다. 그러나 이 글을 끝까지 다 읽는다면, 당신은 어떠한 치료도 완전히 같을 수 없다는 사실을 알게 될 것이다.

성을 고려하여 본 역자는 참고문헌을 삭제하였다. 그러나 여기에서 번역하고 게재한 글은 전문全文이다. [원주]

왜 이중맹검 연구를 해야 하는가?

대부분의 사람들이 이중맹검 연구에 대해 알고 있지만, 오히려 극히 소수의 사람들만이 진정으로 그 의미를 이해한다. 이는 이중맹검 연구가 작히 이해하기 어렵다는 의미가 아니라, 그 결과를 받아들이기가 어렵다는 말이다. 왜 그럴까? 그것은 이중맹검이 우리들에게 우리 스스로의 경험이 믿을 수 없다는 사실을 알려주기 때문이다. 이는 분명 통째로 먹기 쉬운 과일은 아니지만, 의심할 여지가 없는 진실이다.

이중맹검법을 거쳐 얻은 견식見識은 치료(방법)의 선택에 있어 무척이나 짜증나는 일이다. 우리 대부분이 선택하는 치료법은 하나같이 전통이나 습관, 들었던 말, 추천에 근거한다. 표면적으로 이러한 것들은 모두 아주 훌륭한 정보자원이다. 하지만 이중맹검은 늘 우리에게 다른 결론을 전달한다. 현존하는 많은 "혼재된 요소"들이 우리에게 각양각색의 치료적 환각을 갖도록 하지만, 사실 이러한 표면적인 치료 효과가 결코 존재하지 않음을 우리는 알고 있다. 이렇게, 이중맹검 연구는 대체로 치료 효과(통상 가정되는 것)가 필요로 하는 절대적 증거가 되었다. 이중맹검은 거의 모든 치료의 효과 여부를 명확하게 판단할 수 있다.

무엇이 이중맹검 연구인가?

무작위 이중맹검 연구 중 약물 치료의 플라시보 통제 실험이란,

참가자 중 어떤 사람들은 진짜 치료를 받는 것이고, 다른 사람들은 플라시보 치료, 즉 "거짓 치료假治, placebo"를 받는 임상시험이다. 결과가 나오기 전까지 연구자와 참가자는 누가 진짜 치료를 받고, 누가 가짜 치료를 받았는지를 알지 못한다. 즉, 그들은 모두 "알지 못하거나 구별하지 못한다盲的." 누가 진짜 치료를 받도록 안배되었는지, 누구에게 가짜 치료를 받게끔 안배되었는지는 완전히 무작위적이며, 심지어는 혐오스럽기 짝이 없는 동전 던지기 방식에 의해 결정되기도 한다.

왜 이중맹검 연구를 해야 하는가?

최근 40여 년간의 경험은, 대부분의 치료에서 "A치료법은 B증상에 대해 정말 효과가 있는가?"라는 문제에 대해 오직 무작위 이중맹검법과 플라시보 통제 연구만이 확실히 답할 수 있다고 분명하게 밝혔다. 우리는 상술한 문제를 어떻게 해석해야할지 원점에서 서술하고, 문제를 어떻게 제기할지 살펴봐야 하며, 그 문제에 답할 수 있는 다른 방법이 있는지를 찾아보아야 한다.

상식적으로 보면, 우리는 몇 가지 아주 간단한 방식으로 치료과정의 유효성 여부를 판단할 수 있을 것처럼 보인다. 그 치료는 내게 도움이 될까? 그것이 내 숙모나 숙부에게 도움이 될까? 만일 도움이 되면 효과가 있는 것이고, 그렇지 않다면 효과가 없는 것이다.

진정, 그러할까? 불행하게 그렇지 않다. 이 판단 방법은 정확하지 않다. 신체 상태身體狀況는 생명의 범주에 속하고, 상식적인 방식으로 직접 관찰하는 것은 기본적으로 믿을만한 것이 못 된다. 이중맹검 연구가 우리에게 드러내는 깊은 통찰을 보면서 우리는 그야말로 눈을 의심할 정도인데, 그 이유는 바로 지나치리만치 혼재된 많은 요소들 탓이다.

기나긴 기만欺瞞의 장마루: 혼란을 일으키는 여덟 가지 요소

"혼재요소"라고 불리는 미세한 영향이 우리의 환각을 초래할 수 있다. 그 때문에 실제로 효과가 없는 치료를 효과가 있는 것처럼 보이게 하였다. "방혈요법防血療法[2]"의 경우, 몸에 상처를 내어 피를 뽑아내는데, 중국의 역사에 있어 많은 지식인智者들은 모두 "방혈放血"은 필요한 것이라고 말한 바 있다. 또한 과거 수세기의 의학 문헌들 속에는 방혈요법의 "의학적 필연성"으로 얻어진 특효들이 한껏 소개되어져 있다.

오늘날, 비록 방혈요법이 질병에 도움이 되지 않는다고 분명히 밝혀졌지만, 그 치료법으로 인해 많은 사람들이 비명횡사하였다. 우습기만 한 이러한 치료법이 왜 그토록 오래 면면히 명맥을 유지할 수 있었을까? 앞에서 밝혔듯이, 그것은 당신의 눈이 믿을 만한 것이 못되기 때문이다. 사람들은 피를 뽑는 치료 과정에서 효과를 확실히

---

[2] 방혈요법防血療法은 사혈요법이라고도 하며, 피를 뽑아내 병을 치료하는 방법이다.

보았다. 그러나 그들이 정말로 보았던 것은 몇몇 혼재된 요소들이 일으킨 작용으로, 이러한 혼재된 요소들에는 다음과 같은 것들이 포함된다.

- 플라시보 효과
- 재해석 효과
- 관찰자의 편견
- 선택의 편견
- 질병의 자연과정
- 평균성 추구
- 연구 효과
- 통계 환각

이 여덟 가지 혼재 요소들에 대해 충분히 논의하려면 아마도 온전히 책 한 권을 써야겠지만, 여기에서는 문제의 요점만을 제시하는 식의 간단한 소개만을 할 수 있을 뿐이다.

플라시보 효과

플라시보 효과는 암시작용暗示作用을 통해 증상완화가 나타나는 과정이다. 초기 연구에서는 플라시보 효과를 구별하는 과정에 심각한 오류가 있었다. 설령 이러하다 할지라도, 사람들은 몇몇 증상들이 전적으로 플라시보에 의해 이뤄졌다는 사실을 의심하지 않는다. 예를 들자면, 갱년기 홍조潮熱, 전립선 비대肥大, 여러 통증의 유형

등이 그러하다. 어떤 이는 30%의 환자들만이 플라시보와 관련이 있다고 보고하였는데, 이 데이터는 근거가 없다. 실제로 나의 통계에 따르면, 그 대응비율은 70%에 육박한다.

일반적으로 플라시보 효과를 체험한 환자들은 종종 놀라움을 금치 못한다. 실제로, 의사와 환자는 모두 이 플라시보에 의해 농락당하곤 한다. 예를 들어 말하자면, 외과의사는 통상적으로 관절경 수술Arthroscopic Surgery이 관절염 치료에 실제적으로 효과가 있다고 생각하며, 또한 매년 수백 수천 건의 이러한 수술이 행해지고 있다. 그런 후에 이중맹검 연구는 허위虛僞 외과 수술과 실제 외과수술이 만들어낸 "치료효과"가 완전히 같다는 뜻밖의 결과를 얻어냈다. 외과의사가 이상하게 느꼈던 것은, 플라시보를 받은 환자들이 의외로 치료 효과에 만족했고, 그 환자들은 잇달아 다른 환자들에게도 그들이 받은 치료를 받도록 건의하기까지 하였다는 점이다.

사람들은 일반적으로 "당신의 치료 효과는 플라시보가 만들어낸 것이다"라고 알리는 당신에게 무척이나 화를 낸다. 그렇지만 많은 예가, 이것이 실제로 가능하다는 것을 증명한다. 나는 여기에서 몇 가지 예를 들고자 한다.

이중맹검 연구에서, 플라시보 통제控制 집단의 수근관 증후군Carpal Tunnel Syndrome, CTS 환자는 정자기靜磁氣, magnetostatic 치료요법으로 희극적이면서도 지속적인 치료효과를 만들어 낼 것이다. 그리고 비교 그룹의 환자들에게도 거짓假 자기요법磁氣療法, magnetotherapy을 시행하면, 의외로 같은 치료 효과를 얻어낼 것이다.

321명의 허리腰背 통증 환자를 대상으로 이루어진 이중맹검 연구에서 카이로프랙틱을 행한 것은 효과가 있었다. 그러나 환자들에게 허리 통증에 관한 교육 안내 책자를 읽어보라고 소개하는 것만 못했다.

한 무작위 이중맹검 실험에서, 통제 실험 가운데 67%의 둔부 통증 환자들이 중국 전통의 침구 치료를 통해 효과를 보았다. 그러나 그 비율은 신체 아무 부위에나 침술을 놓은 대조군對照群 치료효과 비율보다 높지 않았다.

다른 무작위 이중맹검 실험에서, 통제 실험 대상인 177명의 목통증 환자들은 의외로 안마 치료효과보다 가짜 레이저 침술 요법에 더 열의를 보였다.

주목할 점은, 이러한 모든 연구들이 실험군實驗群의 진짜 치료의 무無효과를 반박하지 못한다는 것이다. 아마도 아직까지 이러한 실험이 그리 많지 않은데다가, 또한 진짜 치료의 유효성을 지워버릴 수도 없기 때문일 것이다. 그러나 이로 인해서 플라시보가 상당한 기초적 의미를 가졌다는 것은 명확해졌다. 이러한 비교가 없다면, 어떠한 무작위적 치료요법이라도 그 자체가 이무리 의미 없다고 할지라도, 아마도 효과가 있어 보일 것이다.

플라시보 효과보다 더 좋은 "혼재 요소"

적어도 플라시보 치료 효과는 환자에게 확실히 실제적인 이익을 제공한다. 비록 근본적으로는 아무런 치료 효과가 없었더라도,

플라시보는 확실히 치료 효과가 있다는 허다한 환각을 만들어낼 것이다. 본 절節에서 나는 더 감춰진 몇몇 혼재된 요소들에 대해 논의할 것이다.

설령 플라시보가 실제로 증상에 아무런 변화를 가져오지 못하더라도, 사람들은 그들의 증상을 새롭게 해석하거나 혹은 이러한 증상들을 겪어보니 그다지 심각하지 않더라고 말할 것이다. 예를 들어, 만일 내가 당신에게 약을 건네면서 이 약이 기침을 줄여줄 것이라고 말한다면, 당신은 그 약을 먹은 후 분명 기침이 그리 심하지 않다고 느끼게 될 것이다. 설령 기침의 빈도에 별 변화가 없더라도 당신은 여전히 약 덕분에 기침이 잦아들었다고 여기게 될 것이다. 바꾸어 말하자면, 당신은 모종의 방식으로 당신이 경험한 증상을 새롭게 해석해낼 것이며, 이를 면밀히 관찰함으로써 "확실히 좀 나아졌다"고 여기게 될 것이다.

관찰의 편견 또한 이와 유사한 현상이다. 그러나 그 결과를 느끼는 쪽은 환자가 아니라 의사라는 점이 다르다. 만일 의사 자신이 환자에게 "효과 있는 약"을 처방하고 있다고 여긴다면, 그들은 회진하면서 환자에게서 더 나아지는 효과를 관찰하게 될 것이다. 설령 실제로는 전혀 효과가 없을지라도, 그 의사에게는 효과가 있다고 보여질 것이다. 전형적이면서도 비교적 영향력이 큰 사례를 들자면, 하나의 새로운 치료 조합이, 다발성 경화의 유효성과 플라시보를 비교하는 것에 맞섰다는 점이다. 그것은 일종의 이중맹검 연구이다. 이중맹검 연구에서, 결과의 평가를 책임지는 의사들은 그렇기에 누가 진짜 치료를 받았고 누가 가짜 치료를 받았는지에 대해서는 전혀 알지 못한다. 즉 그들은 알지도 구별하지도 못하는 "맹盲" 상태에 놓인다. 그렇지만 일부 실험자들에게는 소소한 동작을 하도록 하여, 고의로 몇몇 의사들로 하여 누가 (진짜) 치료를 받고 있는지를 알게끔 하였다. 그렇게 그 의사들을 "비맹非盲" 상태가 되게 하였다. 그 결과는 놀라운 것이었다. "비맹" 상태인 의사는 공정한 "맹盲" 상태의 의사보다 더 많은 가능성을 가지고 치료효과를 "관찰"하였다. 그러나 관찰되는 몇몇 "유효有效한 치료"는 사실 플라시보에 속한다. 바꾸어 말하자면, "비맹"인 의사는 그들이 보고자 기대했던 결과를 보았기 때문에, 더 많은 "유효한 치료" 환각을 만들어냈던 것이다. (이러한 현상이 모종의 "직업적 객관성"을 분명하게 드러내고 있는 탓에, 놀랍다고 말했던 것이다. 이는, 한 진료 의사의 치료 효과를 평가하면서, 그의 판단이 이중맹검 연구 결과와 대조해, 더 믿을 수 없다는 것을 의미한다.)

"선택 편견選擇偏見"이라는 이 전문용어는, 무작위 배정보다는 연구자가 자신에 의해 진짜 치료와 가짜 치료의 대상이 정해지기를 더 바란다는 사실을 지적하고 있다. 다시 말하자면 연구자는 무심코, 미리 기대하는 치료 효과를 알아차릴 수 있는 사람들에게 새로운 의료 방법의 실험을 하도록 배정할 경향이 있을 수 있다는 것을 의미한다. 몇몇 어리숙한 원인 탓에, 이러한 선택이 만들어낸 유효한 치료 평가 결과는, 정상적인 평가보다 7배 더 높아질 수 있으며, 심지어는 완전히 효과가 없는 치료마저도 확연히 쓸모 있는 치료로 평가되어질 수 있다. 이것이 바로, 이중맹검 연구가 반드시 무작위방식을 채택하여 진행해야하는지에 대한 이유다.

많은 질병은 하나의 "자연과정自然過程"으로, 스스로 호전될 수 있다. 따라서 이러한 질병이 처음 발생했을 때에는 어떤 치료든 효과가 있는 것처럼 느껴지고, 의사의 치료방법 또한 치료환각을 겪게 될 것이다. 즉, 의외의 부분에서 치료가 효과적이라는 느낌感覺이 만들어진다. 설득력 있는 예를 하나 들자면, 바로 목과 등의 통증이다. 이 통증들은 시간이 지나면 저절로 호전될 것이다. 그렇기에 어떤 치료를 선택하느냐와 무관하게, 사실 어떤 치료일지라도 마치 효과가 있는 것처럼 보일 것이다.

"평균추세趨平均" 또한 자연과정自然過程과 비슷하다. 단지 자연과정보다 약간 더 간교할 뿐이다. 그것은 이러한 사실 때문에, 설령 질병의 증상이 자연과정처럼 "완쾌"되지 않더라도, 호전되었다가 악화되는, 때론 오르락내리락 요동치는 경향이 생기는 것이다. 혈압이 바로 좋은 예이다. 많은 사람들의 경우, 하루 중이나 혹은 매주 혈압 측정치에 변화가 있기 마련이다. 가령 (어떤) 한 사람의 평균혈압이 140/90이더라도, 우연히 170/110까지 오를 수 있다. 만일 이 사람이 혈압을 잴 때, 때마침 높게 측정되면 그는 스스로 치료가 필요하다고 생각할 것이다. 이와 반대로, 만일 고혈압 환자가 우연히 측정한 혈압치가 평균치에 무척이나 근접하거나 평균치보다 낮다면, 그는 스스로 혈압이 정상이니 치료할 필요가 없다고 생각할 것이다. 바꾸어 말하자면, **의사는 어떤 사람이 최악의 상황에 처해 있을 때 만나는 것이지, 이 사람의 상태가 가장 좋은 상황에서는 이 사람을 치료하지 않**

는다. 그러나 통계 법칙에 따르면, "환자"의 경우 어느 한 시기가 지나면서 한때 좋지 않았던 혈압 상태가 그의 (본래) 혈압 평균치 상태로 차차 변하게 되는데, 의사가 만일 수치결과가 좋지 않은 이 시기에 혈압을 낮추는 치료를 한다면, 어떠한 치료 방법일지라도 아마 효과가 나타날 것이다. 이는 병이 호전된 것처럼 보이지만, 실제로는 인체의 자연적인 등락騰落 상태일 뿐이다.

"연구 효과"는 환자들이 (일단) 연구팀에 참여하게 되면, 비교적 좋은 보살핌을 받게 될 것이며, 단지 이러한 보살핌이 일부 특수한 치료보다 더 그에게 건강 회복의 효과를 만들어낼 수 있다는 사실을 보여준다. 이것 역시 아주 강력한 영향 요소이다. 만일 당신이 콜레스테롤cholesterol을 낮추는 신약 임상시험 지원자를 모집한 후, 그들에게 거짓 치료를 한다면, 그들의 콜레스테롤 수치는 아마도 현저하게 낮아질 것이다. 왜일까? 추측해 보건대, 이는 단지 그들이 처음부터 매우 세심한 보살핌을 받았고, 바람직한 음식을 섭취하였으며, 적절한 운동을 했다는 등에 그 원인이 있을 것이다. 그리고 이중맹검 연구에서 대조군假治組도 물론 이러한 연구 효과가 나타날 것이다. 이러한 혹은 다른 혼재된 요소가 실험군眞治組에게 근본적으로 아무런 치료 효과를 가져오지 않을 수도 있지만, 치료 효과의 환각을 만들어낼 수도 있기 때문이다.

마지막으로, 통계의 본질적인 특징으로 만들어진 치료 환각은 무척이나 일반적이다. 그러나 이런 치료 환각의 표현 양태에는 여러 종류들이 있어서, 단독으로 한 지면을 할애해서 이 문제를 논의해보고자 한다.

통계 환각統計幻覺

가령 당신이 새로운 치료법을 개발했고, 거의 모든 치료에서 대부분 실패하더라도, 백 명 중 한 명 정도에게서는 성공 사례를 찾을 수 있다. 만일 이 무의미한 치료에 10만 명의 환자를 보낸다면, 당신은 1,000명에게서 유효한 치료 증거를 찾아낼 것이며, 이때, 당신의 명성은 엄청나게 높아질 것이다. 가령 당신이 몇몇 사람들에게, 정신작용을 강화하는 치료를 할 것이라고 말하고 나서, 그 다음에 12가지 방법으로 그들의 정신작용을 측정해 보자. 통계 법칙에 따라, 당신은 집계된 군중들 속에서 당신의 치료 후 효과를 보게 될 것이며, 설령 이러한 치료가 실제 아무런 효과가 없을지라도, 또 이와 같이 반복할 것이다. 만일 당신이 공급업체라면, 설령 실제의 모든 결과가 순전히 통계방법에서 나왔더라도, 또 당신의 뇌 자극을 만들어내는 생산품이 실제로 아무런 작용도 일으키지 않는다고 할지라도, 당신은 이 통계 수치를 이용해 생산품을 내다 팔 수 있다. (뇌 강화 치료 작용의 어떤 실체를 확실히 증명하기 위해서, 당신은 이른바 뇌 강화작용 약물의 확실한 유효성을 정확하게 테스트를 하도록, 엄격하게 당신 스스로의 계획設計을 우연히 관련된 이중맹검 측정 안에 놓아야 한다.)

가령 당신이 1,000명의 사람을 치료하고서 심장병을 예방할 수 있는지 없는지를 살펴본다하더라도, 당신은 아무런 효과도 발견할 수 없다. 당신은 이러한 좌절을 겪고 나서 자료들을 면밀하게 연구하기 시작한다. 자, 이제 당신이 치료한 환자들 중에 몇 사람이 폐암을 앓고 있다는 것을 당신이 발견했다고 하자. 그렇다면 당신이 새로운 발견을 한 것일까? 가능하다. 통계 평균법칙에 따라, 당신이 이러한 데이터를 찾으려고 든다면, 증상의 개선 증거를 보이는 경우들도 찾아낼 수 있다. 이것은 아주 간단하여, 당신은 그저 그 속의 우연성을 통계화하기만 하면 된다.

아마도 모든 통계 환각 중 가장 희한한 것은 우리들이 늘 말하는 "관찰 연구"에서 비롯되었을 것이다. 그리고 이 문제는 중요하니만큼, 두 부분으로 나누어 각각 설명해야할 것이다.

관찰연구

관찰연구에서, 연구자들은 실제로 환자에게 그 어떠한 치료도 하지 않는다. 대신, 연구자들은 많은 환자들을 직접 관찰한다. 이를테면 간호사와 관련한 보건 연구에서 서로 다른 생활 습관과 질병 사이의 관계를 확인하기 위해, 거의 10만 명의 간호사가 여러 해 동안 광범위하게 밀착 관찰되었다. 예컨대, 연구자는 많은 과일과 채소를 섭취한 간호사가 암에 걸릴 확률이 낮다는 사실을 발견하였다. 이러한 결과는 사람들에게 과일과 채소가 암을 방지한다는 의미로 받아들여지기 쉽지만, 이는 정확한 추론이 확실히 아니다. 원인은 다음과 같다. 우리가 이 연구를 통해 알 수 있는 것은, 그저 과일 및 채소와 소수의 암 환자들 사이의 관련성일 뿐, 과일과 채소가 암의 발생을 줄인다는 것이 아니다. 과일과 채소를 먹는 사람들도 일부 다른 생활습관을 갖고 있을 것이다. 심지어 (과일과 채소를 먹는 이들의 낮은 암 발생률은) 우리들이 알 방도가 없는 어떤 원인에 의한 것이지, 단순히 과일과 채소가 암 발생을 낮추어서가 아니다.

이는 일부 순수 학술적 감각으로 들릴 수도 있겠지만, 사실은 그렇지 않다. 관찰 연구를 신청한 연구자는 갱년기 여성이 호르몬 대치 요법HPT를 받는 경우, 치료를 받지 않은 사람보다 심장병 발생 가능성이 50%에도 미치지 않는다는 사실에 주목한다. 이 발견과, 논리에 부합한 분석들은 하나같이 여성 호르몬이 심장병을 예방할 수 있다는 결론을 내리려는 경향이 있다. 그것은 의사로 하여금 갱년기 여성에게 여성 호르몬을 보충하도록 부추긴다. 심지어 2001년까지도 여전히 많은 의사들은 여성 호르몬 복용이 노년기 여성들의 심장 보호에 아주 중요하다고 말하였다.

그러나 이는 사실 끔찍한 착오이다. 관찰연구는 어떠한 인과관계도 분명히 밝힐 수 없다. 아마 호르몬 대치 요법을 받은 일부 여성들에게는 우연히 다른 방식 혹은 지금까지도 전혀 알려지지 않는 원인들이 존재하여, 그로 인해 더 건강해지고 심장병 발병률이 낮아진 것이지, 호르몬 대치 요법을 받아서 그런 것은 아닐 것이다. 의사들은 이 반대 의견에 야유를 보내며, 그것이 전적으로 호르몬 대치 요법에서 비롯된 효과라고 단호히 말하기까지 한다. 의사 또한, 사람들이 치료와 건강 회복 간의 관계를 이해하도록 돕는 이중맹검 연구의 중요성을 반드시 이해하는 것이 아님을 알 수 있다. 그러나 이중맹검과 플라시보 통제 연구를 채택한 후, 오늘날 모든 사람들이 알고 있는 결과인 호르몬 대치 요법이 사실은 심장병을 예방하는 것이 아니라 심장병을 일으킬 수 있다는 사실을 증명하였다. 게다가, 유방암을 앓을 위험도 증가하였다. 바꾸어 말하자면, 관찰연구를 신뢰하다가는 더욱더 많은 갱년기 여성들을 사망에 이르게 할 수도 있다. 내가 강조하고자 하는 것은, 이것이 어떤 학술적 논란 차원의 문제가 아니라 이미 확실한 증거를 얻었다는 사실이다.

행차 뒤에 나팔 부는 식事后諸葛亮으로[3] 보자면, 호르몬 대치 요법을 받은 여성들의 몸이 더 건강해진 까닭은 그녀들이 사회 경제적으로 중상위 계층에 속할 뿐만 아니라, 비교적 좋은 의료 서비스를 받으며 스스로 많은 관심을 쏟았기 때문이다. 또 다른 가능성인, 우리가 지금까지 알지 못한 어떤 진짜 원인이 호르몬 대치 요법 사용과 심장병 감소 사이에 일종의 비현실적인 관련을 지었을 것이다. 요컨대, 관찰연구는 결코 신뢰할만한 어떠한 설명도 제공할 수 없으며, 그저 몇 가지 역행하는 결론을 이끌어낼 수 있을 뿐이다.

이는 하나의 교훈이다. 그러나 뉴스 매체는 이를 그다지 이해하지 못하는 듯하다. 그들은 늘 관찰연구를 인과관계의 증거로 보노한다. 예를 들어 우리들은 줄곧, 적당히 술을 마시는 사람은 무절제하게 술을 마시거나 전혀 술을 마시지 않은 사람보다 심장병에 걸릴 확률

[3] '사후 제갈량事后諸葛亮'이라는 말은 '뒷북치다'의 의미로, 뜻인즉 '일이 끝나고 나서야 큰소리친다'는 의미이다.

이 낮다는 의견을 볼 수 있었다. 그러나 당신은 아마 그와 상반된 결론도 이미 들었을 것이다. 이는 음주가 심장병을 예방할 수 있다는 뜻이 아니다. 가장 그럴 듯한 가능성을 들자면, 술을 적당히 마시는 사람을 철저한 금주가나 무절제한 주정뱅이들과 비교해보면, 심장병을 예방할 수 있는 특별한 생활방식을 가지고 있을 수 있다는 점이다. 이는, 술을 마시면 심장병을 예방할 수 있다는 것과는 본질적으로 완전히 다르다. 아마도 그들은 늘 "적절한" 생활방식 안에서 살았을 것이며, 그러한 방식이 더욱 건강한 생활을 유지하도록 해주었을 것이다. 실제로 우리는, 왜 적당히 술을 마시는 사람들의 심장병 발생률이 낮은가에 대해서는 여전히 그 원인을 알지 못한다.

유사한 것으로, 고항산화제高anti-oxidant 영양제를 섭취하는 사람은 암癌과 심장병 발생이 비교적 드물다는 사실을 주의하여 살펴봐왔다. 그렇다고 해서 고高항산화제 약물이 심장병과 암을 예방할 수 있다는 의미는 아니다. 실질적으로, 광범위한 이중맹검 연구에서는 항산화제인 비타민 E와 β-카로틴이 항암작용과 심장병 예방 작용을 한다고 여기지만, 그 중 비타민 E는 기본적으로 효과가 없고(전립선암에 효과가 있을 수 있다는 것 제외), 더욱이 β-카로틴은 상태를 더 악화시킬 수도 있다. (당신은 여기에서 돌파구를 찾아낼 수 있다. 실제로, 항산화제 복용을 지지하는 의사들은 지금까지도 항산화제 약물이 정말 암과 심장병 예방에 어떤 이로운 영향이 있는지에 관한 직접적인 이중맹검 증거를 갖고 있지 않다. 그와 관련된 유일한 증거는, 갱년기 여성의 몸에 호르몬 대치요법을 사용해 만들어진 심장병 감소 "허위 증거"와 서로 유사하다.)

이중맹검 연구, 이를 제외하면 별 것 없다

이상으로 지금까지 언급한 정보들은, 과거 수십 년 동안 쌓아온 내 축적물이다. 그 밖의 연구방식에 따라 수많은 날조된 결론을 내린 후, 의학연구는 마침내 이중맹검 방법이 아니고서는 어떠한 치료도 그 효과 여부를 판단할 수 없다는 결론을 얻어냈다. 이러한 방법이 전통적으로 늘 사용되었는지에 관계없이, 의학 분야에서 전통은 통상 아주 치명적인 오류를 차지하고 있다. 또한 어떤 치료에 효과가 있는 것과는 별도로, 의사나 환자는 거의 틀림없이 자기의 관찰효과로 판단할 것이다. 설령 사용하는 치료방법이 완전한 플라시보라 할지라도, 이는 마찬가지다. 또한, 의사가 환자에게 X를 실시하고서 Y의 경감輕減이나 감소減少를 관찰했느냐에 대해서는 상관치 않는다. 이러한 증거들에 근거한 억측이, 다시 잘못되었다고 말하느니, 그것이 전혀 작용하지 않았다고 말하는 편이 낫다. "유효함" 속에는 실제로 더 큰 "유해함"이 들어있을 수 있다.

이중맹검 연구는 골칫거리를 만들려고 고안된 것이 아니다. 치료 효과여부에 관한 많은 연구들은 설계, 조작操作, 보고결과에 많은 함정들이 있다. 또한 바로 이러한 원인으로, 이중맹검 연구는 다른 방법보다 더 신뢰할 만한 가치가 있는 것처럼 보인다. 이중맹검 연구는 중국과 러시아와 같은 몇몇 국가에서 종종 식염食鹽[4]처럼 받아

---

[4] 여기서는 직역을 하였으며, 원문은 "must be taken with a grain of salt"이다. 어원은 찰스 디킨스Charles Dickens의 단편 소설에서 나왔으며, 대개 중국 후

들여졌고, 이러한 국가들에서는 일부 역사적 증거로 인해 제도적 편견이 만들어졌다. 몇 사람을 모집하여 아주 짧은 시간 동안 건성으로 한다면, 근본적으로 아무런 증거도 얻어낼 수 없다. 그러나 독자적인 실험을 통해 믿을만한 결과를 얻어낸 경우가 아니라면, 그 기회를 틈타 편견과 잘못된 허위를 노골적으로 제공하려 들 것이다. **이렇게 치료 효과의 유무는, 200명 이상을 대상으로 한 독자적인 이중맹검 연구가 몇 차례씩 이뤄지지 않고서는, 또한 최고 기준의 통제操作 없이는 정확한 판단을 내릴 수 없다. 뿐만 아니라, 권위있는 연구기관의 평가를 받거나 권력에 영합하지 않는 학술 정기간행물의 발표를 거치지 않고서는 마찬가지로 명료한 판단을 내릴 수 없다. 미흡한 증거는 유효성을 암시할 수 있지만, 최선의 증거는 오히려 무효성을 증명할 수 있다.**

한편으로 몇 가지 약초들과 보완요법들에는 유력한 증거[5]가 있

난湖南 창사지구長沙地區에서 유행한 지방방언과 흡사하다. (이야기) "구미가 동하지 않다口里沒味"는 대개 "조롱하다"라는 의미이다. 이는, 특히 사람들로 하여금 믿지 않을래야 않을 수도 없게 하면서, 그렇다고 완전히 믿을 수도 없게끔 만들어놓고서, 믿으려 하면 값을 깎으려고 하는 허튼소리나 짓거리들을 가리킨다. [원주]

5 예를 들면, 킨코나 레드게리아나Cinchona ledgeriana, 키니네의 원료 껍질을 이용해 학질을 치료하는 아프리카 주州 사람들의 약초 처방제는 확실히 효과가 있다. 고대 인도에서는 일찍이 인도 사목蛇木, Rauvofiaverticillata Lour. Baill과 라우월피아 세르펜티나R. serpentina L. ; Benth. ExKurz를 진정제로 사용했는데, 아주 효과적이었다. 이 두 가지는 이중맹검 연구를 거친 확실한 약초 처방제이다. 전자前者는 19세기 프랑스 약물학자에 의해 키니네Quinine에서 추출하였고, 후자後者는 1952년 스위스 약물학자에 의해 레세르핀reserpine 알칼로이드alkaloid에서 분리되었다. 유감스럽게도 오늘날까지 여전히 중국의 약초

지만, 다른 한편으로 최대 부분의 대체요법은 오히려 유사한 증거를 확보하지 못하고 있다. 또한 이중맹검 연구는 유심주의唯心主義적인 게 아니라, 그저 학술 환경에 유용한 상아탑의 기준일 뿐이다. **무릇 효과가 있다는 치료들 중 이중맹검 연구를 거치지 않은 것은 죄다 허풍이다. 거의 항상 일관성 있게 압도적인 효과를 나타내기** 때문에(소위 "고도로 유효한") **시간과 비용을 소모해가며 이중맹검을 할 필요 없는 몇 가지 드문 치료들을 제외하고, 오늘날까지 이중맹검 연구 외의 어떤 다른 방법으로도 치료 효과 유무를 판단해낼 수는 없다.**

근거중심의학Evidence-Based Medicine

이중맹검법 연구는 이미 의학혁명을 일으켰으며, 그 영향은 전통의학에까지 파급되었다. 케케묵은 많은 낡은 신념들이 이중맹검 연구 이후, 의학 강단講壇 밖으로 완전히 내쳐졌다. 예컨대, 기침약은 기침에 효과가 없고, 항생물질은 귀의 염증 치료에 불필요하거나 많은 경우 효과가 없다. 또한 연골을 긁어내 무릎 관절염을 치료하는 것이 가짜 치료보다는 더 낫다고 볼 수 없다. (상술한 바대로 가짜 치료에도 상당한 효과가 있는 것처럼 보인다.)

의학이 반드시 이중맹검 연구의 기초 위에 세워져야 한다는 주장은 이미 "근거중심의학" 캠페인으로 받아들여져 있다. 만일 어떤 치료가 근거중심의학에 따라 진정 이중맹검 연구를 거치지 않았다

처방세에서는 이중맹검 연구의 확증을 얻을 수 없었다. [원주]

면, 효과적인 치료로 간주될 수 없다.

정녕, 인도 니케아Nicaea 약초든 광범위하게 받아들여지는 의술이든, 전통의학의 많은 분야는 거의 이중맹검 연구의 수행이 불가능하다. 예컨대, 어떤 한 약초를 놓고서 그것이 최근 열대우림 지역에서 채집된 것인지 아닌지를 증명할 방법이 없다는 것이다. 또 다른 예를 들자면, 허리와 등에 통증을 겪는 환자에게 흔히 사용되는 물리치료 또한 이중맹검 연구를 수행할 수 없기에(가짜 물리치료 비교시험을 할 수 없으므로), 이런 것들은 모두 근거중심의학에 해당되지 않는다.

그러나 최소한, 전통의학은 근거 없는 치료를 제공한 것에 대해서는 그나마 침묵이라도 지키고 있다. 하지만 대체의학alternative medicine[6]은 최근까지도 여전히 모순된 방법을 취하고 있는데, 즉 어떠한 이중맹검 증거의 뒷받침도 없이 치료를 대거 행하고 있다. 나는 그 중 대다수가 이중맹검 연구를 거칠 경우, 긍정적인 결과를 낼 수 없으리라는 것을 장담할 수 있다. 그것이 설혹 다른 형식으로 치료효과를 어느 정도 증명해냈든, 아니면 이미 수많은 치료효과를 증명해냈든지 간에, 긍정적인 결과를 얻어낼 수 없는 것은 마찬가지다.

---

[6] 이 의학방법은 중국에서 "별류의학另類醫學"과 "이류의학異類醫學"으로 번역되었으며, 이를 직역하자면 "양자택일의학二者擇一醫學"이 된다. 역자(장궁야오)는 여전히 "대체의학替對醫學"으로 번역하는 것이 비교적 본래의 뜻에 부합된다고 여긴다. [원주]

대체의학 검증과 관련이 있는 오늘날의 이중맹검 연구 총론으로, 필자가 개발을 도운 "자연 약사 자연 건강 백과전서自然藥師自然保健百科全書, The TNP Natural Health Encyclopedia / The Natural Pharmacist" 웹사이트를 찾아보기 바란다. 거기에는 특히 약초 사용에 관한 문제들이 논의되어 있다.[7] 동일한 약초가 어떻게 다른 치료효과를 나타낼 수 있는지를 보려면, 웹사이트에 올려놓은 글 "약초와 보충제: 상표의 부정확성과 심층문제Herbs and Supplements : Label Inaccuracy and Deeper Problems"를 참고하기 바란다. 마지막으로 약초 즙을 짜내어 병을 치료하는 유럽 특유의 이중맹검 연구 도표에 관해서는 다른 웹사이트에 실린 졸필 "이중맹검 연구를 거친 유럽의 약초 제품과 그에 상응한 미국의 유형European Herbal Brands Tested in Double-Blind Trials, and their US Equivalents"을 참고할 필요가 있다.

공정하게 말해 몇 가지 치료 유형, 예컨대 카이로프랙틱, 침술, 물리치료, 외과수술 등은 이중맹검 연구를 할 수 없으며, 실험자 또한 채택된 치료 방법이 무엇이 진짜이고 무엇이 가짜인지를 모를 수가 없다. 이러한 병례病例들에서 연구자가 취하는 방법은 "단일맹검單盲, single

---

7 약초 사용은 전 세계적인 치료방법으로, 고대 중국만의 방법이 아니다. 그렇기에 약초를 사용하는 치료를 모두 한의학 방식이라 할 수 없다. 다른 고대 문명지역과의 차이라면, 고대 중국으로부터 내려오는 약초 사용법에는 질병과 치료 간에 하나하나 상응하는 인과관계가 결여되어 있다는 것이다. 이에 대해, 나는 이미 여러 차례 명확하게 밝힌 바 있다. 필자(스테븐 브레트만)가 여기서 말하고자 하는 것은 일찍이 세계의 문명지역에서 유행한 바 있는 약초들이지, 특별히 한의학을 지칭한 것이 아니다. [원주]

blind"으로, 그렇기에 이 실험에서 맹盲의 상태는 참여자가 아닌, 연구원들과 평가단원들이 된다.

"단일맹검" 연구의 문제는, 일단 환자가 자신이 받은 치료가 진짜인 것을 알면 더 높은 열의를 지니고서 협력하겠지만, 가짜 치료라는 것을 알면 환자의 협력열의는 사라진다는 점이다. 아마 전자가 얻게 될 효과는 가짜 치료보다 더 나을 것이다. 이렇듯 "단일맹검" 연구 결과는 전혀 의미가 없다. 이 문제를 해결하고자 한 정골요법사D.O : Doctor of Osteopath인 케리 카머Kerry Kamer가 몇몇 배우들을 훈련시켜 가짜 치료를 받게 해보는 게 어떻겠냐고 제안한 적도 있지만, 아직까지 그의 건의를 받아들여 이를 실험한 사람은 없다.

■ 2006년 07월 06일

열세 번째 이야기

가짜와 진짜 한의약 중 어느 것이 더 해로울까?

9월 9일 보저우亳州, 安徽성에 있는 지명에서 가짜 한의약 사건이 발생하였다. 이 사건은 멜라닌 분유 사건처럼 국내외에 심각한 사회적 물의를 일으키지는 않았다.

가짜 서양의약을 한의약에 혼합한 것은 100% 해롭다. 그러나 가짜 한의약이 반드시 해로운 것은 아니다.

몇 가지 예를 들어보겠다.

한의사들이 마황을 사용하기 시작한 것은 아주 오래되었다. 그러나 처음 에페드린(마황의 성분)을 추출한 것은 1887년 일본 의사 나가이 나가요시長井長義였다. 그리고 1923년에 미국 유학을 한 중국 의사 진극회陳克恢가 처음으로 에페드린의 명확한 약리작용을 밝혀냈다. 이것은 그 이전의 한의사들이 마황을 사용할 때 약물남용 문제를 고려하지 않았다는 것을 의미한다. 따라서 과거에 남용되었던

"진짜" 마황이 실제의 병 치료에서는 "가짜"였다는 것을 의심할 여지가 없을 것이다.

에페드린이 세계에 퍼져 임상에 사용되기 시작하면서 에페드린의 흥분작용stimulant과 발열작용thermogenic이 알려졌다. 원래 마황은 α-수용체 및 β-수용체 흥분제로 대뇌를 자극하고, 심장 박동수를 증가시키고, 혈관을 수축시키며, 기관지를 확장시키는데, 마황의 발한작용도 그런 효과의 일부로 나타나는 것이다. 따라서 한의사가 마황을 사용해 땀을 나게 하는 것은 자신이나 타인을 기만하는 남용 행위이며, 그 외에도 많은 잠재적 해로움의 가능성이 있다. 그런데 만일 누군가 무해한 가짜 마황으로 유해한 진짜 마황인 것처럼 속였다면, 아마도 그것은 좋은 공덕을 쌓는 일이 될 것이다.

유황에 그을린 인삼은 물론 해롭다. 그러나 유황에 그을리지 않은 인삼은 안전할까? 17세기 말부터 18세기 초에 살았던 강소성 출신 의사 서대춘徐大椿은 ≪인삼론≫이란 글을 썼는데, 그 첫머리에서 다음과 같이 말했다.

"천하에 남을 해하여 사람을 죽일 수는 있으나, 그것이 반드시 그의 가정을 파괴하는 것은 아니다. 또 어떤 가정을 망가뜨리는 것이 반드시 그를 죽이는 것도 아니다. 하지만 남의 집안을 망가뜨리고 사람도 죽이는 것이 있는데, 그것이 바로 인삼이다天下之害人者, 殺其身未必破其家, 破其家未必殺其身. 先破人之家而后殺其身者, 人蔘也."

먼저, 인삼이 "남의 가정을 망가뜨린다"는 말은 인삼이 아주 비싸기 때문이다. 만일 한의사의 말에 따라 인삼을 먹게 된다면, 환자는 가산을 탕진하는 지경에 빠질 수 있다. 또한 병은 오히려 더 심해질 것이다. 결국에 약을 구할 수 없게 되면 일순간 황천길로 들어서는 것이다. 상당上党인삼[1] 채취가 중단된 후부터 인삼은 더욱 비싸졌다. 그래서 일부 불법 약재상들이 흔히 "무 껍질을 인삼이라고 속였다." 서대춘의 이런 견해를 놓고 보면, 독자는 무 껍질을 가짜 인삼으로 속여 사용하는 것이 실제로 진짜 인삼보다 더 안전할 수 있다는 것을 상상하기 어렵지 않을 것이다.

11세기 심괄沈括은 ≪몽계필담夢溪筆談≫에서 주사朱砂가 "대선大善"에서 "대독大毒"으로 바뀌게 된 것을 기록하고 있다. 실제 주사에는 수은이 다량 함유되어 있으며, 그 자체가 강한 독이다. 다만 한의사가 환자에게 주사를 복용시킬 때 "수비법水飛法"[2]을 이용하기 때문에, 복용한 주사는 이물질로 장을 통과할 뿐 심각한 중독을 초래하지 않는다. 하지만 주사를 기름이나 물에 넣고 끓이면, 고온에서 주사 속의 수은이 유리 수은Free Hydrargyrum으로 바뀐다. 그렇게 해서 먹으면 수은 중독을 일으키기가 쉽다. 심괄이 말한 "대선"이 "대독"으로 바뀌는 비밀이 거기에 있다.

최근에 있었던 보서우의 가짜 한의약 사건에는 붉은 벽돌가루를 주사라고 속인 내용이 들어 있다. 사실 붉은 벽돌가루는 어떤 방

[1] 산시山西성 상당(현재의 長治) 지역에서 많이 생산되는 인삼에 붙여진 이름.

[2] 흙을 물과 함께 섞어 휘저어 상층의 물을 따로 모아 가라앉혀서 부드러운 가루를 얻는 방법.

법으로 복용하더라도 장을 지나가는 이물질일 뿐이다. 주사를 사칭한 붉은 벽돌가루는 진짜 주사보다 오히려 안전할 것이다.

6·25전쟁 시기에 중국정부는 무소뿔을 가지고 코뿔소뿔이라 하고 산양뿔을 영양뿔이라 사칭한 사건을 조사한 적이 있다. 그러나 당시 정부가 조사하기 전에 가짜 한의약의 무효성에 대해서 이야기한 사람은 아무도 없었다. 한의학을 잘 아는 이들은 다음과 같은 사실을 알고 있다. 즉, 종종 약방에서 약이 준비되지 않았을 때, 약방 주인은 일반 인삼이 상당인삼을 대신하고, 활짝 핀 회춘초回春草가 개화되지 않은 회춘초를, 개의 콩팥이 해마를, 멧두릅獨活이 당귀當歸를 대신한다고 권하는 것이다. 이를 근거로 보저우에서 멧두릅을 당귀로 속인 일이 발생했던 것인데, 이것을 두고 남에게 해를 주는 일이라 할 수는 없다.

또한, 진晋 시대 도홍경陶弘景은 탁하고 검은 아교阿膠는 먹을 수 없다고 경고했다. 그러나 요즘 시장에 나와 있는 아교 중에서 탁하고 검지 않은 것은 하나도 없다. 그런데도 지금까지 나는 탁하고 검은 아교를 판다고 고소한 사람이 있었다는 말을 들은 적이 없다.

이와 같은 예들을 보자면, 가짜 한의약이 진짜 한의약보다 사람에게 더 해로운지 아닌지에 대한 판단은 바로 한의약을 이용하는 사람의 목숨이 중요한지 아닌지를 판단하는 문제라고 여겨진다. 마작을 하는 것은 돈을 거는 것이다. 한의약를 사용하는 것은 생명을 거는 것이다. 실제로 진짜 한의약을 먹느냐 가짜 한의약을 먹느냐에 관계없이 둘 다 사람의 생명을 가지고 도박을 하는 것이다! 한의사와 한의학 수구주의자들은 바로 사람 목숨을 초개처럼 여기면서 장난치는 무리들이다!

■ 2008년 10월 17일

열네 번째 이야기

한의학의 "과학연구" 실상을 드러내는 전형적 사례

중국에서 한의학의 과학연구는 한결같이 철저하지 못했다. "쌍령고본산双灵固本散"[1]이 그 중 하나의 예이다. 이하는 "쌍령고본산"이 허풍을 떨기 시작한 때부터 파산하기까지의 "삼부곡三部曲"이다. 주의할 것은, 이것에 대한 "3차 임상결과"를 발표한 시점이 2007년인데, "유일하게 국제연합UN의 암 예방치료약으로 선정되었다"고 허풍 떤 것은 그보다 3년 전인 2004년이라는 사실이

[1] "쌍령고본산双灵固本散"은 원래 "중화영지보中華灵芝宝"라는 건강식품이었으나, 허가를 받은 후 약품으로 생산되었다. 영지灵芝류의 "항암" 중약이다. 그러나 이후 지나친 허위광고와 자료 허위조작으로, 국가식품약품감독관리국에 의해 약품등록이 취소되었다. 철저한 감독 하에 서안녹곡제약회사西安綠谷制藥公司로 하여금 시중에 판매되는 모든 "쌍령고본산"을 회수토록 하였다.

다. 한의학계에서 앞뒤가 뒤바뀐 이런 흰소리는 항상 과감하였으며, 그 허풍에 국제연합까지 움직일 정도였다. 이토록 허풍에 있어서 비범한 재능을 보이는데, 그들이 떨지 못할 허풍이 또 어디 있겠는가?

1. 한의학 과학연구의 첫 번째 곡曲: 허풍을 떨다

표제 국제연합UN이 항암제인 쌍령고본산의 유일한 구매자로 선정되었다.(2004년 인민인터넷 보도) 인터넷 주소는 다음과 같다.

http://www.people.com.cn/GB/14739/22109/37630/37632/2782587.html

2. 한의학 과학연구의 두 번째 곡曲: 연구 보고서를 발표하다

표제 ≪쌍령고본산Ⅲ기 임상 총결산 평가≫ (2007년 ≪중화 중서의학 잡지≫ 제8기에 실림). 글이 실린 인터넷 사이트는 아래와 같다.

http://www.shouxi.net/upqikanPDF/2007428223465408.pdf

3. 한의학 과학연구의 세 번째 곡曲: 완전히 정체를 드러내다

표제 쌍령고본산 출시는 중양의약 시장의 복福인가 화禍인가? (2007년 6월 25일 Globrand 보도) 인터넷 사이트는 아래와 같다.

http://www.globrand.com/2007/06/25/20070625-105113-1.shtml.

아직 태어나지도 않은 아이를 두고 세상천지에 "내 아이가 세계적인 스타"라고 자랑하는 것처럼, 이런 기적을 만들어낼 수 있는 곳은 아마 전 세계에 중국밖에 없을 것이다. 오래된 이 동방 문명국가의 남다른 점이 있다면, 어떠한 인간의 기적도 만들 수 있다는 것이다. 이 사례가 그렇지 아니한가?

■ 2007년 08월 19일

열다섯 번째 이야기

날조된 '베이징 한의사 과실치사사건' 비판

설명 이 사건은 ≪신경보新京報≫, ≪북경신보北京晨報≫, ≪경화시보京華時報≫ 등에 실렸다. 이 사건으로 인해 다시금 "의식적 혹은 무의식적인 사기꾼"으로서 한의사의 현실적 해악이 폭로되었다. 특별히 지적할 것으로, 이 치사사건의 주인공은 한의학계가 비난하는 "한의사의 대열에 끼어든 못된 자老鼠屎[1]"가 아니라, 베이징 한의대학을 졸업한 박사이자 국가로부터 개업증서를 발급받은 한의사라는 점이다. 이하는 ≪신경보≫ 보도 내용이다. 괄호 안의 글[2]은 이 치사사건에 대한 나의 비판적 평론이다.

---

1 '쥐똥'을 뜻하는 말로 미움 받는 자를 일컬음.

2 이외에도 원문에 괄호 표기가 많아서 저자의 평론일 경우 '【비판적 평론:】'으로 표시함.

≪신경보≫의 2007년 05월 24일 보도에 대한 비판적 평론

노인환자 복통으로 사망, 가족이 병원에 의문 제기

본보 기자朱開云에 따르면, 4월 24일 오후 2시 경 62세의 왕밍따王明達는 심한 복통으로 부인을 동반하고 항공공업센터병원에 가서 진찰을 받았다. 한의사[3]는 기체위통침제氣滞胃痛浸劑를 처방하였다.

【비판적 평론: 한의사는 어떤 의미로든 진단을 내릴 수 없으며, 이른바 한약의 "약리작용" 또한 함부로 말할 수 없다. 이러한 의학적 기본 사유방식으로 인해 발생하는 문제가 바로 "우선 약을 두 첩 먹어 보자"이다.】

왕밍따는 집으로 돌아와 약을 복용했음에도 병세가 전혀 호전되지 않았다. 오후 5시 20분, 신고를 받고 달려온 120 응급요원은 왕밍따의 사망을 확인하였다. 초기 부검 결과에는 왕밍따가 "자발성 관동맥 내막박리 파열"로 죽었다고 되어 있었다.

— **문**: 왜 진료기록에 한 글자도 기록되어 있지 않은가?

— **답**: 한의사가 진료기록을 하지 않은 것은 규정 위반이다.

왕밍따의 딸 왕천王晎은 아버지가 세상을 떠난 후 병원의 병력과 증빙서류를 확인했는데, 진료기록에 한의사의 글씨가 하나도 쓰여 있지 않았으며, 또 처방전에도 한의사 서명이 없다는 사실을 확인했다고 말하였다.

[3] 기타 매체에서는 한의사의 실명을 공개하였는데, 그는 런즈시옹任志雄으로 베이징 한의대학의 박사과정을 졸업했다. [원주]

【비판적 평론: 서양의학에서는 병력을 쓰는 것이 항상 전통이었지만, 중국은 예로부터 지금까지 병력을 쓰는 관행이 없다.】

왕천은 이튿날 주치의였던 런任모 씨에게 찾아갔고, 런모 씨는 병력을 쓰지 않은 것은 자신의 실수였다고 인정하면서 당시 환자가 너무 많았던 탓에 소홀히 할 수밖에 없었다고 변명을 늘어놓았다. 왕천은 기자에게 런모 씨와의 대화를 녹음한 자료를 증거로 보여주었다. 항공공업센터병원 책임자 선지윈沈吉云은, 의무기록에 대한 분명한 규정이 병원에 있으며, 한의사가 병력을 쓰지 않아 규정을 위반했다면 병원은 규정을 위반한 한의사에게 처벌을 내릴 것이라고 했다. "그러나 이것은 왕밍따의 사인과 직접 관련이 없다"고 말하였다.

— **문**: 병의 원인이 분명하지 않은데, 왜 처방을 하였는가?

— **답**: 한의사에게는 원칙적으로 잘못이 없다.

왕밍따의 부인인 자오趙 여사는, 그날 오후에 내과에 접수했는데 한의사가 간단히 검사한 후 왕밍따에게 초음파검사를 하라고 하여 주로 충수염[4]에 대해 검사를 하였다고 회상한다

【비판적 평론: 충수염 증상은 비교적 전형적이어서, 초음파를 하지 않아도 과실 여부를 규명할 수 있다.】

한의사는 초음파검사 결과가 모두 정상이었다고 말했다. 왕밍따의 요구에 따라 한의사는 또 그의 혈압을 쟀다.

[4] 흔히 맹장염이라 말하는 병.

자오 여사는, 한의사가 병의 원인을 찾아내지 못했고 남편의 복통은 오히려 더 심해졌다고 했다. 그래서 한의사는 기체위통충제氣滞胃痛沖劑를 처방하여, 왕밍따에게 집에 돌아가 복용토록 하였다.

그 후 왕천은 당시 부친의 혈압이 100/60이었음을 알았다. "구토를 하고 급성 복통과 어지럼증을 호소하고 혈압이 100/60으로 떨어진 노인 환자를 한의사는 어떻게 충수염 검사만 하고 집으로 돌려보낼 수 있단 말인가?"라고 왕천은 말했다.

【비판적 평론: 한의사는 "신허화왕腎虛火旺", "위부열적胃腑熱積", "심기허心气虛", "의난잡증疑難雜症" 등 몇 가지 의미도 모를 병명만 알 뿐, 그들의 질병에는 기본적으로 "관동맥박리" 같은 병이 없고 "충수염"도 마찬가지이다. 이는 또 중국 인민이 서양의사의 "해독毒害"[5]를 받아들인 후에야 알게 된 병명이다. 그래서 한의대학 박사까지 마친 런任 한의사는 충수염 배제를 위한 검사만 하고, "비장과 위를 화해시키고" "기력을 다스리는" 중성약中成藥을 처방하여, 환자로 하여금 집으로 돌아가 지켜보도록 한 것이다. 한의사의 입장에서 보면, 분명히 "원칙적으로 잘못이 없다."】

왕천이 말하기를, 그녀가 관련 자료를 찾아보고 알게 된 바에 따르면, 관동맥박리는 확정 진단 후 수술이나 다른 치료를 했을 때 생존율이 90% 이상이라는 것이었다. 왕천은 무책임한 한의사에 의해 오진이 내려졌고, 마침내 부친이 사망했다고 생각했다.

【비판적 평론: 한의사들은 "병은 고칠 수 있지만, 운명은 고칠 수 없

5 한의학계의 표현을 그대로 인용한 말.

다治得了病, 治不了命"고 말한다. 한의사들에게 진단기준은 없고, 기본적인 치료 규범도 없으며, 병리와 약리 모두가 불분명하다. 따라서 현장에서 환자를 독살한 경우를 제외한다면, 한의사들에게는 예로부터 지금까지 "의료사고가 없다." 누군가가 한의학 치료를 택하려 한다면, 먼저 반드시 이에 대비하고 있어야 한다.】

이에 관해 선지원沈吉云은, 만일 의학적으로 고혈압 병력이 없는 환자라면, 100/60의 혈압은 정상 범위에 속한다고 밝혔다. 다만 의사는 환자의 임상소견을 근거로 표현하고 관련 규범에 따라 검사하고 처방전을 쓸 수 있을 뿐, 원칙적으로 잘못이 없다고 했다.

— **문**: 한의사가 내과 진료를 보는 것은 규정 위반 아닌가?

— **답**: 그는 중서결합의(서양의학과 동양의학 모두를 진료할 수 있는 의사 또는 한의사)이다.

왕천은 사건 발생 후 병원에 런모 씨의 의사자격 확인을 요구해, 그 한의사의 <의사개원증서>에 기재된 전공 분류가 "한의"라는 사실을 알았다고 했다. 이에 왕천은 런모 씨가 한의사로서 내과 개원의 자격이 없이 2급일등二級甲等 병원 내과 진찰실에 앉아 진료를 맡는 것은 전형적인 의료법 위반이라고 생각했다.

5월 21일, 병원은 기자에게 런모의 <의사개원증서>를 보여주었는데, 증서에 기재된 전공 분류는 "중서의학결합"이었다. 그러나 그의 <의사개원증서> 자체의 전공 분류는 "한의"였다.

선지원은, 의학 분류상 개원증서의 "한의"는 상위 분류로 "중서의학결합"과 한의의 기타 전공을 포괄하기에, 런 한의사는 "중서의학결합" 전문의에 속한다. 그리고 그가 진료하는 진찰실은 북경시 위생국의 허가에 의한 진료과목으로 중서결합과라 하였다.

선지윈은, 런 의사가 의료행위의 범위에서 벗어났는지 여부는 관련 위생감독부와 위생행정부가 판단할 것이라고 말했다. 선지윈은 또 병원 측이 이미 이 사건을 자오양朝陽 위생국에 서면보고 하였다고 말하였다. 그들은 환자의 확실한 사인을 조사하기 위해 이미 가족에게 부검을 하도록 권유한 바 있다. 병원에 과실이 있는지 없는지는 부검 결과가 나온 후에야 비로소 확인할 수 있을 것이다.

【비판적 평론: 이 의료사고는 런 한의사가 의료행위의 범위를 벗어났는지 여부와 아무런 관계가 없다. 한의학은 본래 의료사고의 평가 기준이 없다. 한의사가 환자를 현장에서 독살하지만 않는다면, 어떠한 "치료" 과정에도 필연적으로 "원칙적인 잘못은 없는" 것이다. 나는 환자 가족들에게 어떠한 부검도 하지 말 것을 권한다. 왜냐하면 "부검"은 이 의료사고를 조사하는 데 아무런 의미가 없으며, 결론은 이미 전제조건에 포함되어 있기 때문이다. 나의 관점으로는, 왕밍따 씨는 잘못된 의술로 죽은 것이 아니라 잘못된 의학의 관념 때문에 불행히 죽은 것이다. 역사적으로 줄곧 적잖은 사람들이 문제가 많은 이 한의학을 비판해왔고, 나 자신도 일찍이 그것을 국가 의료시스템에서 철저히 배제해야 한다고 호소했지만, 현재 중국정부의 의료위생관리부, 특히 국가 한의약관리국은 오히려 이 문제투성이 한의학의 정통적 지위를 옹호하기 위해 줄곧 노력해 왔다. 따라서 왕밍따 씨의 죽음은 해당 정부부서에 책임을 물어야지 런 한의사 개인에게 지워서는 안 된다. 생명에 대한 배상은 응당 "국가배상기금"에서 지불되어야 한다. 국가의

잘못된 의학사상 체계를 지지한 런 한의사가 잘못된 의학교육을 받고 그것을 실천하던 중에 국민의 생명에 해를 입힌 것인데, 국가가 아닌 누가 책임을 진단 말인가?】

■ 2007년 05월 27일

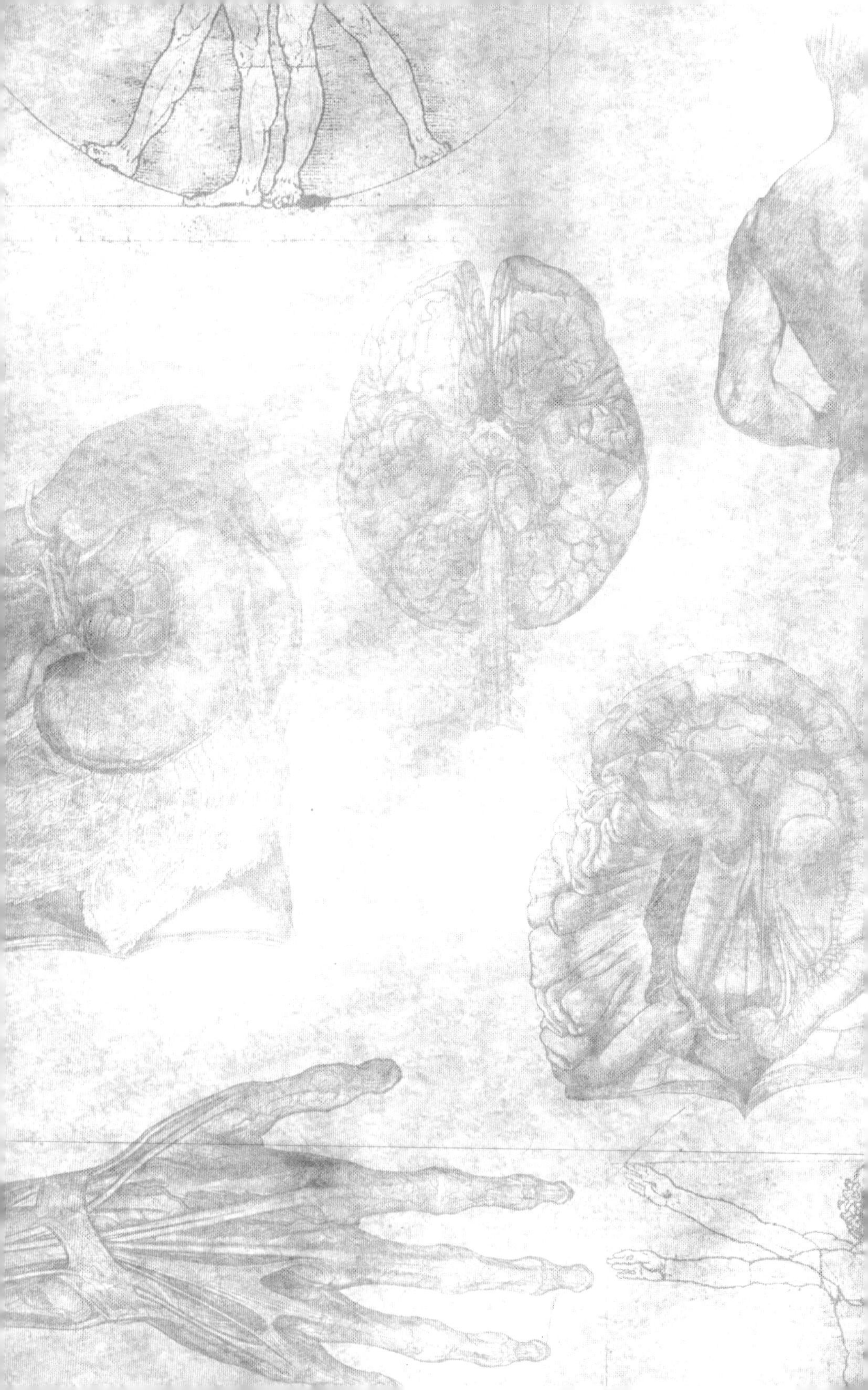

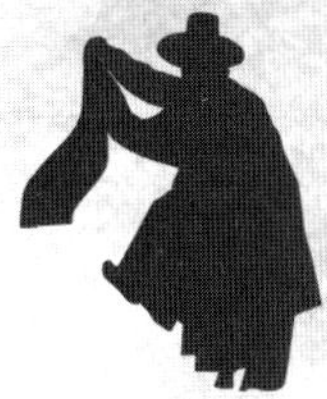

문화와 역사로서의 한의학 문제

최한기崔漢綺

한의학 비판에 가장 마지막에 서 있으며 가장 통렬한 견해를 제시한 인물은 최한기였다. 그는 오행과 오장육부의 기능을 연결하는 것을 "견강부회"한 억측이라 하여 이를 부정했다. 그는 한의학이론을 다음과 같이 비판했다. "기의 빛 그림자만 보고 기의 형질은 보지 못하였다. 또 오운육기를 으뜸으로 삼아 간지와 상생상극의 이론을 부회하며 사시의 순환만을 보고 지구의 자전과 공전 그리고 해와 뭇별들이 서로 조응함은 보지 못해 허무에 허무를 더하였다." 더 나아가 "음양오행 등 방술에 의학이 부회했기 때문에 (한)의학이 천기賤技로 전락했다"고 주장했다. 최한기는 형태가 있고 만질 수 있으며 측정할 수 있는 의학을 주장했다. 아울러 서양 선교의사 홉슨이 제시한 갈렌의학이 아닌 서양의 근대해부학, 생리학, 병리학 등의 체제를 그대로 받아들였다. 동시에 그는 서양의학의 약점을 공격하면서 그것을 극복할 수 있는 동서의학을 절충한 새 의학체계를 모색했다. (신동원의 논문 ≪조선시대의 의학론≫ 중에서)

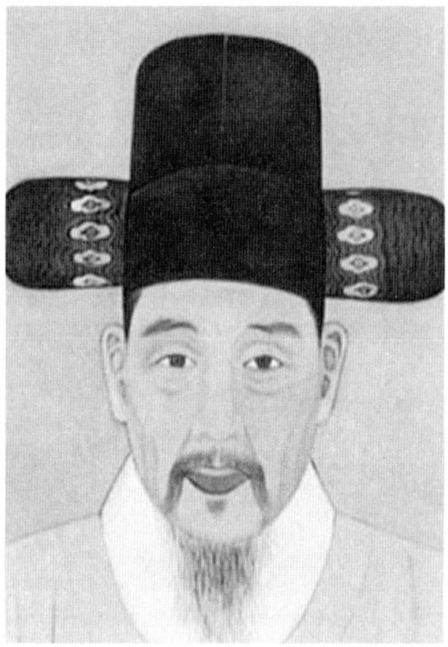

최한기崔漢綺, 1803~1877

"음양오행 등 방술에 한의학이 부회했기 때문에
한의학이 천한 기예로 전락했다"

(≪신기천험身機踐驗≫ 중에서)

열여섯 번째 이야기

국가 "비非물질문화유산"이 된 한의학에 관한 논의

현재를 정보 사회라 일컫는다 할지라도, 중국 장사長沙는 여전히 예전과 별반 다를 바 없이 폐쇄되어 있다. 며칠 전, 나는 한 편의 글을 통해 "채 20년이 못 되어, 한의학은 과학의 전당殿堂에서 퇴출되어 원래의 출발점으로 되돌아 갈 것이다"라고 말한 적이 있다. 그런데 뜻밖에도 그 시기가 이렇게 빨리 올 줄이야 미처 생각지 못하였다.

2006년 5월 25일, 국가 한의약 관리국國家中醫藥管理局은 이미 대외적으로, 한의학의 아홉 가지 항목을 첫 번째 국가 비非물질 문화유산 보호 리스트에 넣었다는 사실을 공표하였다. 북경 주재駐在 ≪과기일보科技日報≫에서는 이 정보를 6월 7일에야 겨우 입수하여, 6월 12일에 비로소 정식 보도하였다. 내 집으로 신문이 배달되었을 때는 이미 6월 14일이 되어 있었다. 이런 이유로, 중국의 한의학은 곧 바로 "비非물질문화유산"으로 보호되었다. 그러나 한의학은 생명력이 넘치는 현실 문화가 아니었다. 나는 한의학이 이렇게까지 막바지로 치달을지는 결코 생각지 못했다.

주지하다시피, 무릇 생명력이 있고 자기 경쟁력으로 가득 찬 것은 어떠한 보호도 필요치 않는다. 오로지 오래되고 약하며, 현실 경쟁력이 부족하고 더 이상 변화가 없거나(예컨대 단오절), 혹은 죽어버린 것들만이 보호될 필요가 있다. 가령 한 사람이 원기 왕성하게 살고 있는데, 돌연 어떤 사람이 그를 문화유산으로 보호하자고 말한다면, 이 사람은 분명히 불쾌함을 느낄 것이다. 그러나 만일 이 사람이 천수天壽를 다하고 죽었거나 병들어 중태에 빠져 있는데, 어떤 이가 그를 문화유산으로 보호해야한다고 제기한다면, 오히려 이 죽은 자 혹은 병자의 친척이나 친구, 추종자들은 필히 이 건의에 감격한 나머지 눈물을 흘리며, '만세, 만만세萬歲, 萬萬歲'라고 경사를 기리고 축하할 것이다.

기왕 이렇게 한의학이 "문화유산"이라는 걸음을 내딛게 된 이상, 우리들은 새로운 사유와 새로운 각도에서 그것을 연구해야 할 것이다.

사실, 어떤 문화유산이라도 보호하고 연구할 가치가 있다. 그러나 현대 중국어는 연구할 필요가 있지만, "문화유산"으로 보호할 필요는 없다. 이는 현대 중국어가 오늘날까지도 생명력을 지닌 채, 전全세계에 널리 퍼져 있으며 변화하고 있기 때문이다. 하지만 호남湖南 강영江永에서 발견된 여서女書[1]는 다르다. 그것은 일찍이 외진 소수 민족 지역에서 널리 사용된 적이 있는 문자 체계이다. (그러나) 현재 이미 소멸할 위기에 놓여 있어서 더 이상 어떠한 변화도 일어나지 않을 것이다. 설령 현실생활 속에서 이러한 문자체계가 이미 아무런 쓸모가 없다고 할지라도 그것을 보호하고 연구하는데 힘쓰는 것은 여전히 필요한 일이다. 그렇지 않으면 장래의 역사학자, 특히 언어사학자言語史家가 중국 소수민족의 언어사言語史를 알아내고자 할 때, 견본조차 찾을 수 없게 될 것이다.

역사와 문화를 연구하는 사람의 경우, 역사 증거는 무척이나 중요한 것이다. 우리들이 현재 다른 문명지역의 고대 의학사醫學史를 연구하고자 한다면, 기원전 5세기에 최초로 세상에 알려진 ≪히포크라테스 전집*Corpus Hippocraticum*≫, 기원전 2100년에 출판되어 기원전 668년까지 줄곧 고대 바빌로니아 의학 상황을 기록한 ≪니네베*Nineveh* 의학서≫(25,000개의 기와瓦판에 의해 만들어짐), 또한 고대 이집트 기원전 1800년 의학 수준을 반영한 3부 초지서草紙書, "오의서奧義書"보다 더 이른 시기의 고대 인도 의학전서인 ≪아유르베다*Ayurveda*≫ 등, 그것들은 다 보호될 필요가 있다. 그것들이 없었다면, 우리들은 그 시기의 역사를 이해할 방법이 없을 것이다. 같은 이치로, 중국 역시 고유의 자체 의학사醫學史가 존재한다. 그래서 중국 고대 의학 서적을 보존하고, 의학 유적을 보호하는 것은 무척이나 필요한 일이

[1] 여서女書는 중국 호남 강수현江水縣 일대의 여성들 사이에서 사용되던 독특한 문자.

다. 게다가 이러한 작업은 되도록 빨리 이루어지는 것이 늦게 되는 것보다 좋다.

병을 치료하고 환자를 구하는 것은 본디 과학 범주에 속하지만, 한의학은 줄곧 과학의 경계에 들 수 없었다. 한의학이 만일 과학에 속한다면 보호할 필요가 없는데, 과학은 늘 새로운 사업이기 때문이다. 사실상, 지금까지 피타고라스Pythagoras의 법칙, 뉴턴Isaac Newton의 역학, 맥스웰Maxwell의 전자학을 무슨 문화유산보호니 하며 신청한 이는 이제껏 아무도 없었다. 또한 고대 그리스 의학, 고대 이집트 의학, 고대 바빌로니아 의학, 고대 인도 의학을 보호하자고 주장한 사람 또한 없었다. 왜냐하면 그들은 일찌감치 떨치고 일어나, 세계 의학의 체계 속으로 융합되어 들어갔기 때문이다.

이해할 수 없는 점은, 병을 치료하고 사람을 구하는 일이 본래 목숨과 관련된 중대한 일임에도, 뜻밖에도 한의학은 확정적인 실증 방법을 받아들여 그것을 검사하고 발전시키려는 노력을 거듭 거부한다. 심지어 과학을 거부하기 위해, 한의학은 모든 과학적인 방법을 공공연히 적대시하기까지 한다. 현재의 의학과학醫學科學은 유전자 단계까지 이미 진보했지만, 중국은 여전히 의학 속에 과학을 포함시키는 것을 공공연히 거부하고, 심지어 주제넘게 과학을 배척할 것을 주장하며, "초과학超科學"과 "통합의학整體醫學"이라는 자화자찬적인 말들을 내걸고서 과학의학科學醫學을 대체하겠다고 큰소리치기까지 한다. 황당하고 무지하며, 역사의 흐름을 거슬러 움직이는 이러한 "창의성"은 일부 과학기술 관료들로부터 칭찬을 받기까지 하였다. 그러니까 백술탕전제白

術湯煎劑는 뚱뚱한 사람이 마시면 살이 빠지고, 마른 사람이 마시면 체중이 늘 수 있다는 주장이 나오는 것이다. 또 한의약의 "유독무해론有毒無害論"은 놀랍게도 ≪중국 한의약보中國中醫藥報≫에 실릴 수 있었을 뿐 아니라, 심지어 국가의 중점적인 과학 연구 프로젝트에 선정되기까지 하였다. 만일 이것조차도 사기라고 보지 않는다면, (대관절) 무엇을 사기라 하겠는가? 인간의 생명과 건강을 이처럼 아이들 장난 정도로 여기는 "문화"는 버리는 게 더 가치 있지 않을까? 심지어 비난 받는 것마저 면하고자 하는 것일까? 중국의 국민들이 그만큼 호락호락하단 말인가?

한의학은 스스로 문화라 자처하면서 과학을 거절하였기에, 줄곧 세계 의학 체계 속에 융합될 수 없었다. 1920년대에 필딩 게리슨Fielding H. Garrison이라는 한 미국 학자가 ≪의학사醫學史≫를 출판하였다. 그는 자신의 이 저술을 완성시키기 위해 머리를 쥐어짜며 중국 한의학을 연구하고 정리하였음에도 불구하고, 중국 한의학에 관해서는 겨우 지면紙面 한 쪽만을 가까스로 할애하였다. 당시 중국인들은 그가 중국에 대해 편견을 지니고 있다고 생각했다. 하지만 그는 이에 굴하지 않고, 끊임없이 중국인에게 해명하였다. 그는 자신이 중국 고대 의학을 이해할 수 없다고 말하였다. 후에, 일부 중국학자들이 외국인에게 한의학의 필요를 이해시키기 위해, 마침내 "중국 의학사中國醫學史" 저작물들을 모아 중국 고대의 의학 성취를 설명하려고 시도했으며, 또한 이를 영문으로 번역해냈다. 그러나 작가 자신조차도 안개 속에 갇혀 있는 것처럼 갈피를 잡을 수 없는 중국 의학사는 외국인에게 이해될 리 만무하였다. 그처럼 실상이 백일하에 드러난 후에도, 모든 글들은 아무런 실질적인 내용도 없이, 하나같이 부정확한 내용들로 가득했다.

중국에 의학사가 존재하지 않는다고 말할 수는 없다. 그러나 중국 의학사를 어떻게 써야하는지를 놓고, 외국인이 난감해하는 것은 말할 것도 없이, 중국인이 직접 쓴다는 것 또한 무척이나 위험하다. 주지하다시피, 한의학은 본래 명확한 사상과 방법을 지니지 않았고, 뚜렷한 인과관계조차 존재하지 않았으며, 명확한 문헌 기록도 갖추고 있지 않았다. 심지어 믿을만하고, 역사에 기록될 만한 의학사적 인물 또한 그리 많지 않다. 편작扁鵲이 한의학의 시조라고 일컫어지지만, 먼저 그에게는 의학 저서가 존재하지 않고, 둘째로는 믿을만한 의료 사적醫療事迹과 의료 방법醫療方法이 없다. 즉, 히포크라테스처럼 체액 평형의 의료 이론과 의료조치를 제창한 바 없다. 예컨대 지혈요법의 경우, 편작에게서 이와 유사한 근거를 전혀 찾을 볼 수 없으며, 중국 역사상 편작이라는 그 사람이 정말 존재했는지조차도 의문으로 남아있다. 몇몇 약을 자르는 칼, 약을 빻는 통, 약을 볶는 솥, 단약丹藥을 만드는 화로를 한의학사中醫學史 책에 게재하는 것으로 한의학의 성취를 증명할 수는 없다. 송宋의 왕유일王惟一이 주관하여 만든 "침구동인針灸銅人, 경혈과 경락이 표시된 인형을 중국인들은 열광하며 보지만, 그것에는 분명한 생리학적 의미나 의학적 가치가 존재하지 않는다. 이 침구동인의 몸에는 많은 "경혈穴位"과 "경락經絡"이 표시되어 있는데, 현재까지도 그 진실 여부를 확인할 수 없다. ≪황제내경黃帝內經≫은 적게 잡아도 아미 20여개의 다른 판본이 있을 것이다. 그렇지만 작가가 도대체 누구인지조차 지금까지 정확하게 알려져 있지 않다. 이러한 혼란스러운 상황에 당신이라면, 어떤 사람 혹은 외국인이 중국 의학사를 왜 쓰려 하는지 따위가 (과연) 중요하겠는가?

이보다 더 심한 것으로는, 일부 중국 의학사中國醫學史가 마치 고대부터 오늘날까지 아무런 변화가 없는 역사 같다는 사실이다. 한조漢朝나 송조宋朝, 청조淸朝 시기의 한의사, 더 나아가 현재의 한의사까지, 증세를 판별하고 치료를 실시하는 변증시치變症施治 방면에 대관절 어떤 차이가 있는지를, 분명하게 말할 수 있는 사람은 아무도 없다. 100명의 한의사들은 동일한 하나의 질병에 대해 100가지의 진단을 내릴 수 있다. 또한, 그들은 심지어 각기 다른 이 100가지의 진단에서조차, 어떤 이의 의술이 신뢰할만한 근거를 지녔는지를 아무도 알지 못한다. 이러한 상황에서, 당신은 과학사학자科學史家가 어떤 한의사에 대해서 역사학적 의의를 두고 글을 쓰기를 바라는가? 대관절 중국 역사상 질병들을 발견하고 정복한 적이 있었던가? "심기허心氣虛"는 도대체 어떤 병인가? 그것은 언제 누구에 의해 발견된 질병인가? 어째서 오늘날까지 우리들은 "심기허"를 정복할 수 없단 말인가? 이러한 것들을 어디서부터 써야할지 모르겠다.

또한, 당신은 중국의 의학 저술가와 의학 자체의 관계를 어떻게 다루어야 할지 또한 무척이나 고민스러울 것이다. 예를 들어 보자면, 한 명의 환자도 진찰해본 적이 없는 황보밀皇甫謐이 ≪침구갑을경針灸甲乙經≫을 썼다고 해서, 당신은 그가 의사가 아니라고 말할 수 있을까? 이와 반대로, 당신에게는 그를 반드시 의사로서 대우할 가치가 있다고 말할 이유가 있는가? 중국 의학사는 쓰면서, 황보밀의 행적은 쓰지 않겠는가? 만일 황보밀에 관해 써야 한다면, 어떻게 쓸 것인가? 그는 진료 경험이 없지만, 중국 의학과 관련 있는 지도적인 저작을 써냈다고 쓸 것인가? 이와 같다면, 한의학 이론 체계의 신뢰성은 어디서부터 말을 해야 하는가? 또한 표면적으로 볼 때, ≪황제내경≫은 한의학에 있어 영향력이 무척이나 큰 책이다. 그러나 이 영향력은 관방官方과 거드름이나 피우는 세간의 몇몇 한의사들 사이에서 존재할 뿐, 대부분 서로들 치켜세우거나 언론매체 등을 통해 뜨겁게 다뤄지면서 형성된 이미지에 불과하다. 그렇기에 민간民間에서는 효과가 검증된 처방전을 총괄해낼 때, 근본적으로 ≪황제내경≫을 따르지 않는다. 스피노자Baruch Spinoza, 1632~1677가 신神의 가설을 원치 않았던 것처럼, 중국 민간 의료 경험 또한 줄곧 모든 "음양오행陰陽五行", "삼음삼양三陰三陽"과 같은 가정假定을 무시하였다. 게다가 한의학의 "경전 저작물" 속에는 지방 도적떼들의 은어와 유사한 전문용어들이 많이 들어 있었다. 그러나 그 전문용어들이 무슨 뜻인지 오늘날까지 명확하게 해석할 수 있는 중국인은 아무도 없으며, 더구나 이러한 개념들의 변혁 과정에 대해서는 더 말할 나위가 없다. 거의 모든 한의사들에게는 그 자신조차도 모르는 개념을 만들어낼 권한이 있다. 한 한의사가 오늘은 "풍風"을 이러한 것이라고 말해놓고서, 또 내일은 이 "풍"을 다른 것이라고 말할 수 있다. 이러한 의학사醫學史를 당신은, 타인이나 외국인이 어떻게 쓰길 원하는가? 외국인은 말할 것도 없이, 중국인이 중국의 의학사를 쓴다 해도 기껏 "마구잡이식으로 끼워 맞추는

데" 불과할 것이다. 중국과학기술사를 연구해 널리 이름이 알려진 조지프 니덤Joseph Needham, 1900~1995 박사는 거대한 문예 창작 작가 단체를 조직하였으면서도, 중국 의학사에 대해서는 오히려 줄곧 뒷걸음쳐왔다. 외국인이든 중국인이든 중국 의학사를 쓴 많은 작가들은, 쓰고 쓰면서도 "무엇이 한의학인가"가 문제가 될 정도였다. 당신이 보기에, 이러한 "의약문화醫藥文化"가 어떤 가치가 있는가?

100명의 한의사들은 같은 병病에 대해 백 가지의 다른 진단을 내리고, 백 가지의 다른 치료 방법을 취할 수 있으므로, 백 가지의 진리를 퍼뜨릴 수 있다. 그러나 이 백 가지의 '진리'에는 어떠한 최소한의 정확성도 없으며, 또한 실험 방법을 통한 '진리' 검증도 존재하지 않는다. 정확성이 없다면, 또 무엇을 객관성이라고 말할 수 있겠는가? 한의사는 인과관계를 밝히지 않을 뿐만 아니라, 환자의 생명 또한 존중하지 않는다. 그들은 순전히 사람의 생명으로 도박을 하고 환자의 경제적 형편을 헤아리지 않으면서, 여전히 사람들을 기만하며 이러한 약들이 "병이 있으면 이를 치료하고, 병이 없어도 이를 예방한다有病治病, 無病防病"라고 말한다. 당신이 보기에 이러한 "의약문화"는 혼란스럽고 열악하지 않은가?

한의학이 이렇게까지 엉망으로 뒤섞인 데에는 필경 역사적이고 문화적인 심층 원인이 있을 것이다. 혼란스러운 한의학사中醫史도 어쨌든 역사이다. 오늘날 그 어떠한 것도 보호하지 않으면서 앞으로 우리들은 어떻게 그것의 혼란을 연구해내겠는가? 그래서 나는 한의학을 문화유산으로 보호해야한다고 주장한다. 나는 고서古書 노점상에서 이러한 종류의 서적을 수집하기를 좋아한다. 우리가 어떻게 한의학을 대하는지에 관계없이, 역사를 연구하는 사람은 반드시 증거를 수집하는 법을 습득해야한다. 이는 무척이나 중요한 일이다. 그래서 심하게 좀먹은 한의학 저작물일수록, 나는 더 서둘러 확보하는 방식으로 수집을 해왔다. 높은 가격을 치르고서라도 나는 이 저작물을 사들이고자 했다. 이 또한 한의학이라는 비非물질 문화유산을 보호하는 데 공헌한 셈이다.

특히 지적할만한 것은, 질병 정복 분야에 관한 중국 민간의 탐색으로, 이는 특별하게 문화유산으로 보호할만한 가치가 있다. 그것들이 일반적으로 관방官方 태의국太醫局과 서국書局의 의료 문헌 체계 속에 받아들여지지 않고, 관방 태의국 혹은 태의원太醫院을 모두 "명의名醫"가 독차지하고 있는 탓에, 관방은 민간이 성공시킨 의료 경험을 자신의 체계에 넣은 후에도, "음양오행陰陽五行"과 같은 혼잡한 사상과 방법 위에서 자주 새롭게 바꾸어갔다. 그러나 순수 민간 한의학 서적은 매우 실질적이어서 "도적떼의 은어"와 같은 관방 "이론理論" 따위가 존재하지 않는다. 중국의 한의학에는 "관官"과 "민民" 사이의 차이가 존재한다. 만일 현재 몇몇 민간의 증거들을 모아 이러한 차이를 증명해내지 못하고, 그저 태의원太醫院, 호경여당胡慶余堂, 동인당同仁堂, 구지당九芝堂과 같은 차이만을 안다면, 수년이 지나고 나면 그 차이는 한층 더 불분명해질 것이다.

그러나 문화유산을 보호하는 것 자체가 목적이 아니다. 이 문화유산을 연구하는 것이 가장 중요한 일이다. 이 문화유산을 연구해야만 비로소 우리들은 그 속에서 많은 교훈을 얻어낼 수 있으며, (또한) 어찌하여 비不과학적인 의약醫藥 문화가 전염병보다 더 인간의 생명을 파괴할 수 있는지를 이해할 수 있게 된다. 만일 이러한 교훈을 받아들이지 않는다면, 우리는 당당한 미래를 기약할 수 없을 것이다.

최근 인터넷 상에서는 한의학의 현재와 미래를 둘러싼 양보 없는 팽팽한 논쟁이 벌어지고 있다. 더구나 이 대결 분위기는 아주 노골적이면서 타협의 여지를 전혀 보이지 않고 있다. 왜냐하면 '한의학 폐기'를 주장하는 인사人士들이 의학 혁명을 추진하고, 더 나아가 중국의 문화 혁명을 추진하려 할 것이며, 이는 결점을 지키고자하는 우리들에게 사기꾼의 문화적 기초(그들은 "귀결점"이라고 부른다)를 지워버릴 수도 있기 때문이다. 그러나 중앙 정부가 한의학을 보호 대상 비非물질문화유산에 포함시킴에 따라, 한의학의 미래는 머지않아 완전히 끝장날 것이다. 우리들은 쓸데없이 한바탕 언쟁을 했던 것이다. 한의학이 "과학"에 속해도 그만이고, 한의사가 "의식적 혹은 무의식적 사기꾼"에 속해도 그뿐이다. 이 모든 것은 이미 아무런 의미가 없다. 한의학에는 이미 미래가 없는데, 우리들은 오히려 그 미래를 신경 쓰고 있다. 우리들은 괜히 헛물만 켰다!

이후 한의학에 관한 우리들의(현존하는 한의약 연구 기구를 포함) 연구는 과학 연구의 브랜드를 벗어 던지고서, 한의학에 대한 고유의 "과학연구"에서 "비非물질문화유산"연구로 바뀌어야 한다. 이는, 이후에 우리들이 여서女書를 연구하듯 한의학을 연구해야지, 과학을 연구하는 것처럼 한의학을 연구해서는 안 된다는 것을 의미한다. 다시 말하자면, 이제껏 과학이라는 기치 하에 이뤄진 보수적인 한의학 연구는 이제 철저하게 매듭지어져야 한다.

생각해보건대, 한의학이 문화유산이 되는 새로운 국면에 직면하여, 우리들은 가까운 시일 안에 한의학의 미래가 아닌, 과거만을 언급하는 다음과 같은 몇 가지 이론 문제들을 논의하게 될 것이다.

❶ 한의학의 문화 특징을 어떻게 평가하는가? 한의학 문화는 결국 병病態적인 문화인가, 아니면 적극적인 문화인가?

❷ 한의학은 과학 시대의 문화 경쟁에서 왜 그렇게도 빨리 실패할 수밖에 없었는가?

❸ 유럽은 16세기에 약초학草本과 차차 멀어져갔으며, 일본의 황한의학皇漢醫學 또한 19세기에 곧바로 몰락했는데, 어째서 한의학은 지금까지 건재할 수 있으며, 여전히 일부 사람들의 마음을 사로잡을 수 있을까?

❹ 한의학은 질병 극복 분야에서의 노동인민의 공헌을 어떻게 이용할 것이며, 또한 어떻게 기만적 이론의 후원자가 될 것인가?

❺ 우리들은 한의학이 실패한 문화경쟁 속에서 어떠한 교훈을 받아들여야 하는가?

❻ 중국 전통 문화 개조에 대한 고별한의한약이 갖는 의미는 무엇인가?

한의학이 이미 "문화유산" 속으로 들어갔다는 사실은, 한의학을 "과학"으로 바꾸려는 끊임없는 노력이 아무 쓸모없게 되었다는 것을 의미한다. 이후 한의학의 존재는 그저 "비물질문화유산非物質文化遺産"으로서의 가치만을 가질 뿐이다. 흡사 우리가 여서女書[2]를 연구해도 결코 여서가 회생하기를 바랄 수 없는 것처럼, 우리들은 장래 한의학 연구에 대해서도 어떤 새로운 체계와 새로운 방법으로 그것을 다시 되살리려 시도해서는 안 된다.

우리는 이제 한시름 놓아도 되겠다! (사실) 우리에게는 한의학을 "비물질문화유산"으로 한 연구 사업이 훨씬 더 낫지 않은가!

■ 2006년 06월 15일

[2] 여서 문자. 중국 湖南 江水縣 일대의 여성들 사이에만 쓰는 특이한 문자.

열일곱 번째 이야기

"한의학 내부 개혁"은 왜 실패했나?

필자는 일찍이 "한의학 과학화中醫科學化"가 실패하게 된 원인을 분석한 바 있는데, 이는 인터넷 독자들의 강렬한 반향을 불러 일으켰다. 기실, 한의학 또한 다른 길을 걸었던 적이 있었다. 그리고 이러한 경험이 바로 한의학 스스로 "내부 개혁"을 추진하게 하였다.

하지만, 한의학의 이 "내부개혁" 또한 실패했다!

한의학 내부개혁을 광범위하게 시행하고자 했던 첫 번째 영웅적인 인물로는 일찍이 동한東漢 시기 장사張沙 태수를 지낸 장중경張仲景을 들 수 있다. 주지하다시피, 이전의 한의학은 ≪황제내경黃帝內經≫과 ≪편작난경扁鵲難經≫의 현학공담玄學空談에만 빠져있었다. 반면, 마왕퇴한묘馬王堆漢墓에서 출토한 ≪오십이병방五十二病方≫과 같은 실용적인 의학서는 오히려 널리 알려지지 않았다. 장중경은 아마 그러한 난맥상을 바꾸고자 했던 첫 인물일 것이다. 그는 ≪상한잡병론傷寒雜病論≫을 저

술하여 일부 개인적 경험에 따른 몇 가지 개념들을 제기하였다. 예컨대, 음양陰陽·표리表裏·허실虛實·한열寒熱八綱과 한汗·토吐·하下·화和·청淸·온溫·설泄·보補 8종種의 기본적인 "치료 원칙"을 들 수 있다. 또한 변증시치辨症施治를 기초로 한 질병분류 개념인 태양병太陽病, 소양병少陽病, 태음병太陰病, 소음병少陰病, 양명병陽明病, 궐음병厥陰病은 ≪황제내경≫의 개념보다 확실히 더 명확하다. ≪상한잡병론傷寒雜病論≫이 실제 임상에 훨씬 가까이 닿아있는 탓에, 실용을 추구하는 노老 한의사들은 갓 한의학에 입문한 사람들에게 "≪내경≫은 읽어도 되고 읽지 않아도 되지만, ≪상한傷寒≫은 반드시 읽어야 한다"고 늘 강조하였다. 그러나 이 "신비한 한의학"을 "경험적 한의학"으로 환원한 장중경의 시도는, 고대부터 오랫동안 있어 온 ≪황제내경≫의 영향력을 희석시키거나 대체하지 못했다. 이에 그는 한의학을 실천 경험에 기반한 의학으로 철저히 이끌어 낸 적이 결코 없다. 더군다나 장중경의 112가지 처방은 결코 실천적 경험에서 비롯된 총괄이 아니라, 기존의 "이론"(예컨대, 君·臣·佐·使)에 근거하여 규합해낸 것이다. 예를 들어, 그가 열거하는 첫 번째 처방인 마황계지감초생강탕麻黃桂枝甘草生姜湯은 그 중 한 가지, 두 가지, 세 가지 요소를 제기해도 여전히 효과가 있는지를 증명한 적이 없다. 철저하지 못한 이 경험주의는 끝내 ≪황제내경≫을 대표로 하는 신비주의에서 벗어날 수 없다.

장중경의 탐구를 총체적으로 말하자면, 유익하긴 하지만 결코 성공적이지는 않다. 그것의 긍정적인 성과는, 의술에 대한 사람들의 평가를 "유효성을 최고의 기준으로 삼는" 사유의 경지로 이끌어 냈다는 점이다.

그리하여 400여년의 발전을 거친 이후, 사람들은 점차 ≪황제내경≫을 사상적 원형으로 여기는 모든 "한의학 이론"을 포기할 수 있었다. 민간 의술은 ≪황제내경≫ 없이도 병을 치료할 수 있었건만, 왜 관방官方의 유의儒醫는 ≪황제내경≫이 아니었으면 안 되었을까?

수隋 왕조에 이르러서는 소원방巢元方이 나타났다. 그는 50권卷의 ≪제병원후론諸病原侯論≫을 지었다. 이 책은 장중경이 임상으로 질병을 확인하고, 병을 판단함으로써 치료를 하는 방식을 계승하였으며, 장중경보다 더 급진적인 경험주의를 시행하여, ≪황제내경≫에서 나온 "이론"을 더 한층 포기하였다.

≪황제내경≫을 포기한다는 이 생각에 따라, 어떤 이는 한의학의 변증시치를 표준화하려고 시도한 적이 있다. 그리하여 북송北宋 시기에는 ≪화제국방和劑局方≫이 세상에 나왔다. 그것은 일부 처방을 정착시키면서 "표준"적인 환丸·고膏·단丹·산散을 만들어냈다. 환자 스스로 자신의 변증에 의해 당시 설립된 "국립약방熟藥所"[1]에 약을 사러 갔다. 이것이 아마 중국 최초의 "중성약中成藥"[2]일 것이다.

북송北宋이 멸망한 후, "금원사대가金元四大家"[3]를 대표로, 한의학에서는 이른바 "백화제방百花齊放"이라는 국면이 출현하였다. "사

1 국립약방熟藥所은, 국가가 세운 중국 최초의 약방이다.

2 한약을 표준화한 것으로, 현대의약과 한약을 섞은 약품을 칭하기도 한다.

3 한의학에서 중국의 금金·원元 시대에 출현한 4대 학파로, 의학쟁명의 풍조를 형성하였다. 유완소, 장종정, 이동원, 주진형 파가 대표적이며, 그들의 학설은 이후 동양의학에 지대한 영향을 미쳤다.

대가四大家"를 말하자면, 사실 그들의 이론과 실천에 어떠한 의미를 띤 돌파구가 있었던 것은 아니었다. 오히려 ≪황제내경≫은 "금원사대가金元四大家"의 왁자지껄한 자화자찬을 거친 후에, 새로이 긍정되었다. 그래서 "금원사대가"는 각각 ≪황제내경≫을 자신들의 "학설"로 그럴 듯하게 꾸미려고 하였다. 이러한 복고復古는 줄곧 청조淸朝 건륭乾隆 연간까지 계속되었다.

건륭 말년, ≪황제내경≫의 "이론"은 처음으로 회의적 시각을 경험한다. 허베이河北의 의학이론가 왕청임王淸任은 방관자적 자세로, 맹견에게 배를 물어뜯긴 영아嬰兒와 능지처참 당한 살인범 시체를 찾아, "절개된 부분을 관찰한"[4] 후 ≪의림개착醫林改錯≫을 썼다. 그는 책 속에서 ≪황제내경≫의 오장육부 개념 중 서른다섯 군데를 수정하였다. 그러나 유감스럽게도 그러한 수정은 성과로 이어지지 못했으며, 더군다나 한의학의 자체적인 개혁의 방향을 잡지 못하

[4] 왕청임은 직접 해부를 해보지 못했다. 그러한 그가 해부학 관련 책을 쓸 수 있었던 것은 다음과 같은 연유였다. 중국에서는 예로부터 '신체발부수지부모身體髮膚受之父母'라 하여, 살아 있는 사람은 물론이요 죽은 자의 신체까지도 그대로 보존해야 했으므로, 인체 해부는 상상할 수도 없었다. 청나라 의사 왕청임은 늘 인체의 해부 구조와 생리작용을 이해하여 병의 원인을 찾고 그에 따라 치료해야 한다고 주장하였지만, 실상 그 역시 해부를 해보지 않은 터라, 난관에 부딪쳐 있었고 끊임없이 이에 대해 고심하고 있던 터였다. 그러던 중 드디어 그에게 절호의 기회가 찾아왔는데, 다름 아닌 난주灤州 도지진稻地鎭에 역병이 든 것이다. 매일 같이 아이들이 죽어나갔고, 여기저기에 시체들이 즐비하였다. 이를 들짐승들이 뜯어 먹으면서 창자가 여기저기 튀어나와 흩어지는 바람에, 왕청임은 해부를 하지 않았음에도 인체의 장부를 관찰할 수 있었고, 관련 서적을 쓸 수 있었던 것이다.

였다.

60년 후, 광동廣東 출신 의학 이론가 주패문朱沛文은 ≪화양장상약찬華洋腸象約纂≫을 출판하여, 왕청임이 ≪황제내경≫의 오장육부 개념을 수정하려 했던 시도를 완전히 뒤집어버렸다. 그는, 서양의학의 오장육부는 "형체形에서 비롯되었고" 한의학의 오장육부는 "이치理에서 비롯되었다"고 말하였다. 유감스럽게도 당시에는 "'이치를 따르는' 오장육부가 만일 '형체를 따르지' 않는다면, 그 '이치'의 근거는 어디에 있는가? "라고 반박하는 사람이 아무도 없었다. "한의 내부개혁中醫內部改良"을 주장하는 현대인들에게도 여전히 이러한 비판적 정신이 부족하건만, 당시는 더 말할 나위도 없다!

월리엄 하비William Harvey의 혈액순환이론의 유래를 잘 아는 사람은 혈액순환이 결코 터무니없는 "이치"가 아니라는 것을 안다. 그것은 엄격하게 "형체를 따르는" 해부학 기초를 갖추고 있다. 애석하게도 중국에는 지금까지도 사물의 "형체"를 무시하고 "이치"만을 공론하는 사람들이 많이 존재한다. 그들 중 일부는 뜻밖에도 "학자"이다! 상황이 이렇다보니 한의학 개혁이 그저 옛 것에만 얽매일 뿐, 적극적으로 나아가려고 하지 않은 것도 당연하다.

갑오전쟁은 중국天朝[5]제국이, 당시에는 열강도 아닌데다가 중국과 마찬가지로 유럽 제국주의로부터 능욕을 당한 소국인 일본에 패한 전쟁이다. 당시 식견이 있는 선비들은 그 속의 깊은 뜻奧秘을 헤아려 논의하

[5] 과거 외국에게 쓴 중국 조정中國朝廷의 자칭.

였다. 이 "소일본小日本"이 매우 수월하게 "대중화大中華"를 대패시킬 수 있었던 것은, 잘 알다시피 이 소小국가의 메이지유신 이래의 문화 변혁에 있었다. 사상과 문화의 변혁이 없다면, 어떠한 한의학의 내부 개혁도 성공할 수 없다. 그 후, 한의학 자체 개혁의 길은 한층 더 활기가 없어지게 되었다. 그래서 "한의학 폐기廢除中醫"와 "한의학 과학화"를 추진하자는 목소리는 한의학 자체 "내부개혁"을 덮어버렸다.

한의학의 "내부개혁"이 다시 대대적으로 시작된 것은 개혁개방 후의 1980년대 초였다. 필자는 1985년에 일찍이 후난성湖南省 자연변증법 연구회自然辨證法硏究會가 개최한 "의학방법론" 토론회(필자는 이 회의의 주요 패널 중 하나였다)에서 취양치驅陽琦 선생(당시 호남성 한의학 연구소 소장)이, "한의학은 단지 유효성에만 만족해서는 안 되며, 유효한 원인을 이론적으로 충분히 설명할 수 있어야 한다. 그렇지 않으면 한의학은 맹목적인 것이 된다. 장기간 그렇게 방치한다면 한의학의 존재와 발전에 이롭지 않다"라고 말한 것을 들었다.

이 이야기를 들었을 당시, 필자는 그다지 마음 깊이 새겨두지 않았으나, 지금에 와서 상기해보니 그 견해는 분명 높은 식견에 의한 것이었다고 여겨진다. 의학사를 들추다가, 이 말을 최초로 한 이가 육연뢰陸淵雷라는 사실을 알게 되었다. 육연뢰는 1920년대 초 "한의학 폐기"를 반대한 지도적 인물이다. 설령 이처럼 한의학 폐기를 반대하는 지도자들일지라도 그들 또한 한의학의 폐기 위기는 한의학 자체에서 비롯된 것이지, 한의학을 폐기하자는 구호 때문이 아니라는 사실을 잘 알고 있었다. 한의학이 폐기되는 것을 피하기 위해서, 그는 ≪내경內

經≫과 ≪난경難經≫의 이론을 포기해야 한다고 단호하게 주장하였다. 그는 (≪내경≫과 ≪난경≫이) "대부분 고대인의 어림짐작에서 나온 것으로 생리·해부·병리에 맞지 않는데, 그것을 의학의 근본으로 받들어 군중의 비판에 굴복하고 한의학 폐기 위기를 초래한 것은 아주 어리석은 일이다"고 말하였다.

그러나 1980년대 이래, 한의학계와 철학계는 한의학의 "보존 요법conservative treatment"에 대해 실제적인 유효한 길을 걸어본 적이 없다. 육연뢰陸淵雷는 1920년대에 ≪내경≫과 ≪난경≫을 포기할 것을 주장하였으나, 1980년대의 한의학계는 오히려 "경락經絡"·"영營"·"위衛"·"기氣"·"혈血"에 대해 장광설을 계속 늘어놓으면서 많은 이들을 분노하게 하였다.

한의학에 대한 여러 "보존 요법" 중 어느 만큼 독창적인 견해로는 등철도鄧鐵濤와 후점원侯占元 두 사람이 제시한 이론으로 "오행설五行學說"을 대체한 "오장육부상관설臟腑相關學說"을 들 수 있다. 등철도는 적극적으로 "보존 요법"을 주장한 사람이었다. 그는 일찍이, 만일 한의학이 보수적이지 않았다면, 이미 끝장났을 것이라고 말한 바 있다. 그러나 보수保守를 주장하는 것이 하나의 일이라면, 옹호자들이 이를 지켜낼 능력이 있는지 없는지 또한 별도의 일이다. 전장에서 한 장군이 목숨을 걸고 "나는 진지에 남겠다人在陣地在"고 했더라도, 그가 진지를 수호할 능력을 발휘하지 못하고 그저 입바른 구호만을 외쳐댄다면, 진지陣地는 지켜낼 수 없다.

한의학이 새로이 "보존 요법"을 펼친 이래, 정부는 한의학에 많은 후원을 하였다. 그렇게 50여 년 동안 누구도 "한의학을 폐기하자"라고 주장한 일 없이, 한의학은 서산에 지는 해를 향해 길을 걸어왔다.

등철도와 후점원의 견해는 분명 독창적이다. 그러나 애석하게도 한의학을 보호하는 데는 그리 도움이 되지 않는다. 왜냐하면 그들은 "장臟"과 "부腑"가 도대체 "형체를 따르는 것"인지, "이치를 따르는 것"인지, 혹은 "형체와 이치를 모두 갖추었는지"하는 기본적인 문제를 해석할 수 없기 때문이다. 만일 오장육부가 "형체를 따른 것"이라고 말하더라도, 그것은 현대 해부학의 "형체"와 들어맞지 않고, 뿐만 아니라 현대 생리학의 "이치"에도 맞지 않다. 만일 오장육부를 "이치에 따른 것"이라고 말한다면, 과연 그것이 "형체"를 갖추고 있어야하는지의 여부를 놓고 거기서 기반을 잡아야 할 것이다. 이러한 것들은 모두 "오장육부 관련학설臟腑相關學說"을 "오행학설五行學說"로 대체했을 때, 회피할 수 없는 문제들이다.

90년대 이래, 몇몇 사이비 학자들이 "정체론整體論", "계통론系統論", "규제론控制論", "정보론信息論", "복잡성과학複雜性科學", 심지어 "분자의학分子醫學"을 무모하게 사용하여 한의학 이론에 대해 새롭지만 실속 없는 자화자찬을 늘어놓고서, 이른바 "체계적 한의학"을, 더 나아가 "분자한의학"을 세우고자하였다. 이는 더 한층 "한의학 보전"에 대해 그 어떤 긍정적인 효과도 불가능하게 하였다. 왜냐하면 이러한 주장들은 그 개념과 사상의 껍데기 외, 그 내용이 그야말로 ≪황제내경≫보다 더 혼란스러울 게 분명하기 때문이다. "그 형체가 유사形似"하나 "신마서 옳지 않다고 여긴神非" 이 주장은 한의학을 지켜주기는커녕 더욱 파괴하였다. 왜냐하면 그들이 현대과학의 전문용어를 표방한 이후에 내린 처방들은, 여전히 이런 전문용어를 이해하지 못하는 "명성 높은 노老 한의사"에게도 훨씬 못 미쳤으며, 게다가 "실천은 행동에 달려 있다落實在行動上"는 외침 이후의 오늘날의 한의학 역시 전혀 현대과학의 특징을 갖추지 못했기 때문이다. 그래서 몇몇 한의학계 인사들은 이와 같은 갖가지 새로운 전문용어의 "표방標榜"을 포기하고, 힘을 집중시키며, "한의학의 유효성"이라는 최후의 방어선을 고수해야한다고 주장한다.

한의학의 "내부개혁"은 1700년 동안 진행되어 왔으나, 오늘날까지도 여전히 성공 가능한 어떤 방법도 찾아 볼 수 없다. 이러한 까닭에 한의학 내부개혁은 끝끝내 잘못된 전제를 철저히 묵인하였다. 바로 "≪황제내경≫은 한의학이 고쳐서는 안 되는 이론 기초"라는 전제였다. 필자는, 한의학이 이 잘못된 전제를 포기하려 하지 않는 것이 바로 "한의학의 내부개혁"이 실패한 근본 원인이라 생각된다.

수학은 20세기에 심각한 집합론 이론과 관련해 위기를 겪은 바 있지만, 새로이 스스로의 수학 기초를 세운 뒤, 다시 수학에 대한 인간들의 신뢰를 재건하였다. 물리학 역시 19세기 말에 "마이컬슨-몰리 실험Michelson-Morley experiment"과 "자외선 파탄Utraviolet catastrophe"이라는 양대兩大 위기를 겪었지만, 전자는 새로운 시공관時空觀의 기초를 세우고, 후자는 "양자能量子" 개념을 끌어들임으로써 마침내 위기에서 벗어났으며, 그로 인해 물리학은 새로운 활기를 얻었다. 한의학은 표면적으로 줄곧 "내부개혁"을 하고 있었지만, 늘 형식만을 바꾸었지 내용은 그대로 놔둔 채, 잘못된 전제 하에서 보수만을 반복하였다. 이처럼 완고하게 변하지 않는다면, 어떻게 폐기 위기에서 벗어나게 할 수 있겠는가?

오날날의 한의학계가 여전히 이 점을 모르고 있다는 것은 말할 나위도 없지만, 설령 이제라도 각성한다 하더라도, 이미 늦었을 것이다. 한의학사中醫史를 돌이켜 보면, 근거중심의학循証醫學, Evidence-based Medicine, EBM이 아직 널리 퍼지지 않았을 때, 한의학은 "특정한 사례에 효과가 있다"는 것을 생존을 위한 방어선으로 삼았다. 근거중심의학이 그 세勢力를 떨치면서, "특정 사례에 효과가 있다"는 것은 더 이상 유효한 치료의 증거가 될 수 없게 되었다. 그래서 한의학에 남은 문제는, 어떻게 "내부개혁"을 더 진행시키느냐가 아니라, 언제 그것에 "사망통지서"를 내리느냐에 달려 있었다.

그러나 비록 한의학의 사망이 이미 도래했다고 하더라도, 한의사의 앞날에는 여전히 많은 선택이 존재한다. 한의사가 한의학이라는 나무에 스스로 목을 매 죽으려는 게 아니라면, 가능한 한 빨리 새로운 길을 택해야지만 미래가 밝을 것이다.

■ 2006년 09월 06일

열여덟 번째 이야기

한의약 "국제화 붐"의 냉철한 사고

80년대 중반부터 중국에서 한의한약이 몰락의 길로 접어들자, 이후 중국 정부는 한의학을 지원하는 일련의 조치를 취하였다. 거기에는, 전례를 깨뜨려 일부 중성약中成藥, 한약을 표준화한 것으로, 현대의약과 한약을 섞은 약품을 칭하기도 함이 직접 임상에 들어가는 것을 허가하고, 한의약의 수출 추진 또한 포함되어 있었다. 게다가 국가 대외개방정책의 활성화, 국제 교류의 증가, 한의약에 대한 인접국 인사들의 호의적인 태도, 그리고 중국 내수시장의 위축 등의 상황이 겹치면서, 한의약은 기적처럼 "국제시장"을 개척하였다. 중국산 서양의약[1]이 국제시장에 첫발을 내딛기조차 힘들었던 반면, 중국 약품 수출에서 중성약이 차지하는 국제 시장 점유율은 중국산 서양의약을 넘어섰다. 중국이 2001년에 말레이시아로 수출한

[1] 서양의약 : 현대약품을 의미하는데, 여기서 '중국산 서양의약'은 일반 서양의약이 아닌 중국이 개발한 서양의약을 의미.

의약품의 구성을 예로 들면 다음과 같다. 그 해, 한의약 생산품의 말레이시아 수출 점유율은 9.79%였고, 일반 서양의약은 90.21%를 차지하였다. 표면적으로 보면, 서양의약 생산품 수출이 한의약 생산품보다 훨씬 높다. 그러나 한의약 생산품 중, 중성약은 전체 수출 점유율에서 4.92%를 자치했다. 그러나 중국산 서양의약은 그저 전체 점유율의 1.42%만을 차지했을 뿐이다. 중성약 수출은 중국산 서양의약 수출의 3.46배이다. 중성약 생산 방식은 간단하나 수출은 중국산 서양의약보다 더 많다. 이는 아마도 중국 내의 무책임한 매체에 의해 "한의약의 국제화 붐boom"이 일어나고, 한의약을 "담장 안에서는 평범한 꽃으로 피어나지만, 오히려 담장 밖에서는 그윽한 향기를 전한다墻內開花墻外香"[2]라고 한다거나, "중국전통문화의 한 송이 진기한 꽃"으로 과장한데서 그 원인을 찾을 수 있다.

기실 이런 상황은 우리가 냉철히 생각해 볼만한 가치가 있다.

---

[2] 墻內開花墻外香는 '담장 안에 심은 꽃은 높은 담장 안에서는 평범하여 보통과 다를 데가 없지만, 그윽한 그 향기는 오히려 담장 밖으로 퍼져 사람들에게 아름다운 느낌을 주고 한없는 그리움을 안겨준다'로 풀이할 수 있다. 이는 다음과 같은 몇 가지를 비유하는 말이다. (1) 인재人才나 기술 발명 등이 원래 있는 곳에서는 중시되지 않지만, 다른 곳에서는 오히려 높게 평가됨을 비유한다. (2) 한 사람이 성과를 이루었지만, 내부에서는 이를 알지 못하고 외부의 사람들이 먼저 이를 알아냄을 비유하는데, 다시 말해 성과를 본 분야에서는 인정받지 못하지만 다른 분야에서는 오히려 이를 높이 평가하여 알아준다는 것을 비유한다. (3) 어떤 사물은 그 생산지에서보다 타지에서 오히려 환영을 받는다는 뜻으로 확대 해석되기도 한다. 그러나 여기에서 墻內開花墻外香은 기만적인 과장됨을 나타내어, 부정적으로 쓰였다.

첫째, 한의약의 높은 수출 비중은 중국의 서양의약 생산 낙후에서 기인한다.

주지하다시피, 중국 서양의약 제약산업은 모택동이 "서양의학은 한의학을 배워야 한다西醫學習中醫"라고 역설한 배경에서 시작되었다. 따라서 제약 방법 속에 있어서 "뇌공포제雷公炮制"[3] 요소가 상당히 많이 포함되었다. 이후 개혁개방을 거치고 외자外資를 끌어들여 제약 산업이 변모하면서, 21세기에 들어 중국의 수출의약품 생산 구조가 많이 바뀌었다. 2006년의 통계를 예로 들어보자. 이 시기에 한의약품의 수출 비중은 이전에 6~9%였던 점유율이 2.28%로 떨어져 있었다. 그 중, 중성약中成藥은 1.19%를 차지했고, 한의약재가 0.72%, 약재 추출물은 0.37%였다. 그에 반해, 전년 동기 대비 올해(2006년) 일반 서양의약품 수출 비중은 97.72%로 증가했다. 그 중 원료의 수출 비중은 39.68%로 떨어졌고 제조약은 18.42%로 상승했다. 수출품 중 큰 비중을 차지하던 (외과) 의약용 물품은, 올해(2006) 수출 점유율이 0.50%로 떨어졌다. 이는 곧 중국이 드디어 국제 사회에 진정으로 약을 팔 수 있게 되었음을 의미한다. 이 수출 구조의 변화는 역사적인 의미를 지니고 있다. 그것은 중국 서양의약 생산이 점차 "뇌공포제"의 역사적인 그림자에서 벗어나, 초보적으로나마 세

[3] 5세기 유송 시대 뇌효雷斅가 저술한 뇌공포자론雷公炮炙論에 쓰인 약물 포제법. 포제炮製란 독성 감소, 약효 증강, 약성 변화 등을 목적으로 약재를 볶거나 찌는 전통적 가공법을 의미한다.

계 선진 수준에 걸맞은 능력을 갖추었음을 의미한다.

현재, 유럽과 아메리카 국가의 모든 제약기업은 GMP("양호한 생산 작업"을 의미)의 기준에 따라 생산하고 있으며, 대만은 70% 가량의 제약기업이 GMP 기준을 만족시키고 있다. 현재 중국에는 이 기준에 도달한 기업이 하나도 없다. 국가는 20년의 시간을 들여 GMP 기준에 맞는 10개의 서양의약품 생산 기업을 세우겠다는 계획을 갖고 있다. 중국의 의약품 생산기술 수준, 검사 수준, 품질 규제 수준이 향상되면서 이후, 서양의약품을 사면서 반드시 GMP 기준을 확인하려 드는 우리의 모습을 어렵지 않게 상상할 수 있다. 그때, 우리는 즉각적으로 제약製藥이라는 이 영역에서 "뇌공포제"를 대표로한 한의약 생산 사고방식에 철저히 작별을 고하게 될 것이다.

둘째, 한의약 수출에는 임상이 포함되어 있지 않다.

서방 국가는 "무상해無傷害" 원칙에 근거하여, 한의약과 한의학의 방법의 도입을 허락하였다. 한의약은 이들 국가에서 임상의사physician가 사용할 수 있는 "약"에 포함되지 않기 때문에, 그저 비주류의 "동양의학 의사東方醫生, oriental medical doctor"가 응급선택(서양의사가 없는 상황에서의 진료) 또는 최후선택(서양의사가 무력하여 아무 것도 할 수 없는 상황에서의 진료)에 있어서만 사용할 수 있다. 서방국가의 임상의사가 사용하는 "약"은 반드시 약전藥典에 기재되어있거나 실험 이후 임상시험 가능을 비준 받아야 한다. 만일 미국의 의사를 중국의사와 비교하자면, 미국에서 의료 행위를 하는 "동양의학 의사"는 홈시 중국의 "안마사按摩師" 혹은 "발치료사洗脚師[4]"와 같다. 미국 보건부는 "무상해無傷害" 원칙에 따라 "동양의학 의사"를 관리할 뿐, 그가 어떤 방법으로 환자의 병을 치료하는지에 대해서는 마치 중국 위생부가 발 치료나 안마에 관여하지 않듯이 개입하지 않는다. 이들 몇몇 국가에 진출한 한의약이 얼마나 있든지 간에, 한의약 치료 수준을 대표할 수 없다.

셋째, 한의학 약재 수출이 늘면서 중국의 생물 다양성이 파괴되고 있다.

중국이 다른 국가에 수출한 한의약재는 대부분 ≪상한잡병론≫의 방법에 따라 직접 "한의약"에 사용될 수 있도록 만들어지는 것이 아니라 그들 국가에서 약을 제조하기 위한 원재료로 제공됐을 뿐이다. 중국의 적잖은 국민들은 오늘날까지도 여전히 지나칠 정도로 폐쇄적이다. 원래 문화대혁명 때, 우리들은 거듭 "땅이 넓고 산물이 풍부하다地大物博, 物産豊富"에 도취하여, 중국에 존재하는 모든 것이 "오로지 이 중국에만 존재할 뿐, 다른 곳에는 없다獨此一家, 別無分店"고 여겼는데, 이는 지나칠 정도로 오만스러운 것이었다. 개방된 후에야 비로소 사실 다른 나라의 자연 산물이 중국보다 더 풍부하다는 사실을 알게 되었다. 20여년의 개혁개방을 거치면서, 마침내 중국인은 그런 자아도취 탓에 중국의 자연 자원의 고갈이 가속화되었

4 '洗脚'는 곧 '足療'이다. 발치료足療는 요 몇 년 동안 사람들이 건강에 대한 관심이 늘면서 생겨난 '신조어'로, 뜨거운 물에 발을 씻기고 발 부분 안마를 더한다. 발치료사들은 발을 '제2의 심장'으로 보고, 발 치료를 통해 인체의 건강 상태를 알아낸다.

음을 알게 되었다.

그러나 약재藥材 자원의 방면에 있어 중국은 오늘날까지도 여전히 우물 안의 개구리로, 걸핏하면 "도처에 약재가 있다"라고 자화자찬한다. 주지하다시피, 약 제조의 기본 재료가 광물자원이든 야생 동식물 자원이든, 모두 자연계에서 비롯된다. 일부 동식물 자원은 갱생更生 주기가 비교적 짧지만, 어떤 것은 비교적 길다. 일부 동식물 자원은 아주 구하기 힘든 것도 있는데, 예컨대 오지奧地 사막이나 추운 고원지대에서만 생존하는 동식물 자원 같은 경우이다. 당신이 자신의 야생 동식물 자원을, 특히 매우 구하기 힘든 야생 동식물 자원을, 눈앞의 이익에만 급급한 나머지 먼 장래를 생각지 않고 남김없이 채집해 사람들에게 제공한다면, 머지않아 사람들은 그러한 야생 동식물 자원을 보호해야 할 상황에 빠질 것이다. 아마 사람들은 정말로 이러한 것들이 없다고 여길 것이며 이러한 생태학적 결과는 확실히 예측하기가 어렵다.

마지막으로, 한의약재中藥材를 파는 것은 사실 노동력을 파는 것이다.

덧붙여 말하자면, 서방 국가에서 "한의약재"는 직접적인 "약"이 아니라, 약을 제조하는 자원일 뿐이다. 이러한 자원을 얻으려면, 첫째로 생태계를 파괴해야 하고, 둘째로 적잖은 노동력을 들여야 한다. 나는 농촌에서 친구 몇 사람들과 공동으로 한의약中草藥을 연구할 때, 늘 산으로 가서 약초를 캐서 그것으로 약을 만들었었다. 내 고향에서 오약烏藥, 토복령土茯苓, 독활獨活, 천동天冬, 맥동麥冬, 선학초仙鶴草,

하고초夏枯草, 사삼莎參, 태자삼太子參 등은 무척이나 찾기 쉬운 것들이다. 그러나 칠엽일지화七葉一枝花, 위령선威靈仙, 구우조九牛造와 같은 것들은 구하기가 아주 힘들 뿐만 아니라, 품이나 시간이 많이 들고 보존하기도 어렵다. 약초 채집은 실질적으로 이문이 남는 일이 아니다. 이러한 일은 서방의 발달된 국가 사람들이 꺼려하는 반면, 당신은 고된 노동력을 팔아서라도 이윤을 남기고자 한다. 그러나 사실이는 그 무엇도 증명해낼 수 없다. 한의약재 수출이 늘어날수록 당신이 지불해야하는 생태학적 대가도 점점 커지고, 노동력 지불 또한 많아진다. 이렇게 이윤을 남겨 도대체 무엇을 하겠다는 말인가? 그럼에도 여전히 장려할 만한 가치가 있는가? 영국의 산업혁명이 일어났을 때, 면화와 양털이 부족해지자, 그는 당신이 그를 위해 면화를 심고 양을 키우기를 원했다. 당신이, 당신 자신의 생태生態를 파괴하고자 하고, 또 다른 이들이 꺼려하는 고된 노동력을 기꺼이 당신은 팔고자 한다면, 이것 또한 "진기한 꽃奇葩"으로 풀이해도 될까?

2003년, 나는 칭화清華대학에서 개최한 학술대회에 참가하고 장사長沙로 돌아와 학교로 가기 위해 택시를 탄 적이 있었다. 그때 택시기사와 나눈 대화는 지금까지도 의미심장하게 느껴져 자세히 음미해볼 가치가 있다.

"당신들이 택시를 운전하여 벌어들인 하루 수입이 우리 교수들보다 더 많습니다"라고 나는 말했다.

그러자 택시기사는,

"많다고 생각지 않습니다. 제 아우에 비교하면 그 차이가 크거든요. 그는 줄곧 미국 달러를 벌어들이고 있답니다"라고 대답했다.

나는 다시 물었다.

"당신 아우님은 무슨 일을 하십니까?"

"저처럼 택시를 몹니다."

"그렇다면 아우님은 북경의 대사관 지역에서 운전하나요?"라고 묻자,

"이곳에 없습니다. 그 녀석은 미국에서 택시 운전을 하고 있지요. 제 아우는 영어를 잘합니다. 저는 영어를 할 줄 몰라서 그렇게 할 수는 없지만요. 만일 제가 외국어를 잘한다면, 저 역시 미국으로 가서 택시 운전할 겁니다."

라고 택시기사는 대답했다.

나는 마지막으로 물었다.

"왜요?"

택시기사는,

"미국에서 사는 차는 중국보다 쌉니다. 또한 그렇게 많은 혼잡스러운 요금도 없어서 중국에서보다 이득이 낫습니다."

라고 말했다.

그는 큰 이득을 말하였던 것이다. 나는 놀라지 않을 수 없었다! 그러면서 동시에 한 가지 이치를 깨달았다. 즉, 원래 "국제화"는 분명 흡인력이 있지만, 모두 내세울 만한 가치가 있는 게 아니며, 심지어 어떤 것들은 약간의 이익만을 남기기 위한 것일 뿐이다.

그 기사가 말한 마지막 말은 지금까지도 내 귓가에서 맴돈다. "팔자八字를 보고 운명을 점쳐보면, 중국에서는 아주 형편없어도, 미국에 가서는 어쩌면 큰 돈을 벌 수 있을지도 모릅니다!"

택시기사는 너무도 소박하여, 학자들만큼 많은 전문용어를 알지는 못했다. 그래서 그는 "점술의 수출"과 "택시기사 노동력 수출"을 "국제화"라고 표현할 줄 몰랐던 것이다.

■ 2006년 09월 11일

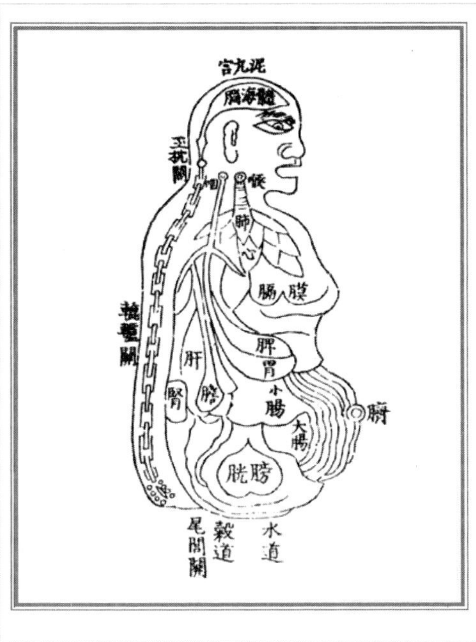

≪동의보감東醫寶鑑≫의 신형장부도

≪동의보감東醫寶鑑≫은 허준의 원저작물이 아니라, 장궁야오 교수가 위서僞書라는 점을 강하게 비판하고 있는 중국의 고대 한의서들인 ≪황제내경≫과 ≪상한론≫ 등을 편집한 편저작물이다. 장궁야오 교수는 ≪동의보감≫에 대해서 "중국 한의학의 복제품일 뿐만 아니라, 모방의 정도가 무척이나 심한 것"이라고 평가한 바 있다. 또한 장교수는 "(동의東醫가 한의漢醫로부터) 몇몇 부분은 정말 진짜처럼 모방되어 있으며, 몇몇 부분은 오히려 그다지 진짜 같지는 않다. 이 의미에서 말하자면, 동의東醫라는 것은 또한 완전히 독자적인 자아를 지녔다고도 볼 수가 없다"고 지적하기도 했다.

≪동의보감≫은 2009년에 국제연합 유네스코UNESCO의 세계기록유산으로 등재되었다. 하지만, '자국의 고대 한의서들과 사실상 차이를 보이지 않는 내용의 외국 편집서적이 세계기록유산으로 등재됐다'면서 중국 측이 유네스코 등에 항의하는 사태가 벌어졌다. ≪동의보감≫의 세계기록유산 등재에 대항해 결국 중국도 2011년에 ≪황제내경≫을 세계기록유산에 등재시켰는데, 장궁야오 교수는 온갖 조작으로 점철된 ≪황제내경≫이 무슨 세계기록유산 등재 가치가 있느냐며 이를 강하게 비판했다.

≪황제내경≫ 등은 중국의 뜻있는 학자들과 전문가들로부터 위서僞書로 평가받고 있지만 이런 중국 고대 한의서들의 편집본인 ≪동의보감≫은 정작 우리나라에서는 '보물(1085호)'로 지정되어있었다가 2015년에 문화재청에 의해 '국보'로 승격이 예고된 상황이다.

열아홉 번째 이야기

허위의학으로서의 한의학

2014년 대한민국 한방대책특별위원회 학술대회에서의 강연

_장궁야오張功耀 (중국, 창사長沙, 중난대학中南大學)

노신은 일찍이 구 시대의 한의학을 하는 한의사를 의식적 혹은 무의식적인 사기꾼으로 평가한 바 있는데, 제가 보기에는 오늘날의 한의학을 하는 한의사들 전체가 고의적인 사기꾼입니다. 구 한의학과 단도직입적으로 말도 안 되게 터무니없이 다른 점을 들자면, 오늘날의 한의사는 사기칠 때, 많은 사이비과학 전문 용어를 사용하여 그럴 듯하게 꾸며대기 시작하였다는 것입니다. 제가 겸해서 지적하고자 하는 점은, 과학의 외투를 걸치고 사기를 치는 의학 사기꾼은 더 큰 기만성으로 더 큰 위험을 안고 있다는 사실입니다.

신사숙녀 여러분,

이 기회를 빌어 여러분들과 의학문제에 대해서 교류할 수 있게 되어 무척이나 다행이라 생각합니다.

저는 한국의 한의학 관련 저자인 허준許浚, 1539~1615 선생이 편찬한 ≪동의보감東医宝鑒≫을, 그리고 세종世宗 때 지어져 세조世祖 때에 교열을 본 바 있는 ≪의방유취医方類聚≫를, 정경선鄭敬先이 소찬한 ≪의림촬요医林撮要≫를 읽어본 바 있습니다.

저는 저 저서들을 독해함으로써, 저 저서들이 중국의 한의학 경전들을 배경으로 하고 있으며, 일부는 심지어 중국의 일부 한의학 경전 저서들을 그대로 가져가 집필되었다는 사실을 발견하였습니다.

또한 허준 선생이 가장 최초로 조선의 의학을 동의東醫라고 일컬었음을 알게 되었습니다. 그가 이렇게 명명하게 된 배경을 살펴보자면, 중국에는 일찍이 남의南醫와 북의北醫가 존재한 바 있는데, 조선은 중국의 동쪽에 자리잡고 있으므로, 조선의 의학을 동의東醫라 이름 짓게 된 것입니다. 이 명칭으로 미루어보아 한의학에 있어 중의中醫와 동의東醫 간의 상호 관계를 암시하고 있음을 알 수 있습니다.

헌데 제가 보기에 동의東醫는 바로 중국 한의학의 복제품일 뿐만 아니라, 모방의 정도가 무척이나 심하다고 여겨집니다. 복제하였기에, 몇몇 부분은 정말 진짜처럼 모방되어 있으며, 몇몇 부분은 오히려 그다지 진짜 같지는 않습니다. 이 의미에서 말하자면, 동의東醫라는 것은 또한 완전히 독자적인 자아를 지녔다고도 볼 수가 없습니다.

동의학 자체의 문제에 관련하여서는, 저는 그다지 많은 준비를 하지 못했습니다. 다만 오늘 저는 여러분과 동의학의 모본母本으로서의 중국 한의학 문제를 나눠보고자 합니다. 이를 통해 여러분이 모종의 깨달음을 얻기를 바랍니다.

신뢰를 얻지 못한 한의학

한의사들은 스스로를 인술仁術을 한다며 줄곧 자화자찬해왔습니다. 국제사회로 시장을 넓히는 과정에서, 한의사들은 한의학이 여전히 중화민족의 우수한 전통 문화 구성 부분임을 표방하고 있습니다. 또 여전히 국제사회가 결코 완전히는 이해할 수 없는 중국의 전통의학이라고 스스로를 치켜세우고 있습니다.

한의사들은 중국의 전통의학이 중국을 세계적으로 인구가 가장 많은 국가가 되게 하였다고도 말합니다. 그러나 그들은 정말 철저하게 틀렸습니다.

야생산양은 일 년에 한 번 새끼를 배고, 또 한 번에 한 마리를 낳습니다. 호랑이는 일 년에 한 번 새끼를 배며, 한 번에 두 마리에서 다섯 마리를 낳습니다. 야생산양의 평균 기대 수명은 고작 10세인 반면, 호랑이의 평균 기대 수명은 25세입니다. 생존 경쟁 관계 속에서 이제껏 호랑이가 야생산양을 잡아먹어왔지, 야생산양이 호랑이를 잡아먹어 오진 않았습니다. 그러나 현재 야생산양이 호랑이보다 더 많다는 것은 명확한 사실입니다. 설마 이를 놓고 야생산양의 의학이 호랑이의 의학보다 더 선진적이라고 말하진 않겠죠? 야생산양은 의학 없이도 번식할 수 있는데, 설마 중국인이 한의학 없이는 (자손) 번영을 하지 못한다는 말은 아니겠지요?

만일 우리들이 역사를 잠시 되돌아본다면 어렵지 않게 다음과 같은 사실을 떠올릴 수 있을 것입니다. 즉, 유럽인이 동방으로 그 영향력을 확장해왔을 때, 우리 중국인이 유럽인에게 심어준 인상은 그저 질병에 시달리는 동아시아 병주머니였습니다. 심지어 황제의 가솔과 친척(세도가)들조차 병에 걸린다면 이렇다 할 효과적인 간호와 치료를 받지 못하였습니다. 이런 사례들을 봤을 때, 과연 우리들은 한의학이 어떻게 중화민족에게 효과적인 건강에 대한 보증을 제공하였다고 말할 수 있을까요? 이는 조선, 한국의 역사에 대해 재차 같은 판단을 내려도 무방할 것입니다.

≪의방유취醫方類聚≫는 1477년에 출판되었습니다. ≪동의보감東醫宝鑒≫은 1613년에 출판되었습니다. 1477년부터 1910년에 일제의 침략자들이 강제적으로 고종황제 이희李熙에게 황권을 포기하도록 할 때까지, 연산군 이융李隆, 광해군 이혼李暉, 유명무실했던 마지막 황제 순종 이척李坧을 포함하여 조선은 열아홉 명의 황제가 있었으며, 433년간 지속되었습니다. 그 중, 인종 이호李皓가 독살당했다는 의심을 제외하고 다들 그래도 정상적인 죽음을 맞이하였습니다. 이 열 아홉 명의 황제 중, 가장 오랫동안 장수했던 이는 영조 이금李昑으로, 그는 여든 세 해(83세)를 살았습니다. 가장 일찍 죽은 이는 헌종 이환李奐으로, 고작 스물 두 해(22세)만 살았을 뿐입니다. 이 열아홉 황제의 평균 수명은 43.37세였습니다.

1477년 이전, 조선은 142년 동안 여덟 명의 황제들이 잇따라 왕위에 올랐습니다. 단종 이홍위李弘暐가 핍박에 의해 사살한 것 외, 다른 일곱 명의 황제들은 정상적인 죽음을 맞이하였습니다. 그 중에는 19세에 병사한 예종 이황李晄이 포함되어 있습니다. 이 일곱 명의 황제들의 평균 연령은 50.14세였습니다. **여러분은 ≪의방유취醫方類聚≫와 ≪동의보감東醫宝鑑≫이 출간된 이후, 조선 황제의 평균 연령은 오히려 6.67세나 줄어들었나는 것을 어렵지 않게 발견할 수 있을 것입니다.**

이것이 바로 ≪의방유취≫와 ≪동의보감≫ 결코 한국인의 건강에 실제적으로 공헌한 바가 없다고 볼 수 있는 점입니다.

저는 고대 한국에서 동의학東醫이 어떤 사회적 역할을 했는지는 잘 모릅니다. 분명한 것은 중국에서 한의학은 줄곧 의식이 있는 중국 지식인의 신임을 얻지 못하였다는 것입니다. 유감스럽게도 이러한 사실은 오늘날에 이르러서도 여전히 오색찬란한 두건으로 덮어 가려져 있습니다. 저는 이미 여러 차례 이러한 한의학을 (덮어)가리고 있는 베일을 벗기고자 시도한 바 있으며, 또한 한의학의 우매와 미신, 그리고 야만성을 폭로하고 비판한 바 있습니다.

그러나 중국에서는 이러한 모든 것이 공개적으로 발표될 수 없어, 그저 인터넷과 같은 경로를 통해 비공식적으로 전파되고 있을 뿐입니다. 저는 지금, 예전 선교활동을 했던 예수와 매우 흡사합니다. 한의학 역사의 진상에 대한 폭로를 포함한, 저의 한의학 비판 발언은 다른 나라 사람들의 주목을 받고 있습니다만, 오히려 중국인들에게는 늘 배척과 탄압을 받고 있습니다.

사실 중국에서 한의학을 신뢰하지 않았던 첫 번째 지식인은 공자孔子, B.C. 551~ B.C. 479였습니다. 그는 최초로 인류의 도덕 체계 속에서 한의학을 폐기하자고 주장하였습니다. 그는 만일 이렇게 하지 않으면, 사람들에게 부정확한 건강의 기대감들을 갖게 하여 사회적 혼란을 빚게 될 것이라 여겼습니다. 그래서 공자는 스스로 한의학으로 치료 받는 것을 결연히 거절하였던 것입니다. 그리고 중국인에게 엄한 말로 경고했습니다. 즉, 환자를 대신하여 한의사를 청해 치료하게 하지 말며, 환자에게 한의약을 보내지 말아야 한다고 말입니다. 한의약을 선물하는 것은 종래 하나의 도덕으로 간주되었지만, 응당 일종의 살인행위로 여겨져야 한다고 말입니다.

≪주역周易≫의 작가 또한 한의학을 믿지 않았습니다. 그는 ≪무망无妄≫ 괘卦에서 독자들에게 다음과 같이 경고했습니다. 즉, 만일 그대가 여전히 스스로 앓고 있는 게 무슨 병인지 알 수 없다면, 가장 좋기로는 어떠한 약도 먹지 않아야 한다고 말입니다. 만일 그대가 약물의 진상을 이해하지 못한다면, 그것을 먹어보지 않는 게 가장 좋다고 말입니다.

한유韓愈, 768~824는 9세기에 중국인의 존경을 받은 학자 중의 한 사람입니다. 그는 일찍이 그의 ≪사설師說≫이라는 글에서 교육학 원리를 상세히 논술한 바 있습니다. 즉, 총명한 자가 스승이 되면, (학생을) 더욱 총명한 학생으로 가르쳐 교육하겠지만, 우둔한 자가 스승이면, (학생을) 오히려 더 우둔한 학생으로 지도하게 될 것이라고 말입니다. 이러한 원리를 근거로, 그는 사람들이 한의약 분야에 종사하는 사람에게서 한의학을 배우는 것을 반대하였습니다.

중국 송 왕조의 지명한 정치가이자 문학가, 시인인 소동파蘇東坡, 1037~1110는 일찍이 "서법書法을 배우는 자, 종이에 돈을 쏟아 붓고, 의술을 배우는 자, 살아있는 환자의 생명을 헛되이 낭비한다"라고 자신의 감정을 토로한 바 있습니다. 500여년 이후, 명明 왕조 시기에 가장 풍부한 비판정신을 지녔던 문학가 풍몽룡馮夢龍, 1574~1646은 "의술을 배우는 자, 환자의 생명을 허비하고, 군사軍事를 익히는 자는 사병을 헛되이 사용한다"라고 말한 바 있습니다. 그들이 표현한 사상을 종합해보면 다음과 같습니다.

즉, 서법을 배우면서는 많은 종이들을 낭비해야 할 것이며, 군사에 대해 배우고자 한다면 많은 군인들을 허비해야 하고, 의학을 배우고자 한다면 많은 살아있는 생명을 헛되이 써야 한다는 뜻입니다. 그러나 많은 종이를 낭비하는 사람이 반드시 서법에 능숙해질 것이라 확신할 수도, 많은 군인들을 헛되이 활용한 사람이 반드시 장군이 된다고 볼 수 없습니다. 마찬가지로 많은 살아 있는 사람의 생명을 헛되이 낭비한 사람이 적격한 의사가 되리라는 것을 보장할 수도 없습니다. 실제로 오늘날까지 한의사는 여전히 그들 앞에 있는 각각의 환자들을 "서법 훈련의 종이"정도로 여기고 있습니다.

1830년, 중국 해부학의 아버지인 왕청임王清任, 1768~1831이 ≪의림개착醫林改錯≫을 저술하였습니다. 그는, 한의학 서적이 인체 생리, 해부 및 병리에 대해 내린 추측은 "곳곳이 앞뒤가 맞지 않고 자체 모순에 빠져 있다"고 비판하였습니다. 그는, 이러한 인식의 기초로 의료행위를 하는 것은 마치 장님이 눈먼 말을 타고 깎아지른 듯한 낭떠러지를 가는 것마냥 너무도 위험한 일이다라고 말하였습니다. 그는 의학이 중대한 진보를 이룬 후에는 많은 중국인들이 일어나 한의학을 필연코 비판하게 될 것이라 굳게 믿었습니다.

19세기 말엽, 점점 많은 서방 의학의 이론과 방법들이 중국으로 흘러 들어왔습니다. 이로써 한의학은 중국에서 더욱 격렬한 비판을 받게 되었습니다. 그 중, 중국의 가장 유명한 교육자인 오여륜吳汝倫, 1840~1903은 일찍이 "분육賁育[1]"과 "동자童子, 갓 태어난 영아"를 들어 서양의학과 한의학의 차이를 비유한 바 있습니다. 그는 그의 학생들에게 서양의학과 견주어, 모든 한의학 서적은 불태워 없애야 할 것이다라고 말하였습니다.

1879년, 한의학中醫와 굿巫術 사이의 상동 관계를 비추어 보아, 게다가 한의학의 병 치유와 보건 방면에서의 실제적인 무능无能과 유해有害를 고려하여, 유월兪樾, 1821~1907은 ≪한의학 폐기론廢醫論≫을 발표하여 중국인에게 다음과 같이 호소하였습니다. 즉, 중국인이 한의학에 대해 얼토당토않은 환상을 품고, 이러한 환상으로 사회적 혼란을 빚게 되는 경우를 피하기 위해, 굿을 폐기하였듯이 한의학中醫도 폐기하여야 한다고 말하였습니다.

19세기말엽, 한의학에 대한 중국인민의 엄격한 비판 및, 서방의학 사상과 그 방법의 대규모적인 유입은 중국이 20세기에 진입한 이후 세 차례 대규모적으로 한의학 폐기 운동을 불러 일으켰습니다.

제1차는 1914년으로, 중국 정부는 국가의 고등 교육 시스템 속에 한의학 전공을 설치하는 것을 거절하였습니다. 이렇게 하면 모든 국가의 의료와 (전염병)예방 체계 건설을 변혁시킬 수 있을 것이라고 여겼기 때문입니다.

---

1 하늘을 떠받치고 땅에 우뚝 서 있는 거인. 전국戰國시기의 용사인 맹분孟賁과 하육夏育의 병칭.

제2차는 1929년으로, 중국정부 위생위원회는 한의사에게 의료 행위 자격증을 발급하는 것을 반대하였으며, 한의대학을 창립하거나 한의약을 육성하는 것을 금지하고, 한의약 관련 간행물과 서적 출판을 금지하였습니다. 이를 통해, 40여년의 시간이 흐른 뒤에는 한의학이 사라지게 될 것을 기대하였습니다.

제3차는 2006년에 제가 논문 ≪고별한의한약告別中醫中藥≫을 발표한 것이 발단이 되어 일으킨 한의학 문제 관련한 대토론입니다. 이 대토론에서 저와 왕징王澄 선생은 서명운동을 발기하였으며, 중국 정부에 현現 의료 체제를 개혁할 것을 건의하였습니다. 또한 한의학을 국가 의료 체제에서 퇴출시켜, 정부의 과학적 지도와 감독관리 하에서 한의학을 민간에서 사용하는 보충의학 혹은 선택의학이 되게 하여야 한다고 촉구하였습니다. 이러한 주장은, 일찍이 247명의 중국국민과 해외 화교의 지지를 얻은 바 있습니다. 이 토론을 통해 한의학에 대한 중국인의 각성을 불러 일으켰으며, 한의학과 관련된 일부 역사적 진상을 회복할 수 있었습니다.

부단히 의학 경전을 위조하는 한의학

한의학을 변호하는 사람은 줄곧 오늘날까지 여전히 증거가 부족한 황제黃帝와 신농神農의 이름을 빌어 한의학이 이미 5000년의 역사를 지니고 있다고 표방하고 있습니다. 그러나 실제 상황은 다음과 같습니다.

중국에서 대체로 논리적이라 할 수 있는 글자인 "병病"자와 "질疾"자는 기원전 13세기 상商왕조 시기 남겨진 갑골문甲骨文 속에서 최초로 출현하였습니다.

한 사람이 침상에 누워 땀을 흘리는 그림으로 "병病"이라는 글자를 만들어냈습니다. 또한 화살이 한 사람의 몸에 명중하는 그림으로 "질疾" 자字를 만들어냈습니다. 중국어에서의 "의医"자는 최초로 화살을 담은 가죽 자루 그림을 가리키고 있지, 결코 의학 혹은 의술의 함의를 지니고 있지 않습니다. 그 후 변화 발전 과정에서 이 글자는 "예翳"로 바뀌었습니다. 그것은 화살 자루 속에서 화살의 깃털이 드러났음을 나타냅니다. ≪국어·제어國語·齊語≫에 기재된 "병사는 예翳, 医에서 분리시킬 수 없다"는 사병이 무기를 차고, 화살을 화살 자루에 가득 꾸려 항상 전쟁할 준비를 한다는 의미입니다.

현재의 중국인은 의학의 의医를 "의医"로 쓰고 있습니다. 이것은 그저 그것의 발음을 취하여 만들어낸 것입니다. 많은 중국인은 이 글자가 "의醫"자의 간소화에서 온 것이라고 잘못 이해하고 있습니다만, 기실 그렇지 않습니다. "의医"는 "의醫"보다 훨씬 일찍 출현하였습니다. 후자는 이미 독립적으로 사용되는 한자漢字로, 그저 그것의 최초 함의含義는 오늘날까지도 여전히 절대적으로 확신할 수 없습니다. 동한東漢시기의 한어漢語 언어학자인 허신許愼, 약 58~147은 이 글자를 손에 긴 창과 날카로운 검을 쥔 완전 무장한 사병이 허리춤에 술병을 차고 흉악한 모습을 나타내는 회의會意문자로 해석했습니다. 기원후 50년, 한漢 문제文帝 시기의 왕육王育, 생졸연월 미상은 이 글자를 일종의 술酒의 명칭으로 해석하였습니다. 청清 왕조 말년, 유월兪樾 선생은 이 글자에는 구체적인 함의가 담겨져 있지 않다고 여겼습니다. 대략 기원전 9세기부터, 중국은 이미 의술과 의학적 특징을 겸한 "의毉"라는 글자가 나타났습니다. 이 글자의 윗부분은 그것의 발음이고, 아랫부분은 그것의 주술巫術적 특징을 명확하게 밝혀내고 있습니다. 현대 중국어의 "의医"자는 실제로 이 주술에 기반한 "의毉"자의 간체화에서 온 것이지만, 중간에 "의医" "의醫" "의毉"의 상호 혼용하였던 경험이 있을 뿐이라는 것에 지나지 않습니다.

서한西漢 학자 유흠劉歆, B.C. 50 ~ AD. 23은 일찍이 ≪주관경周官經≫을 원본底本으로 ≪주례周礼≫를 정리하였습니다. 중국 학자는 주周왕조의 관료 체제를 연구할 때 줄곧 이 책을 사용하였습니다. 이 책에 기재된 "의사醫師"는 오늘날의 내과의사에 해당됩니다. "식사食師"는 지금의 영양사에 해당됩니다. "질의疾醫"는 오늘날의 외상과 의사에 해당됩니다. "양의瘍醫"는 현재의 피부과 의사에 해당됩니다. 유감스럽게도 작가가 기록한 역사는 이미 그가 처한 시대와 800여 년이나 떨어져 있습니다. 현존하는 출토된 문물과 역사적 문헌 가운데에서는 이러한 기록과 관련한 지지와 증거들을 찾아볼 수 없습니다. 심지어 중국이 이전에 확실히 ≪주관경周官經≫이라는 역사적 기록이 있었는지조차 발견할 수도 없습니다.

오늘날까지, 중국의학사 관련 최초 문헌은 창사長沙 마왕퇴馬王堆 한묘에서 출토된 5부의 의학서와 후베이湖北 장가산張家山

한묘漢墓에서 출토된 ≪맥서脉書≫만이 존재할 뿐이며, 이 문헌들은 진실성을 지니고 있습니다. 그것들의 존속 연대는 대략 기원전 189년 전후입니다. 그 나머지 한의학 경전은 죄다 위조의 혐의를 받고 있습니다. 이 사실은 일찍이 18세기에 일부 중국학자들의 주목을 끌었습니다.

1939년 중국 문헌학자인 장심징張心澄은 그의 이전 역대 문헌학자들의 위조 경전에 대한 감정 성과를 수집하여 정리해 ≪위서통고僞書通考≫라는 책으로 출판하였습니다. 그 중, 전부 허위로 평가된 고대의학서적으로는 ≪황제내경黃帝內經≫, ≪맥결脉訣≫, ≪난경難經≫을 포함해 총 11부가 있습니다. 그 외, ≪상한론傷寒論≫은 "부분 위조됨"이라고 평가 받았습니다.

2011년 유네스코UNESCO는 중국 정부가 제출한 신청을 비준하였습니다. 1339년 호고림 서당胡古林書堂에서 출판된 ≪황제내경≫을 세계기록유산Memory of the World 리스트에 올렸습니다.

지적할만한 것으로는, 이 책의 출판은 사실이지만, 그것의 내용은 허위로 조작되었다는 점입니다. 게다가 그것은 또한 중국 정부가 신청문건 속에 서술한 것처럼 ≪황제내경≫이 한의학의 이론적 기초는 아니라는 점입니다. 실제 상황은 이렇습니다. 중국 정부를 위해 유네스코에 신청 보고서를 작성한 한의약 학자들이 ≪황제내경≫이 대관절 뭘 말하는지를 정말 알고 있다고 할 수는 없습니다.

≪황제내경≫이 최초로 한 권의 서적 리스트로 여겨진 것은, 중국 역사학자 반고班固, 32~92에 의해 ≪한서·문예지漢書·藝文志≫

에 기재되면서부터입니다. 같은 역사서 속에 반고는 ≪황제내경≫의 출판 시기와 동일한 시간을 살아온 당시 중국에서 가장 걸출하다고 할만한 지식인들의 사적事迹 또한 함께 기재하였습니다. 이러한 지식인들이 남긴 저서 중에는 ≪황제내경≫의 흔적 따위는 전혀 보이지 않습니다. 심지어 이후 400여 년이라는 시간 동안에도 어떤 사람이 ≪황제내경≫를 읽었다는 아주 작은 실마리조차도 찾아내지 못하였습니다.

그러나 이 결론은 두 가지 증거의 반박에 부딪칠 가능성이 높습니다. 즉, ≪상한론傷寒論≫과 ≪침구갑을경針灸甲乙經≫이 각각의 그 증거들입니다. 이 두 권의 책 속에서, 그들은 ≪황제내경≫과 관련한 내용들을 제기하였습니다. 그러나 ≪상한론≫은 그것의 ≪서언序言≫과 함께 허위로 조작되었을 뿐만 아니라, ≪상한론≫을 위조한 작가 또한 ≪상한론·서언≫을 날조하였다고 혐의를 받고 있습니다. 이 ≪서언≫에서 작가가 제기한 "≪소문素問≫ 9권卷으로 저술하다"는 이미 시대를 뛰어넘는 위조라고 평가되어졌습니다. 그 증거로는 중국 고대 의학 문헌에서 처음으로 "소문素問"이 출현한 것은 기껏 636년에 출판된 ≪수서·경적지隋書·經籍志≫에서만 나타나고 있다는 점입니다. ≪상한론·서언≫에서 제기한 이 "≪소문≫ 9권"이 만일 진짜라면, 그것은 이전의 역사 문헌 속에 기재되었어야 마땅합니다. 그러나 오늘날까지 줄곧 역사학자는 이 역사 문헌 속에서 "≪소문≫ 9권"과 관련한 어떠한 증거도 발견하지 못하였습니다. ≪침구갑을경≫에서 제기하고 인용하여 서술한 ≪황제내경≫의 내용에 관해서 우리들은 그저 이 책이 일찍이 11세기에 대대적으로 왜곡되었음을 제기만 해도, 이미 (이 책이 위조되었음을 밝히는데) 충분하다고 봅니다.

≪황제내경≫은 황제黃帝의 이름을 도용하였습니다. 이 결론은 이미 증거를 다시 들 필요도 없습니다. 실제로 황제의 진실성은 오늘날까지도 여전히 실증적인 증거를 제대로 획득하지 못하였습니다. 이 전설 속의 중국 한漢민족의 선조는 몇몇 중국 역사학자들에 의해 기원전 2,700년에 출생했다고 추정되어지고 있습니다. 만일 그가 실제로 존재하는 역사적 인물이라면, 그는 이후의 역사 문헌 속에서도 당연히 나타났어야 했습니다.

그러나 유감스럽게도 2,000여년의 역사 문헌과 출토된 문물 속에서, 오늘날까지도 전혀 황제의 존재와 관련한 어떠한 증거도 발견되지 않았습니다. 공자孔子, 노자老子, 맹자孟子, 관자管子 등의 중국의 저명한 인물들이 남긴 역사 문헌 속에서도 역시 이 인물은 전혀 찾아볼 수가 없습니다. 그저 일부 위조된 고대 문헌에서만이 황제를 논하고 있을 뿐입니다. 예컨대, ≪열자·황제列子·黃帝≫와 ≪황제내전黃帝內傳≫이 그렇습니다.

독자들이 만일 유심히 관심을 갖는다면, 응당 이러한 사실 즉, ≪황제내경≫의 첫머리 첫말이 ≪사기史記≫와 완전히 똑같다는 사실을 어렵지 않게 발견하게 될 것입니다. 이를 놓고 ≪사기≫가 ≪황제내경≫을 그대로 베꼈다고 여길 수는 없습니다. 그러나 **확실한 것은 분명 ≪황제내경≫이 ≪사기≫를 표절하였다는 점입니다.**

≪사기≫는 기원전 99년에 출판되었습니다. 그러므로 ≪황제내경≫을 전국시기의 작품이라 할 수는 없습니다.

이 결론을 지지하는 증거는 다음과 같습니다.

첫째, ≪황제내경≫의 제목은 전국 시기의 문풍에 전혀 부합되지 않습니다. 전국시기는 중국의 문자체제가 아직 완비되지 않은 탓에, 게다가 문자를 기록하는 수단(예컨대, 갑골, 금속, 죽간, 목판) 또한 무척이나 비싼 탓에 고대 중국인으로 하여금 가장 절약하는 방식으로 역사를 기록하게 했습니다. 그래서 전국시기의 문헌은 표제를 달 때 통상 두 글자를 사용했습니다. 네 글자 이상의 한자를 사용한 경우는 극히 드뭅니다. 그러나 우리들이 현재 보는 ≪황제내경≫은 전혀 이렇지 않습니다.

둘째, ≪황제내경≫에서 사용하는 단어는 전국시기 중국인의 습관에 부합되지 않습니다. 중국어 언어사語言史에 익숙한 학자라면 전국시기의 중국인이 문서제작 시, 외자로 된 명사를 사용하는 습관이 있으며, 두 글자 명사를 사용하는 경우는 극히 드물다는 사실을 잘 알고 있습니다. 예를 들면, 그들은 "해"와 "태양"을 오직 "일日"로 말할 것입니다. 가끔 "양陽"으로 말할 수도 있습니다만, 결코 "일두日頭" 혹은 "태양太陽"이라고 말하지 않을 것입니다. 이러한 홑 글자 명사 사용 습관은 당시 중국인이 홑 글자 명사를 결합 명사組合名詞로 합쳐 사용하지 않았음을 나타내고 있습니다. 예를 들면, "음飮"은 하나의 홑 글자 명사이며, "식食" 또한 하나의 홑 글자 명사입니다. 전국시기의 중국인은 결코 그것들을 "음식"으로 결합하여 사용하지 않을 것입니다. 그러나 우리들이 현재 보는 ≪황제내경≫에는 두 글자 명사가 무척이나 많이 대량으로 사용되고 있습니다.

셋째, ≪황제내경≫ 속의 숫자 역시 전국시기의 중국인이 표현했던 습관에 전혀 맞지 않습니다. 전국시기의 중국인은 열 자리 이상의 숫자를 표현할 때에, 수의 단위 글자 사이에 "유有"자字를 덧붙이는 습관이 있었습니다. 만일 단위사와 함께 표현한다면, 이 숫자의 전후에 이 단위사가 덧붙여져야 합니다. 예를 들어, 그들의 "팔십일八十一" 표현 습관은 "팔십일八十有一"이었으며, "123인人"을 표현해내는 습관은 "123인人一百有二十有三人"이었습니다. 그러나 현재 우리들이 보는 ≪황제내경≫에는 이러한 표현이 한 군데도 없습니다.

언어사의 기본적인 규칙에 비추어, 후세의 언어표현은 선인의 언어적 습관을 아마도 동시에 수용하였을 것입니다. 그러나 선인의 언어 표현이 후세의 언어 습관에 수용되었을리는 없습니다. 그러나 ≪황제내경≫ 속에는 대량의, 전국시기 이후의 중국인의 언어 습관이 기록되어 있습니다. 예컨대, "새벽녘下口"과 "한낮日中"은 진秦왕조에 이르러서야 비로소 나타난 표현입니다. "세월 육십갑자歲甲子"는 한漢, 206~220왕조에야 존재하게 되며, "인시寅時"는 진晋대에 이르러서야 존재하게 되는 표현입니다. 마치 "의사가 병을 치료하는데 있어, 하나의 병에도 그 치료방법이 제각기 다르건만, 모두 병이 치유되었다면, 도대체 이는 어찌된 까닭일까?"('이법방의논편제12(異法方宜論篇第十二)')와 같은 언어의 현대화 과정은 적어도 당唐

왕조의 수준 정도에 해당됩니다.

이상의 사실은 다음과 같은 사실을 밝히고 있습니다. **즉, 현재 우리들이 보는 ≪황제내경黃帝內經≫은 여러 차례 왜곡되었을 가능성이 높다는 사실입니다. 가장 가까이 ≪황제내경≫을 왜곡한 사람을 들자면, 적어도 7세기 이후의 당唐 왕조의 사람일 것입니다.**

사실, ≪황제내경≫은 한 권의 서적이지, 단순한 책 목록이 아닙니다. 그 서적이 출현한 확실한 연대는 수隋, 581~618 왕조입니다. 당시, 전원기全元起, 생졸 연대 미상라고 불리는 한 사람이 이것에 주석을 달았습니다. 지적할만한 것으로는 전원기의 주석을 거친 ≪황제내경≫은 고작 8권卷본으로, 제7권이 빠져 있습니다. 이 제7권이 빠진 8권본의 ≪황제내경≫이 12세기를 줄곧 전해져 왔던 것입니다. 흥미로운 점은 이 시간 동안 중국에는 8권卷본의 ≪황제내경≫ 외에도 24권본, 18권본, 12권본으로 이뤄진 ≪황제내경≫이 중국에 전해졌습니다. 이는 우리들에게, 전원기가 주석을 단 8권본의 ≪황제내경≫ 또한 가짜일 가능성이 높다는 사실을 암시하고 있습니다. 저는 유네스코에 의해 세계기록유산 리스트에 열거된 원元대에 판각한 고림서당古林書堂본의 ≪황제내경≫을 본 적이 없습니다. 제가 알고 있는 바에 의하면, 그것은 12권본으로 된 ≪황제내경≫입니다. 이 12권본의 ≪황제내경≫이 출판되기 전, 북송北宋 왕조 또한 의서국医書局 교정을 거친 ≪중광보주황제내경소문重广補注黃帝內經素問≫ 한 부를 출판한 적이 있습니다. 그것은 모두 24권卷으로 이뤄져 있습니다. 지적할만한 것으로는 오늘날 중국 시장에서 유행하는 ≪황제내경≫은 위에서 열거한 어떠한 판본조차도 아니라는 점입니다. 이와 같다면, 유네스코에 의해 세계기록 리스트에 열거된 그 ≪황제내경≫ 판본의 보존 가치는 가히 짐작할 수 있습니다.

유네스코가 어떠한 책을 세계기록유산 리스트에 열거하여 보존하든, 그것은 유네스코의 권한입니다. 그러나 중국에서 온 학자로서 저에게는 전 세계에 이상의 상황을 명백하게 알릴 책임과 의무가 있습니다.

'의학醫은 추측이다'와 황당한 증명에 기반한 한의학

일찍이 1879년에 유월兪樾 선생은 한의학에 대해 다음과 같이 폭로한 바 있습니다.

> "그것이 약으로 치료하여 치유된 것이라면, 정말이지 그 병은 약을 쓰지 않아도 치유되는 지라. 그것이 약을 쓰지 않아 치유되지 않는다면, 약을 쓴다고 해도 역시 치유되지 아니하리라. 어찌 그냥 치유되지 않을 뿐이겠는가. 가벼운 병은 중重해지고, 중병은 사망에 이르게 될 것이다."

유월은 만일 한의학을 지속적으로 지키려 한다면, 필연코 "이익을 구하고자 한다면 오히려 손해를 입게 될 것이다"에 빠지게 될 것이며, 전체 사회에 환란을 가져오게 될 것이라고 여겼습니다. 이 때부터 중국은 한의학 계통을 토벌하기 시작하였습니다. 1922년 노신魯迅, 루쉰은 더욱 단도직입적으로 한의학을 하는 한의사는 "일종의 의식적 혹은 무의식적인 사기꾼에 불과하다"라고 비평하였습니다.

중국인민이 서로 다투는 토벌에 직면하면서 한의학은 부득불 과학화의 길을 향해 추구해 나가지 않으면 안 되었습니다. 그러나 실질적인 상황은 오히려 한의학이 과학화를 추구하면 할수록 한의학의 문제는 더욱더 폭로되었습니다. 1930년, 한의학의 과학화를 강력하게 주장한 바 있는 육연뢰陸淵雷는 일찍이, '한의학이 만일 지속적으로 과학화된다면, 한의학은 죽게 될 것이다. 한의학이 만일 과학화를 거절한다 해도, 한의학은 또한 죽게 될 것이다'라고 탄식을 토로한 바 있습니다.

1950년대 중기, 한의학은 돌연 뜻밖의 행운을 만나게 됩니다. 그때부터 한의학은 공산당이 정권을 잡은 중국 정부에 의해 돌보아 집니다. 중국정부는 심지어 한의학으로 과학의학科學医學, 서양의학을 바꿔, 모택동의 사상적 특징을 지닌 새로운 의학을 창건하려고까지 했습니다. 이를 위해, 중국 정부는 전국적으로 50여 군데의 한의대학과 30여 군데의 한의약 연구 기구를 창립하였습니다. 이러한 대학과 연구 기구는 많은 한의학 관련 학사, 석사 그리고 박사를 배양하였을 뿐만 아니라, 대량의 부교수, 교수 그리고 아카데미의 원사들을 배양해냈습니다.

그러나 유감스럽게도 이러한 과학이라는 외투를 걸치고서 고위직 학술 직함(칭호)를 가진 사람들이 극단적으로 과학을 멸시하고, 과학 규범을 완전히 따르지 않으며, 심지어는 공개적으로 과학과 정쟁을 벌이기까지 하였습니다. 그들은 거침없이 거짓말을 하며 한의학을 "동방의 과학"이라고 치켜세웠습니다. 또한 실험과 논리를 기초로 한 "서방 과학"을 "과학주의 과학"에 속한다고 비평하면서, 자신들이 종사하는 "동방 과학"은 실험이 필요 없고 논리가 필요 없는 "인문주의 과학"이라고 추어올렸습니다.

주지하다시피, 많은 인류의 질병에는 자체 한계성이 존재합니다. 그것은 일부 질병에 "약을 쓰지 않고도 병을 치유할 수 있다"는 효과를 갖게 하였습니다. 이것이 한의사에게 가장 나태한 방식으로 이론을 세우게 하였고, 의술을 펼치게 하였습니다. 뿐만 아니라 실질적인 "유효성"을 취해 민중을 기만하고, 기준을 만들어냈습니다.

한의사가 의학이론을 건립하고 의술을 펼치는 유일한 방법을 네 글자로 개괄하자면, "의학은 추측이다醫者意也"로 말할 수 있습니다. 이는 일종의 직관적 사유 방법입니다. 그것은 우선적으로 몇몇 보여지는 합리적인 사상 틀을 추구하고, 다시 이 사상적 틀을 근거로 스스로 옳다고 여기는 직관적인 판단들을 내립니다. 초기 중국 지식인智者들은 일찍이 확고하게 하늘과 인간이 함께 통한다고 여겼습니다. 그렇기에 그것을 직관을 형성하는 사상의 틀로 삼았으며, 이후 재차 그것을 인체 구조에 대한 추측으로 이용하였습니다. 그렇게 그들은 다음과 같은 판단을 얻게 되었습니다.

"머리가 둥근 게 하늘 같고, 발은 네모진 게 마치 땅과 같습니다. 하늘에는 사계절이 존재하고, 인간에게는 사지四肢가 있습니다. 하늘에는 오행이 존재하고, 인간에게는 오장이 있습니다. 하늘은 여섯 극六极로 나뉘었고, 인간은 육부六府를 가졌습니다. 하늘에는 팔풍八風이 존재하고, 인간에게는 여덟 마디가 있습니다. 하늘에는 아홉 별九星이 존재하고, 인간에게는 구규九竅가 있습니다. 하늘에는 12시가 있고, 인간에게는 12맥이 있습니다. 하늘에는 365도度, 1년 354일가 존재하고, 인간에게는 365개의 골절이 있습니다."

이렇게 직관적 판단을 내리면, 인체를 해부할 필요도 없으며, 관찰하여 얻은 현상에 대해 인과관계 분석을 할 필요도 없습니다. 이것이 바로 한의사가 표방한 "인문주의 과학"이 일종의 나태한 과학임을 명백히 밝힌 것입니다.

이 외, 과학 상식을 조금이라도 갖고 있는 사람이라면, 인간의 머리가 둥근圓 것은 결코 하늘이 둥글기 때문이 아니며, 인간의 발바닥이 네모方진 것이 결코 땅이 네모졌기 때문은 아니라는 것을 잘 알고 있을 것입니다. 마찬가지 이치로, 결코 하늘이 365도度를 가졌다고 해서 그로 인해 인체의 골절 또한 365 조각인 것은 아닙니다. 이로써 그들의 "인문주의 과학"은 일종의 지극히 저속하고 황당한 과학이라는 사실을 알 수 있습니다.

실제로 인체 구조를 판단하는 것 외, 한의학이 제창한 일부 약품사용원칙, 진단방법과 치료방법은 아래와 같은 나태하고 조악한 방법에서 만들어졌습니다.

- 설사는 창자와 위가 지나치게 습한 탓으로, 습한 것을 흡수하는 특징을 가진 복룡간灶心土으로 설사를 치료해야 합니다.
- 중국인은 1년을 24 절기로 나누었으며, 그 중 입춘立春을 만물이 소생하는 처음으로 여겼습니다. 이를 근거로, 한의사는 입춘 그날의 빗물을 모아 불임증을 치료할 수 있다고 여겼습니다.
- 심뇌혈관 질병이 야기하는 불안정한 걸음걸이나 손떨림을 한의사는 환자가 "중풍中風"에 걸렸다고 여겼습니다. 이로써 한의학은 "중풍"을 치료하는 바람을 꺼뜨리는 원칙을 만들어냈습니다. 그렇다면 어떤 물건으로 바람을 꺼뜨릴 수 있을까요? 한의사는 뱀이 바람보다 더 빠르다는 것을 보았고, 지네가 뱀을 제압하는 것을 보았습니다. 이로써 지네는 한의사가 "중풍"을 치료하는 으뜸이 되는 처방이 되었습니다.

이러한 예는 모든 고대와 현대의 한의약 관련 출판물에 남발되리만큼 범람해 있습니다.

한의학은 이렇게 그들의 이론, 진단, 치료원칙을 건립했으나, 확실한 것은 신뢰할 수 없다는 점입니다. 그러나 인류 질병 자체의 자아한계성으로 말미암아 이러한 이론과 방법으로, 때론 만족스러운 효과를 얻을 수도 있었습니다. 매번 만족스러운 치료효과를 얻은 후, 한의사는 늘 이러한 치료효과에 대해 엄격한 배중排中 분석과 원인관계 판단을 진행할 줄 몰랐으며, 직관적 사유의 틀에서 일부 황당한 증명을 했습니다.

가령 한 사람이 복통, 설사, 복명, 구토, 식욕부진, 소화불량 등과 같은 증상의 질병을 앓는다면, 몇몇 한의사들은 이 환자에게 보화환保和丸을 복용할 것을 권할 것입니다. 그것은 산사나무열매山楂, 신국神麴, 복령茯苓, 반하半夏, 진피陳皮, 내복자萊菔子, 연교連翹로 만들어졌습니다. 만일 이 처방제가 치료효과를 가져온다면, 그들은 이렇게 그것이 치료효과를 만들어낸 인과관계를 다음과 같이 증명해낼 것입니다.

> "이는 족태음足太陰과 양명경陽明의 약입니다. 산사나무열매山楂의 시고 따뜻하며 수축하는 성질은 느끼하고 비린내와 누린내가 나는 음식을 소화시킬 수 있습니다. 맵고 따뜻하여 열기가 올라 덮는 성질을 지닌 신국神麴은 술과 음식으로 오랜 기간 누적된 독을 소화할 수 있습니다. 복자菔子는 맵고 달아 흥분을 가라앉혀 얼굴(표면)을 통제합니다. 맥아麥芽의 짜고 따뜻한 성질은 곡물을 소화시켜 단단(견고)한 것을 부드럽게 합니다. 체증은 틀림없이 습기를 겸합니다. 복령茯苓은 비장을 보양하고 습기가 스며 나오게 합니다. (독소가) 오래 누적되다 보면 울적해져 열이 납니다. 연교連翹는 엉긴 것을 풀어 열을 내립니다. 반하半夏는 따뜻하게 할 수도 건조하게 할 수도 있어, 위胃를 따뜻하게 하고 비장脾을 건강하게 만듭니다. 진피陳皮는 상승과 하강을 조절할 수 있어, 속을 조화롭게 하여 기허氣虛의 증세를 치료합니다."

여기에서 "이는 족태음과 양명경의 약이니라"는 오늘날까지 여전히 수수께끼입니다. 만일 한 독자가 구태여 이 말을 이해하려고 한다면, 그는 우선적으로 이하의 세 가지 상호 관련 진술을 파악해야 할 필요가 있습니다.

1. 복통, 장에서 소리가 나는 증세, 구토는 족태음비경足太陰脾經 질병에 속합니다. 그러나 설사, 소화불량은 족양명위경足陽明胃經 질병에 속합니다.
2. 족태음비경과 족양명위경은 두 가지의 다른 순행 경로의 경락을 가지고 있습니다.
3. 몇몇 약물은 그저 이 두 경로만을 순행하여 병을 치료하는 효과를 발휘합니다. 만일 이러한 약물이 이러한 경로 운동으로 순행할 수 없다면, 몇몇 보조약물을 더하여 그것을 이러한 경로로 도입할 필요가 있습니다.

이 세 가지 진술은 (사실여부의) 추궁을 견뎌내지 못합니다. 예컨대, 두 번째 진술의 가능성과 관련하여, 오늘날까지 전혀 해부학과 생리학적 증거가 존재하지 않을 뿐만 아니라, 한의사들 스스로도 이에 대해 여전히 적지 않은 차이를 보이고 있습니다.

사실상, 그들이 묘사해낸 순행 경로는 너무도 황당합니다. 제가 읽은 한 권의 한의약 관련 교과서는 족태음비경의 순행 경로를 다음과 같이 묘사해놓고 있었습니다.

"그것은 발足의 큰 발가락 안쪽에서 기원하며, 발의 복사뼈 앞쪽을 통과하여 위로 8촌寸을 올라간다. ……"

여기에서의 "팔촌八寸"은 확실히 심의 토론을 견뎌내지 못합니다. 전혀 의심할 여지없이, 성인인 큰 키의 남자에게 팔촌의 상대적인 격차는 비교적 작습니다. 반면, 갓 태어난 영아 혹은 작은 키를 가진 부녀자에게 이 팔촌의 상대적인 차이는 비교적 큽니다. 가령 이러한 경맥이 확실히 존재한다면, 다른 체형과 신장의 사람에게는 틀림없이 다른 절대적인 차이가 존재할 것이며, 모두 "팔촌"일리가 없습니다.

중국 고대에는 잘린 팔이나 다리로 살아남은 예는 없었습니다. 한의학 경전 저작인 ≪난경難經≫의 제1난難에는 인체의 경락은 모두 손목에 모일 것이라고 가정하였습니다. 그러나 현대의학의 조건에서 팔다리가 잘려나간 사람일지라도 지속적으로 온전하게 하나의 건강한 신체의 사람이 될 수 있습니다. 사람들은, 그들에게서 이미 떨어져 나간 사지와 손목에 모여 있을 경락과 혈위가 여전히 존재하는지를 물어보는 것을 허용할까요? 만일 그들이 절단된 사지에 맞춰 끊어졌다면, 한의사가 내놓은 관련 경락과 혈위의 가정은 어떤 의미를 지니게 되는 것일까요?

제가 아는 바에 의하면, 이 두 경락의 묘사는 ≪황제내경·영추·경맥편黃帝內經·灵樞·經脉篇≫에서 나왔습니다. 그것의 원문을 조사해보면 후세에 의해 "발가락"이라고 해석된 부분은, (기실) 원문에서 모두 "손가락"이라는 사실을 알 수 있습니다. 그러나 만일 원문에 따라 이러한 경락을 묘사해보면, 필연코 순행 궤적 상의 혼란을 빚어 그것들로 하여금 중단 없는 경락의 윤곽을 연결시키지 못하게 할 것입니다. 그러나 "손가락"을 "발가락"으로 고친 이후, 이미 원문을 심각하게 왜곡하였습니다. 그래서 이 두 경락 관련한 진실 묘사는 오늘날까지도 여전히 그 내용이 분명치 않습니다. 저는 지금껏 누군가가 이러한 내용의 애매하고 불분명함에 매달려서는 안된다고 주장해왔습니다. 특히 젊은이들이 과학 기술의 현대화를 추구해야 한다고 주장하였으며 그들이 자신의 아름다운 청춘을 이러한 무미건조하고 불분명한 일에 낭비하는 것을 반대해왔습니다.

마지막으로 일부 약물 대사藥物代謝의 상식을 약간이라도 지닌 사람이라면 다음과 같은 사실을 잘 알고 있을 것입니다. 즉, 뱃속으로 약물이 일단 들어가면, 위胃와 소장小腸의 소화 및 흡수를 거친 후에야 인체의 혈액 순환 체계 속으로 들어갈 수 있으며, 그 효과 성분은 혈액순환에 맞춰 전신으로 퍼져 나갑니다. 그러므로 일부 경락운행의 기능성을 따르는 약물은 전혀 존재하지 않습니다. 그러나 한의사가 날조한 이 해석은 오히려 우리들에게 약물은 몇몇 경락을 따라 돌아다닌다고 알려주고 있습니다. 저는 세상의 얼마나 많은 이들이 이러한 황당무계한 해석을 믿는지 알 수 없습니다.

실제로 상술한 증상을 지닌 질병에 실험실의 검사가 뒷받침 된다면, 이 병이 장염이라고 진단 내리기 그리 어렵지 않을 것입니다. 의학적 관찰은 이미 많은 장염이 하루나 사흘 이내에 자체 면역력을 통해 증상이 사라진다는 사실을 증명하였습니다. 게다가 한 두어 주 이내로 건강이 완전히 회복된다는 사실 또한 증명된 바 있습니다. 약물의 도움 없이 자가 치유될 수 없는 장염은 그것이 어떤 유형의 장염이든지 간에, 과학적인 근거를 지니지 못한, 다시 말해 산사나무열매(산사자)는 수축을 돕고, 신국은 오랜 내장 질병을 제거하며, 내복자는 흥분을 가라앉히고, 복령은 비장을 보양하여 습한 기운을 제거하며, 연교는 해열을 돕는다와 같은 이러한 방법, 즉 도통 무슨 소리인지 알 수도 없고 전혀 과학적인 근거도 갖추지 못한 방법으로는 병을 치유할 수는 없습니다.

그러나 한의사는 스스로의 "성공"을 위해 황당무계한 증명을 늘어놓는 오랜 악습에 길들여져 있습니다. 중국 정부의 한의대학과 한의약 연구원 설립 또한 이러한 악습에 이렇다 할만한 아무런 변화조차도 가져오지 못했습니다.

중국 정부 위생부는 154군데의 기업에 보화환保和丸 생산을 비준하였습니다. 그러나 오히려 전국적으로 통일된 보화환 생산 기반이 마련되지 못하였습니다. 설령 각각의 기업에 자체적인 보화환 조제방법이 있을지라도, 동일한 기업의 다른 차수의 보화환에는 공교롭게도 통일된 질량의 검사 기준이 존재하지 않습니다. 이러한 기업들은 심지어 중국 정부 위생부가 비준한 관련 보화환의 사용 설명을 거쳤지만, 전혀 과학적이라고 말할 수 없습니다.

예를 들면, 그들은 보화환의 치료 효능에 "신경성 거식증, 만성 위염, 기능성 소화불량을 치료한다"라고 써놨습니다. 그 중 신경성 거식증은 신경계통의 질병과 관련되어 있고, 만성위염은 광범위하게 위胃조직 병리 변화의 많은 문제와 연관되어 있으며, 기능성 소화불량은 적어도 20종의 다른 발병의 원인을 지니고 있습니다. 한 종류의 보화환이 동시에 이러한 질병들에 효과가 있다고 할 수는 없습니다.

이 외에, 중국 정부 위생부가 비준 열거한 보화환의 금기 범위를 적용해보면, 모든 보화환에는 그 어떠한 임상 통계의 증거도 존재하지 않는다는 사실을 알 수 있습니다. 그들이 제시하는 보화환의 약리적 해석은 펩신의 흡착성을 강화시켜 췌장액 분비량을 증가시킬 것이며, 트립신trypsin의 농도와 분비량을 높일 수 있습니다. 이는 현대 생리학 교재의 보화환에 대한 약리를 근거로 한 견강부회적인 해석으로, 그 어떠한 실험과 임상 관찰의 근거가 존재하지 않습니다.

노신은 일찍이 구旧시대의 한의학을 하는 한의사를 의식적 혹은 무의식적인 사기꾼으로 평가한 바 있는데, 제가 보기에는 오늘날의 한의학을 하는 한의사들 전체가 고의적인 사기꾼입니다. 구旧 한의학과 단도직입적으로 말도 안 되게 터무니없이 다른 점을 들자면, 오늘날의 한의사는 사기칠 때, 많은 사이비과학 전문 용어를 사용하여 그럴 듯하게 꾸며대기 시작하였다는 것입니다. 제가 겸해서 지적하고자 하는 점은, 과학의 외투를 걸치고 사기를 치는 의학 사기꾼은 더 큰 기만성으로 더 큰 위험을 안고 있다는 사실입니다.

신사숙녀 여러분,

한의학은 중국의 문화적 부담(짐)입니다.

그것은 줄곧 중국의 의학 발전(진보)을 방해해왔을 뿐만 아니라, 중국의 사회적 혼란을 조성해왔습니다. 게다가 여전히 세계적으로 의학적 재난과 사회적 혼란을 빚어내고 있으며, 희귀한 동식물 자원을 낭비하고 있습니다.

일본 의학사에 익숙한 사람이라면, 일본은 이미 19세기말에 황한의학皇漢醫學을 폐기하였다는 것을 잘 알고 있을 것입니다. 현실에 관심을 갖고 있는 사람 또한 유럽 연맹이 <전통 한의약 제품 등록 지시傳統草藥産品注冊指令>를 엄격하게 실시함으로써, 이미 2011년 5월 1일에 유럽 20년의 한의약을 퇴출시켰음을 아마 알고 있을 것입니다.

남아프리카, 영국, 캐나다에서는 일찍이 민간에서 보이콧이 여러 차례 발발하여, 한의약이 희귀한 동식물 자원을 남용하는 것에 항의한 바 있습니다. 중국 공산당은 작년에 개최한 18대에서 이미 60년 동안 견지해 온 "우수한 민족 문화 유산", "위대한 보고宝庫", "중서의中西醫 병합(동양의학과 서양의학으로 같이 진료함)", "한의약의 발전을 지지하다" 등의 논조를 포기하였습니다.

의학과 생리학의 부단한 발전에 발맞춰, 한의한약이 멸망으로 향하는 것은 피할 수 없을 것입니다. 이러한 조류를 막거나 바꿀 사람은 아무도 없습니다!

저의 강연은 여기에서 마치겠습니다.

참석해주신 모든 분들께 감사드립니다.

■ 2014년 06월 21일

스무 번째 이야기

어떻게 민족 자부심을 확립할 것인가?

중국의 옛 문화를 지키고 과실을 덮어 두자고 주장하는 사람들은, 중국의 구舊 문화를 철저히 개혁하자고 주장하는 사람들의 "민족적 자긍심이 부족하다"고 비판하지만, 기실 그것은 크게 잘못된 비판이다. 어떤 민족의 자긍심 유무를 판단할 때는, 주로 그 민족이 현실과 미래를 어떻게 직면하는지 보아야 한다. **현실과 미래에 의연히 직면하지 못하는 민족이 가장 자신감 없는 민족이다. 죽은 사람의 허물을 감추고자 얼굴에 금박을 입혀 산 사람과 싸우게 한다면, 결국 헛수고인 것이다. 죽은 사람을 추켜세워 산 사람을 간섭하게 하면 결국 죽은 사람이 산 사람을 좌지우지하게 되는데, 이는 결코 좋은 결과를 낳지 못한다. 민족의 가장 큰 우환은 "죽은 사람이 산 사람을 참견"하는 사상과 체제에 내재해 있다!** 그것은 죽은 이는 현실에 직면하지 못하며, 항상 산 사람만이 현실에 직면하기 때문이다. 그럴 때 현실에 참여하지 못하는 산 사람은 죽은 사람이나 마찬가지다. 이는, 여태껏 죽은 이는 현실에 직면할 필요가 없었으며, 살아있는 이가 항상 현실에 직면하였기 때문이다. 이로써 현실에 감히 직면하지 못한 살아있는 자는 마치 죽은 이와 같다.

중국의 문화 보수주의자들은 옛 문화의 과실을 은폐하는 것으로 "민족 자긍심"을 확립하려 하였다. 이러한 흐름은 19세기에 "시대에 뒤떨어진 중국"의 현실에서 시작되었다. 만청滿淸 왕조가 중국을 통치한 지 265년 되던 해에 중국 민족이 겪었던 치욕[1]은 한漢민족 후손들에게 극심한 증오를 갖게 하였다. 그런 까닭에 당시 한漢민족 학자들은 이구동성으로 중화민족의 쇠락에 대한 모든 책임을 만주-몽고민족의 "이민족 왕조"에 의한 잘못으로 돌렸고, 보다 깊은 문화적 반성反思은 없었다.

갑오전쟁의 상대는 우리 "대大중화"로서는 안중에도 없던 "소일본小日本"이었다. 그 말은 "대大중화"에 참패를 안긴 것이 "열강"이 아니라 이제 막 흥기한 섬나라였다는 것이다. 강력한 세력의 대국이 열강도 아닌 "소小일본"에 참패했던 것인데, 더구나 그것은 일본으로선 너무나 쉬운 승리였다. 이는 각각의 한漢민족, 특히 그 전부터 불합리한 세상을 분노하고 증오하던 학자들을 더욱 격분케 하였다. 그러면서 민중을 환기시켜 만청왕조 통치를 전복하고 중국을 부흥시키기 위해, "달로韃虜[2]를 몰아내고 중화를 회복하자"고 호소하는

---

1 청일(갑오)전쟁을 지칭.

2 한족이 만주족을 비하하여 일컫는 말.

"종족혁명種族革命" 주장이 출현했다. 하지만 유감스럽게도 "종족혁명" 후 원세개袁世凱가 정권을 찬탈함에 따라 혁명세력의 "정치혁명" 이상은 수포로 돌아갔다.

민중을 환기시켜 "종족혁명"에 참여하도록 하려면 한漢민족의 우수성과 만주-몽고족의 낙후성을 증명해야만 했다. 그래서 한漢민족 학자들은 명明 왕조와 그 이전 시대의 영광을 찬양하기 시작하였다. 한편 청조淸朝에 대해서는 "강건성세康乾盛世"와 "동치중흥同治中興"만 인정했을 뿐이다. 그에 반해 한漢민족의 현실은 결코 말해서는 안 되었다. 그 중 가장 심각했던 현실은, "종족혁명" 성공 후 한漢민족이 만주-몽고족을 대신해 중국을 통치하게 되었지만 중국 정치는 오히려 더 혼란해졌다는 것이었다. 손중산孫中山, 쑨원 선생은 그 상황에 대해 특히 분노한 사람이었다. 손孫 선생은 "일단 만청滿淸의 전제정치가 없어지자 수많은 강도들의 전제정치가 다시 나타났다. 그 해독은 심각했고, 이전과 비교해 훨씬 심했다. 인민들은 갈수록 안심하고 살 수 없게 되었다"라고 했으며, "7년 동안 건설사업 진척을 볼 수가 없었으며, 나날이 국사에 분쟁이 일면서 국민의 고통도 점차 늘었다. 빔을 새우며 고뇌해도 극심한 증오를 이길 수 없었다"라고 하였다. 이는 바로 만청 왕조가 붕괴된 후에는 "강건성세"와 "동치중흥"의 상황마저도 아니었음을 뜻한다. 이에 대해 의연히 현실을 직면하지 못하는 사람들은 모두가 어떤 상황인지는 분명히 알았으나 그저 말하기를 꺼릴 뿐이었다.

이른바 한漢민족의 "우수성"이란 것이 현실에서 입증되지 못했던 것이다. 그것이 미래에 증명될지는 더욱 확신할 수 없었다. 따라서 어떤 학자들이 보기에 중화민족의 자긍심 확립은 현재뿐만 아니라 미래에도 기대할 수 없어서 그저 영예에 의존하고 과거만 내세울 수 있었을 뿐이다. 이는 곧 중국에서 문화 보수주의가 출현할 수밖에 없는 사회역사적 근본 원인이 되었다.

기실 역사는 역사일 뿐이다. 조상의 찬란함이든 낙후든 그 모든 것은 역사이다. 그것이 현재를 대신할 수 없을 뿐만 아니라 미래 또한 대신할 수 없다. 역사에 대한 어떠한 평가를 옹호해도 좋고 비하해도 좋다. 그러나 모든 것은 역사 자체를 겨냥해야 하며, 또 논쟁도 가능해야 한다. 그것과 소위 "민족 자긍심 확립"은 본래 아무런 관련이 없다. 중국에서는 일찍이 "종족혁명" 구호를 통해 민중에게 호소할 필요가 있었기에, 지금까지도 역사 연구에 있어서 민족주의 색채를 짙게 덧씌운다. 역사를 부정하는 것은 잘못된 것이다. 역사를 왜곡하고 역사적 오류와 결점을 교묘히 숨기는 것은 더욱 잘못된 것이다. 세계사에 대한 식견을 조금이라도 가진 사람이라면, 자기의 역사에 관한 은폐가 변혁의 용기를 갖고 미래로 나아가는 것을 속박할 수 있다는 것을 어렵지 않게 알 것이다.

"사내대장부는 자신의 과거를 자랑하지 않는다好漢不提當年勇." 늘 "과거 한창 때의 용맹"을 늘어놓는 자는 결코 대장부가 아니다. 그다지 "자랑거리도 아닌 과거"를 내세우거나 꾸미거나 감추는 것은 자기도 속이고 남도 속이는 짓이다. 모든 구舊문화를 대함에 있어 자신과 남을 속이는 태도는 국가와 민족의 진보에 나쁜 영향만 줄 뿐 어떤 긍정적인 영향도 없다.

주지하다시피 이탈리아는 지금 30만km^2 밖에 안 되는 국가이지만, 로마 대제국이라는 "찬란한 조상"을 가졌다. 터키의 현 영토는 80만km^2에도 못 미친다. 그러나 역사상 오스만터키 제국은 유라시아 대륙을 600여 년 동안이나 통치했다. 일찍이 다비드 왕 시대에 이스라엘 또한 강대하였다. 하지만 오늘날 이스라엘은 아랍 국가들에 의해 겹겹이 둘러싸여 어렵게 생존을 꾀하고 있다. 몽골 제국, 오스트리아 제국, 독일 제국, 페르시아 제국, 아랍 제국으로 말하자면, 그들 역사의 찬란함은 더 말할 필요도 없다. 그러나 어떤 과거의 이탈리아인, 터키인, 이스라엘인도 지금은 존재하지 않음을 인정하면서 조상의 찬란함을 드높임으로써 그들의 민족 자긍심을 확립하였다. 그러나 현존하는 이탈리아인, 터키인, 이스라엘인 중, 내세울만한 이들이 단 한 사람도 존재하지 않는다면, 조상의 찬란함을 드높여서라도 그들 민족이 자부심을 세울 수 있도록 해야 할 것이다.

중국인들은 천성적으로 남보다 못하지도, 모자라지도 않다. 그러나 중국인이 부족한 것이 있다면 바로 "인간"의 기본적 특징을 이루는 사상과 방법이다. 인간 존재의 가치는 사상, 특히 개성화된 사상에 있다. 사상을 갖지 못한 사람은 팔다리만 가졌을 뿐, 마치 생명 없는 기계나 같다. 사람이 단지 생물성만 있고 사상성을 갖추지 못한다면 완전한 의미의 인간이 아니다. 생물성만 가지는 인간은 그저 다른 사람들의 대리인 역할만 할 수 있을 뿐이다. 인간의 지혜는 호랑이의 힘을 이길 수 있는데, 그 이치가 바로 여기에 있다. 오늘날 세계열강들의 문화 경쟁 속에서 사상 자원이 고갈된 민족, 과거에 기대어 잘못을 교묘히 숨기고서 "자긍심"을 세우려는 민족은 홀로 설 수 없다!

다들 한 번 생각해 보자. 중화민족에게 사상의 자유를 속박하는 것이 도대체 무엇일까? 왜 현재 중국이 수출하는 출판물은 분재·골동품·민가民家·복식服飾에 관한 사진첩 같은 것들뿐, 사상성이 있는 것들은 거의 없을까? 왜 중국이 수입하는 출판물은 사상성이 높고 풍부한 내용의 과학·역사·철학·경제학·법학·정치학·문예·예술 등 개성 있는 것들일까? 왜 100편의 중국산 영화 흥행수입이 아직도 외국의 대작 한 편만도 못할까? 이건 단지 한 가지 시스템만의 문제는 아니지 않을까? 만일 이것이 확실히 시스템 문제라면, 또 어떤 문제들에 영향을 주고 있을까? 우리가 그것들에 대해 심사숙고해 볼 가치가 있지 않을까?

의학과 관련해 말하자면, 왜 외국의 의학은 본능의학本能醫學[3], 신비주의 의학에서 철학의학으로 나아가고, 화학의학과 생물의학으로 더욱 진보하여 현재 분자分子의학으로까지 발전하는데, 우리는 여태 2,000여 년 전 골동품을 한사코 부둥켜안고 놓지 않으려 할까? 유효성을 말할 때, 본능의학이 효과가 없다고 하겠는가? 히포크라테스Hippocrates, B.C.460?~B.C.377?의 철학의학이 효과 없다고 하겠는가? 외국에서는 하나의 이정표, 또 하나의 이정표를 보면서 끊임없이 진보하는데,

[3] 초기 인류가 외부 상황에 동물적 본능으로 반응하면서 획득하게 된 의학적 대처 방법.

왜 중국의 의학은 시종일관 진보하지 않고, 심지어 의학에서의 진보를 장려할 용기조차도 내지 않는 것일까? 진보할 용기가 없으면, 무엇으로 "민족 자긍심"을 말할 수 있겠는가? 문화의 수구守舊를 주장하는 것과 문화의 변혁을 주장하는 것 중에서 도대체 누가 중화민족의 못난 자손인지는 백일하에 드러나지 않았는가?

우리 역사와 문화의 허물을 덮어 감추지 마라! "스스로에게 박수칠" 준비를 하면서 자신을 기만하지 말라. 중화민족의 자손은 이스라엘 민족의 자강불식自强不息[4]과 모든 고난을 극복한 용기를 배워야 하고, 매 순간 "중화민족은 가장 위험한 시기에 이르렀다中華民族到了最危險的時候"는 가사를 생각하면서 용감하게 현실에 직면하고 대담하게 미래로 나아가야 한다. 그래야만 비로소 우리의 민족 자긍심의 정도正道를 세울 수 있는 것이다. 그것을 포기하면 중화민족에 결코 "대국大國 흥기"의 희망은 없다!

■ 2007년 02월 27일

4 스스로 힘쓰며 쉬지 않음.

≪황제내경≫의 오장육부 개념 혼란에 대한 보충

청조淸朝 건륭乾隆 말년에서 가경嘉慶 초년에 이르러, 왕청임王淸任은 처음으로 ≪황제내경黃帝內經≫에서 오장육부 개념의 황당함과 혼란스러움을 지적하였다. 사실, 그보다 앞서 ≪황제내경≫에서 오장육부 개념의 혼란을 지적한 사람들은 적지 않다. 필자는 왕청임이 일찍이 밝혔던 혼란스러움을 장황스럽게 늘어놓을 생각은 없다. 여기에서는 필자가 새로이 발견한 개념 혼란에 대해 왕王선배의 토대 위에서 다시 보충 설명하고자 한다.

≪황제내경≫의 언어적 특징에 대한 필자의 분석에 의하자면, **≪황제내경≫이라는 이 한 무더기 "문화쓰레기"는 적어도 네 사람이 제멋대로 꾸며대고 마구잡이로 만들어 모아낸 것이다.** 게다가 편집에 있어서는 아무런 논리적 순서를 갖추고 있지 않다. 이 책이 서술하는 "오장육부"의 개념적 혼란은 전부 그 네 사람 중 누군가에 의해

초래된 것이다.

≪황제내경≫에서 "오장육부五臟六腑" 개념은 ≪상고천진론편 첫 번째上古天眞論篇第一≫에서 "신장腎은 물을 주관하고, 오장육부의 정精을 받아서 그것을 저장한다. 그러므로 오장이 왕성해지고 이에 쏟아낼 수 있다腎者主水, 受五臟六腑之精而藏之, 故五臟盛, 乃能瀉"라는 내용으로 처음 나타난다. 게다가 여기에서 "이에 쏟아낼 수 있다(사정射精할 수 있다)"는 결코 오장이 모두 왕성해야한다는 것이 아니라, "오장육부"가 결국 무엇을 가리키느냐의 문제이건만, 작가는 앞에서도 그에 관해 아무런 설명을 한 바 없다. 한의학 서적을 읽어본 사람이라면 아마도 쉽사리 "오장"을 심장心, 간肝, 비장脾, 폐肺, 신장腎으로 정의할 것이다. 그러나 오장육부가 도대체 무엇을 가리키는가에 대해, ≪황제내경≫은 상당히 혼란스럽다. 그 예를 열거하자면 다음과 같다.

≪금궤진언론편 네 번째金匱眞言論篇第四≫에서 처음으로 오장육부의 음양陰陽이 가리키는 바가 언급되어 있는, (즉) "심장·간·비장·폐·신장인 오장은 모두 음陰이 되고, 쓸개膽·위胃·대장大腸·소장小腸·방광膀胱·삼초三焦[5]인 육부는 모두 양陽이 된다"는 내용이다.

저자는 ≪음양응상대론편 다섯 번째陰陽應象大論篇第五≫를 썼지만, '오장'에 대한 개념이 명확하지 않았다. 책 속에서 저자는 "천

5 삼초三焦란, 횡경막上焦·횡격막과 배꼽사이中焦·배꼽 아래下焦를 통틀어 일컫는다. 한의학 이론에서만 존재하는 기관으로 실제 해부학적 근거는 없다.

기天氣는 폐肺에 잇닿고 지기地氣는 익嗌에 통하며, 풍기風氣는 간肝에 잇고 뇌기雷氣는 심장心에 통하며, 곡기谷氣는 비장脾에 잇닿고 우기雨氣는 신장腎에 통한다"고 말하고 있다. 그런데 여기에서 "오장" 외에 "익嗌, 목구멍"이 갑작스레 튀어 나왔다. 저자는 그것이 오장에 속한다고도, 또한 오장에 속하지 않는다고도 말한 적이 없다. 도대체 그것이 뭘 가리키는지는 "난삽한 글을 숭배"하는 사람들에게 남겨 고증할 수밖에 없다.

≪영란비전론편 여덟 번째靈蘭秘典論篇第八≫에 이르러서는 "십이장十二臟"에 관한 견해가 나타난다. 이 "십이장"은 심장·폐·간·쓸개·단중膻中·비장·윙·대장·소장·신장·삼초·방광을 가리킨다.

≪육절장상론편 아홉 번째六節臟象論篇第九≫, 소위 "정수定數"[6]에 따르자면, 저자 역시 구장九臟을 날조하였다. "삼三으로 하늘을 이루고 삼三으로 땅을 이루며, 삼三으로 사람을 이루어 삼三하고도 삼三은 합하면 곧 구九가 된다. 구九로 분리하니 구야九野가 되고 구야는 구장九藏이 된다. 그러므로 형形은 사四를 저장하고, 신神은 오五를 저장하니, 이를 합하여 구장이 된다. 이로써 그에 상응한다三而成天, 三而成地, 三而成人, 三而三之, 合則爲九, 九分爲九野, 九野爲九臟, 故形臟四, 神臟五, 合爲九臟以應之也." 여기에서 저자는 "구장"을 "형은 사를 저

6 ≪황제내경≫은 구구팔십일九九八十一편을 긁어모아 만들어졌고, ≪편작난경≫은 구구팔십일 난難을 모아 만들어졌는데, 이른바 이 "정수"에 의한 것이다.

장하다形臟四"와 "신은 오를 저장한다神臟五"로 나누고 있지만, 이렇다 할 보다 나은 해석이 더 존재하지 않는다. 이 "형장사"와 "신장오"가 대관절 무엇을 가리키는지 모르는 것일까?

◉ 동일한 편篇에서는 40행을 읽을 수 없었다. 그러나 저자는 거듭 "십일장十一臟"인 심장·폐·간·쓸개·비장·위·대장·소장·신장·삼초·방광을 열거하였다. "십이장"보다 "전중膻中" 하나가 빠져 있었다. "심주신명心主神明"과는 다른데, 이 "십일장"에서는 특히 "쓸개"가 십일장의 핵심 기능을 한다고 강조하였다. 이른바 "무릇 십일장은 쓸개에 달려 있다"는 견해이다.

◉ 또한 ≪오장별론편 열한 번째五臟別論篇第十一≫에는 "새로운" 오장육부가 출현한다. 즉, 뇌腦·골수髓·뼈·맥脈·쓸개膽·자궁이 "육부六腑"가 되고, 위胃·대장大腸·소장小腸·삼초三焦·방광膀胱은 "오장五臟"이 된다. ≪황제내경≫의 저자는 애초에 내장의 개념에 관해 왜 말하지 않았는지를 분명하게 밝히지 않았다.

이것이 바로 소위 "조상으로부터 전해 내려온 국수國粹"다!

≪황제내경≫의 저자가 중국의 "조상祖宗"이라면, 황제는 과연 어느 쪽에 놓아야할까? 오늘날까지 이 기본적인 종교학 문제를 생각한 이는 아무도 없다!

설마 중국 조상들의 명분을 제멋대로 속여 사용하려 하는 것은 아닌가?

정녕 우리 조상들은 진정 이렇게까지 현명하지 못했단 말인가?

중국의 "국수國粹"가 여전히 이렇게까지 혼란스럽건만, 이를

"국수"라 하지 않는다면 또 어떤 가치가 있겠는가?

일부 사람들은 늘 낙후된 것을 지키는 데 이리도 적극적이면서, 왜 또 문화 창조성에 대해서는 오히려 항상 마음에만 담고 있을까?

억지로 끌어 붙여 말하자면, ≪황제내경≫이라는 이 문화쓰레기를 "국수"라고 표방한 사람들은 계속해서 국가의 재정 후원을 편법으로 사취하고, 국민의 피땀을 빨아먹고자 문화경직성文化僵死 수호를 자신들의 "문화 귀결점(최종 목표)"으로 삼으려 할 뿐이다!

너무도 수치스러운 "국수國粹"여!

너무도 흉악스러운 "애국자愛國者"여!

■ 2006년 11월 20일

조선후기 한의학과 음양오행을 비판한 실학자들

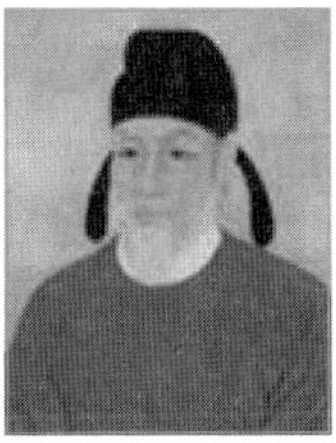
이수광

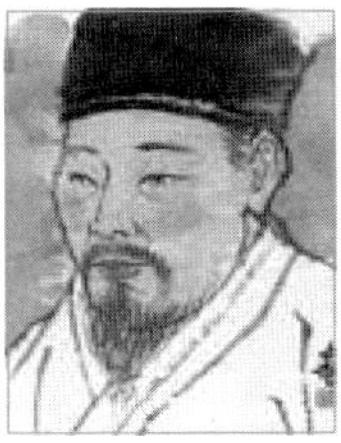
유형원

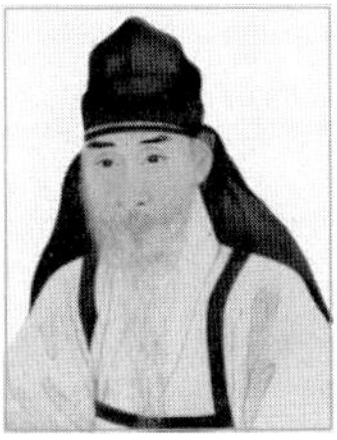
이 익

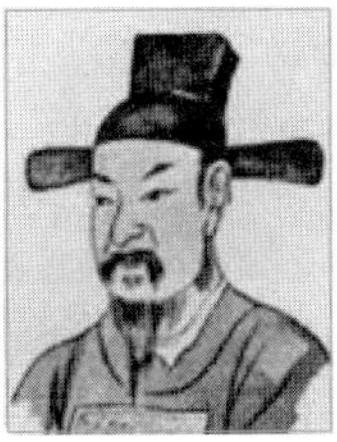
홍대용

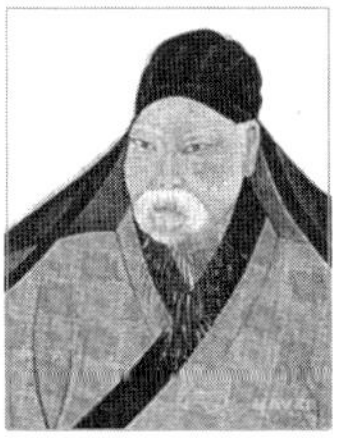
박지원

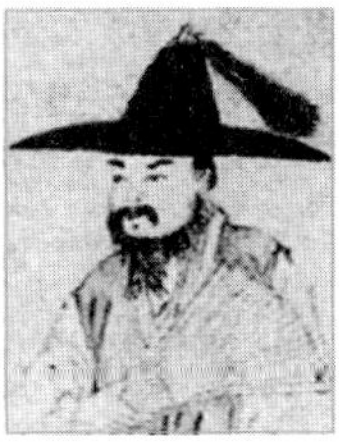
박제가

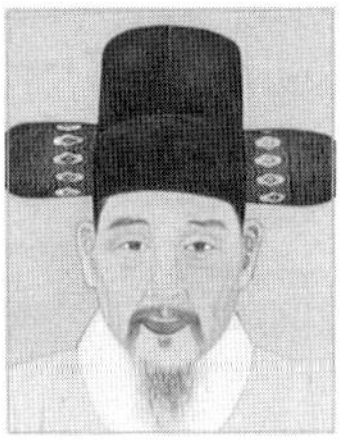
최한기

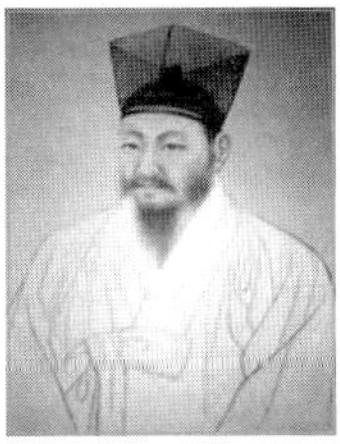
정약용

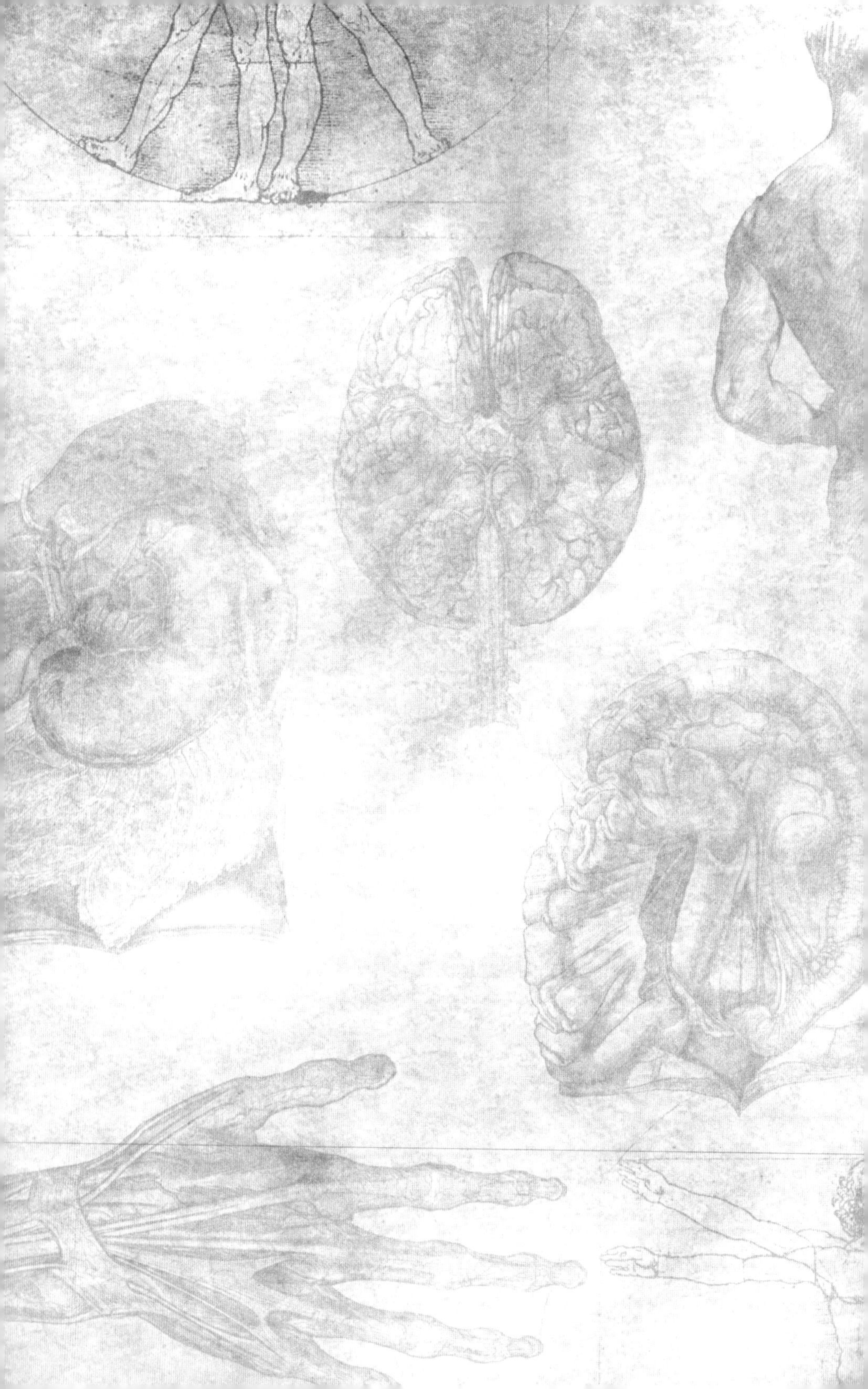

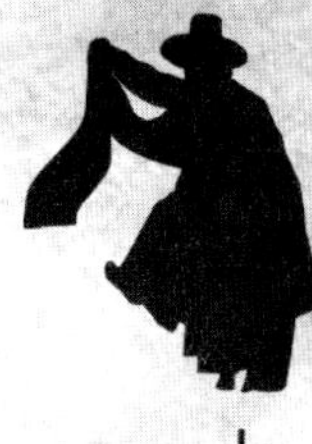

소통으로서의 한의학 문제

모택동毛澤東**,** 마오쩌둥

침술을 포함한 한의학을 살려낸 건 모택동毛澤東이었다. 모택동은 한의학을 정치의 장으로 끌어냈다. 모택동은 한의학을 부활시키는 데 흥미를 느꼈는데, 그 이유는 다음과 같다. 첫째, 모택동의 개인적 관심 때문이었다. (묘하게도 모택동은 정작 자신이 아플 때는 한의학을 거부했다고 한다 : "한의학을 권장해야 한다는 내 소신에도 불구하고, 내 개인적으로 그것을 믿지는 않는다. 나는 한의학 치료를 받지 않겠다…") 둘째, 중국 인구의 대다수를 차지한, 거대한 규모의 농촌 거주인들에게 의료서비스를 제공할 필요가 있었기 때문이다. 중화인민공화국이 1949년에 건국됐을 당시의 중국인들은 건강상태가 좋지 못했으며 농촌 지역은 특히 의료서비스가 열악했다. 당시 중국에는 서양의학을 하는 의사들이 거의 없었고, 소수의 서양의학 의사들은 대부분 부자들이나 외국인들을 위해 치료를 하고 있었다. 셋째, 권력과 통제력을 강화시키려는 공산당의 욕망 때문이었다. 1968년까지 중국의 보건부Ministry of Public Health는 와해됐고, 문화혁명 이전의 수뇌부들은 대부분 숙청되고 군부 인사들이 그 자리를 채웠다. 대부분의 의사결정권은 정부가 아닌 공산당 고위직들에게 있었다. 침술이나 한약을 비롯한 다른 전통적 치료법들은 강력한 정치적 도구였으며, '문화대혁명'에 대한 지지를 판정하기 위한 정치적 도구로도 사용됐다. (스티븐 배서Stephen Basser의 ≪침술의 역사 : 엉터리가 어떻게 시작되었는가?Acupuncture : A History≫ 중에서)

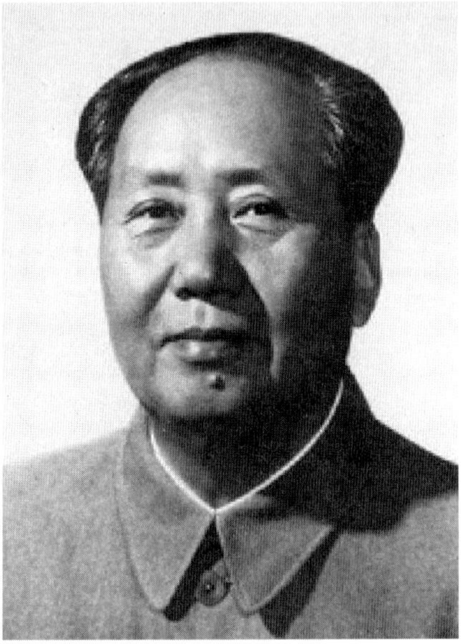

모택동毛澤東, 마오쩌둥 1893~1976

"나는 우리가 한의학을 발전시켜야 한다고 믿고 있지만
내 개인적으로는 한의학을 믿지 않으며
한약을 먹지도 않는다."

"Even though I believe we should promote
Chinese medicine, I personally do not believe in it
and I don't take Chinese medicine."

(모택동의 주치의였던 이자수李志綏가 영문서적으로 출간한 수기인
≪모택동의 사생활The Private Life of Chairman Mao≫에
채록되어있는 모택동毛澤東의 발언이다.)

스물두 번째 이야기

남경대학에서의 학술강연 경험

이 글은 본래 쓸 만한 내용이 아니었다. 다만 ≪금릉만보金陵晚報≫의 한 기자가 왜곡된 보도를 해서 남경대학 교수와 학생들의 이미지를 부정적으로 묘사하였기에 부득이 쓰게 된 것이다. 그러나 역사적 실상을 기록한다는 일부의 의미도 있다. 그렇지 않으면 기자들이 아무렇게나 멋대로 쓸 텐데, 그러면서 중국이 어떤 모습으로 변질되어갈지 알 수 없는 일이다.

4월 12일부터 15일까지(그곳에서 출발한 시각은 4월 16일 9시였다) 나는 남경대학의 한 전국 학술대회에 참가하였다. 남경대학의 초청에 응한 김에 남경대학 교수와 학생들에게 한 차례 학술강연을 하였다. 강연 주제는 ≪약초요법 남용의 심각한 결과≫였다. 나는 1시간 20분을 강연하였고, 청중들이 40분 동안 질문하였다. 남경대학 교수와 학생들의 태도는 무척 좋았고 수준도 높았다. 비록 그들 가운데 적지 않은 이들이 감정을 앞세우면서 나의 관점에 동의하지 않았지만, 과학 문제에 관한 토론에서는 아주 이성적이었다. 전체 회의장 질서는 괜찮았고 나로서는 만족스러웠다고 할 수 있다.

그러나 강연이 끝난 후 ≪금릉만보≫의 기자가 기사를 실었는데, 어이없게도 그는 회의장이 뒤죽박죽이었던 것처럼 썼다. 마치 회의장이 아주 심각할 정도로 무질서했던 것처럼 묘사했던 것이다. 그 보도가 회의장에 전해지자, 전국 각지에서 온 회의 참가자와 남경대학 교수 및 학생들이 즉각 강력히 항의하였다. 나 또한 그 보도를 남경대학 교수와 학생들에 대한 모욕으로 여겼다. 기자는 최소한의 직업윤리도 없었다.

나의 강연은 총 세 부분으로 되어 있었다.

첫째 부분은 약초요법의 기원과 국내외 비교였다. 그 중 가장 중요한 내용은 고대 이집트인들과 중국인들의 약초요법 사용법 소개였다. 특히 고대 중국인과 이집트인들의 알로에 사용에 관한 내용이 중심이었다.

둘째 부분에서는 이미 사용되고 있는 약초요법의 중독 문제를 소개하였다. 이 부분의 기초자료는 대만한의연구원에서 나온 것으로, 나는 그것을 분류하고 정리해서 청중들에게 소개하였다.

셋째 부분은 약초요법의 결과에 대한 평가 문제를 논하였는데, 그 안에는 생태적 결과의 평가, 치료 결과의 평가, 그리고 인문人文 환경적 평가가 포함되어 있었다.

강연은 파워포인트 슬라이드로 풍부한 사진과 알찬 내용으로 진행된 터라 청중들의 반응은 뜨거웠다.

강연 후, 나는 참석자들 중에 남경대학 교수와 학생들뿐만 아니라 다른 많은 기관의 사람들과 그 밖 몇몇 관련 없는 분야 사람들이 섞여 있음을 알게 되었다.

2006년 전국 한의학 존폐 대토론 후 우리는, "한의학을 지키자"고 말하는 사람들이 사실 감정적으로 주장하는 것일 뿐이며, 과학적 입장에서 보면 그 어떤 도전적인 발언도 없다는 것을 알게 되었다. 따라서 나는 청중들이 제기한 모든 문제를 내 "계획" 속에 포함시켰다. 단지 문제를 제기한 사람들의 전공 배경이 다르고, 개인의 인격 수준이 달랐으며, 문제를 제기하는 방식과 논조가 조금 달랐을 뿐이다.

강연에서 제기된 질문 중에, 논조가 다소 격했던 이들로는 남경대학 학생이 아닌 것으로 보였던 어떤 한 사람과 남경대학교 중문과 1학년 여학생 한 사람을 들 수 있다.

앞의 질문자는 내게 "당신은 학부에서 무슨 전공이었습니까?"라고 물었다.

나는 "마르크스-레닌주의였습니다"라고 대답했다.

다시 묻기를 "대학원에서는요?"

나는 "과학기술철학입니다"라고 답했다.

"박사과정에서는요?"

"박사과정을 이수하지 못했습니다. 더 다닐 수가 없었습니다."

그러자 그는 이어서 아주 무례하게 "저는 당신이 한의학 문제를 논하는 것이 적절치 않다고 생각됩니다"라고 말하였다.

그러자 나는 "오늘 강연에서 혹시 제가 뭘 잘못 말한 게 있었나요?"라고 물었다.

"많은 부분이 잘못되었습니다."

"그것들을 저에게 지적해주실 수 있겠습니까?"

"딱히 생각나는 것은 없습니다."

"당신은 내게 틀린 부분이 많다고 하지 않았나요? 어떻게 생각이 나지 않을 수 있지요?"

강연장 전체가 웃음바다가 되었다.

뒤이어 나는 과학사에서 자신의 당초 전공 외의 분야에서 공헌한 바 있는 과학자들의 예를 열거하여, 그 누구라도 전공이 아닌 문제를 논할 수 있음을 이야기했다. 예컨대, 마이클 패러데이Michael Faraday, 1791~1867는 원래 화학 전공이었지만 전자기학으로 이름을 떨쳤다. 토마스 쿤Thomas Samuel Kuhn, 1922~1996의 전공은 물리학이었으나 철학으로 명성을 날렸다. ≪황제내경黃帝內經≫, ≪침구갑을경針灸甲乙經≫, ≪신농본초경神農本草經≫, ≪상한론傷寒論≫을 쓴 저자도 의사가 아니었다. ≪황제내경≫을 보충한 왕빙王冰, ≪침구갑을경≫을 쓴 황보밀은 평생 단 한 명의 환자도 진찰한 적이 없다. 그들은 나보다 더 "한의학을 몰랐지만" 한의학의 "경전"(사실 문화쓰레기이지만)을 쓸 수 있었다. 나는 일찍이 한의학을 이용해 진료를 한 적이 있으나, 이제는 단지 철학과 방법론의 시각에서 한의학을 평론하고 있는데, 왜 그런 수 없다는 것인가? 분명히 말하지만, 내게는 한의학을 평론할 권리가 있으며, 어떠한 사람도 나의 이러한 권리를 박탈하려 해서는 안 된다. 나에게 하나의 논조라도 남아 있다면, 나는 강하게 한의학을 비판할 것이다.

강연장의 참석자 모두가 박수를 쳤다.

다른 한 여학생은 확실히 세상물정을 몰랐으며, 한의학에 애정을 갖고 있는 터라 질문하는 말투가 다소 격앙되어 있었다. 그러나 문제제기 자체에는 허약한 여성 심리가 가득하였다. 그녀가 "당신이 보기에, 이곳에서 당신의 관점에 찬성하는 이가 몇 명이나 될 것 같나요?"라고 묻자 박수소리가 이어졌다.

나는 곧바로 그녀의 질문에 답하지 않고, 우선 그녀의 전공을 물었다. 그녀는 자신의 전공을 사실대로 대답했다. 그런 후에 나는, "당신이라면 강연은 할 수 있겠습니다. 그러나……"라고 말하였다.

나는 이어서 "만일 당신이 학술연구를 하고자 한다면, 진리를 견지할 만한 대담한 용기가 있어야 합니다. 만일 나의 관점이 많은 사람들이 이미 알고 있는 문제라면, 나의 주장은 아무런 가치가 없을 뿐만 아니라 학자로서 나의 존재 가치도 없습니다. 당신은 아마, 온 세상 사람들 모두 태양이 지구 주변을 돈다고 말할 때, 코페르니쿠스 한 사람만이 지구가 태양을 돈다고 말했고, 심지어 그가 서거한 지 90년이 지난 후에도 어떤 이는 지동설을 위해 목숨까지 바쳤던 것을 알고 있을 것입니다. 공산주의 유령이 유럽을 배회할 때 역시 소수가 아니었나요? 1921년 중국의 상해에서 중국 공산당이 성립될 때 역시 13인 대표가 50여 명의 당원을 대표하지 않았나요?[1] 당신은 왜 그렇게 소수인 것을 걱정합니까? 저는 두렵지 않은데, 당신은 무엇이 무서운 겁니까?"라고 말하였다.

강연장 전체에서 또 다시 박수소리가 터져 나왔다.

나의 강연이 있은 후에도 회의는 이틀 동안은 계속되었다.

회의가 끝나자 나는 절강浙江대학의 샤치송夏基松 선생과 남았다. 남경대학 박사과정에 있는 한 학생이 16일 아침식사에 우리를 초대하였다. 그 자리에서 하 선생은 나를 칭찬하며, "당신은 대단한 학문적 용기를 가졌습니다. 한의학 문제는 진작 논의되었어야 합니다. 이제는 다들 한의학 문제를 논의하지 않으면 안 된다는 것을 알게 되었습니다. 요즘 중국에는 상당히 좋지 않은 경향이 있습니다. 어떤 것도 비판할 수가 없다는 것입니다. 중국문화를 비판할 수 없고, 공자를 비판할 수 없으며, 한의학 또한 비판할 수 없습니다. 사실 이것은 좋은 것이 아닙니다. 과학 문제조차도 비판할 수 없는데, 중국이 어떻게 진보하겠습니까? 어떠한 사회적 진보, 특히 사상적 진보도 하나같이 비판을 통해 실현됩니다. 비판하지 않으면 진보할 수가 없습니다. 그래서 저는 한의학에 대한 당신의 비판정신을 높이 평가하는 것입니다. 당연히 구체적인 문제들을 토론할 수는 있겠지만, 비판정신이 없으면 그것들은 쓸

---

[1] 독자는 중국에 아직도 공산주의 이념에 호의적인-최소한 공개적인 곳에서만이라도- 사람들이 많다는 것을 감안할 필요가 있다. 저자도 현 중국 체제에 긍정적인 관점을 가지고 있음을 이 책에서 간간히 드러내고 있다.

모가 없을 것입니다"라고 말하였다.

하 선생에게서 그처럼 긍정적으로 평가 받을 수 있어서 나는 기쁘고 위안이 되었다. 그에 반해, 감정적 욕설이나 인신공격은 학자인 나에게 당연히 쓸데없는 실랑이일 뿐이다.

■ 2007년 04월 25일

스물세 번째 이야기

한의한약 문제에 관한 논쟁

증소무曾昭武가 장공요張功耀에게 보내다

장張 교수님!

당신이 북경대학 과학사와 과학철학科學史與科學哲學 웹사이트에 발표한 ≪고별한의한약告別中醫中藥≫을 배독拜讀하였습니다. 그러나 저는 조금도 당신의 의견에 동의할 수 없습니다. 이제 이에 대해서 저의 의견을 말하니, 참고가 되셨으면 합니다.

1. 당신您은, "한의학이 '현대화' 될수록 한의학이 드러내는 결점 또한 많아질 것이다. 전형적인 예로, 일찍이 한의학에 의해 "보양大補의 왕王"이라고 불리는 인삼Panax ginseng, L.은 현대화 연구를 거친 이후, 그것의 정확한 영양적 가치를 발견하지 못했을 뿐만 아니라, 확실하고 적절한 약용藥用적 가치 또한 발견해내지도 못했다. 오히려, 일부 질병(예컨대, 고혈압, 변비, 각혈, 독감, 불면증, 알레르기)에 대한 인삼의 해로운 효과들이 발견되었다"라고 말하였습니다. 일반

적으로 말해서, 물론 한의학의 결점은 무척이나 많습니다. "인삼의 약용 가치"에 관해서 당신이 어떤 연구 저작물들을 읽었는지 알 수 없습니다만, 약리학藥理學에서 보자면, 부작용이 있는 것은 보통 약리작용 또한 갖고 있기 마련입니다. 우리들은 이러한 부작용을 역으로 이용하여 병을 치료할 수 있습니다. 만일 인삼이 고혈압을 일으킬 수 있다면, 그것을 저혈압 치료에 이용할 수 있어야 합니다. 그 외의 것들도 마찬가지입니다. 서양의약西藥에는 이러한 예例가 얼마든지 있습니다.

2. 당신你은 자신의 고증考證과 비교比較를 근거로, 중국 고대 의학이 다른 문명지역보다 늦게 시작되었다고 여기고 있습니다. 이 점에 대해서는 전적으로 당신의 의견을 존중하는데, 그 까닭은 당신이 어디까지나 과학사와 과학철학을 전문적으로 연구하는 저명한 학자이기 때문입니다. 그러나 저는, 그렇다고 해서 한의학에는 가치 있는 근거가 존재하지 않는다고 간주해서는 안 된다고 여겨집니다.

3. 저는 한의학의 진맥診脈에 근거가 있다고 보고 있습니다. 적어도 심혈관 내과心血管內科에서의 심장 박동수 등에 관한 묘사는 비교적 현대의학에 맞춰 시로 적응하고 있으며, 서양의학의 교과서 또한 이 점을 이미 인정하였습니다.

4. 부종浮腫의 치료에 관한 현대의학의 치료원칙은 오줌을 잘 나오게 하고, 심장을 강하게 하며, 막힌 곳을 제거하는 것입니다. 이는 당신이 예를 들어 증명한 ≪황제내경黃帝內經≫에서의 "신체가 평형을 이루게 해야 합니다. 이름에 이물을 쌓아 놓으면 여물이 떠서

열이 생기듯이 인체도 기가 쌓이면 울결하게 되니 울결한 것을 제거해야 합니다……, 이에 귀문鬼門을 열고, 부府를 깨끗하게 합니다平治于權衡, 去菀陳莝……, 開鬼門, 潔淨府"라는 표현과 상응합니다. 당신이, "이에 귀문鬼門을 열고, 부府를 깨끗이 하며 정淨함으로써 정기精氣가 때에 따라 복용하고 오장의 양기가 전신에 퍼져서 막힌 오장五臟이 트이게 되옵니다開鬼門, 洁淨府, 精以時服, 五陽已布, 疏滌五臟"라는 의료 조치를 비판하여 말하는 것에 관해 "명확한 치료적 의미含意가 담겨 있지 않다"고 함은, 이는 마치 요구가 지나치게 높은 것 같습니다. 내경內經은 의경醫經입니다. 고대 의경醫經은 그저 원칙만을 이야기했을 뿐, 일반적으로 구체적인 치료에 대해서는 언급하지 않다가 장중경張仲景의 시대에 이르러서야 비로소 치료 원칙을 구체적인 치료와 결합하기 시작했습니다.

5. 한의학은 약에 독毒物을 넣어 사용하는 방면에서는, 물론 크나 큰 한계限界性가 있습니다. 그러나 제가 이전에 직접 치료한 바 있는 몇몇 "기저 세포암종基底細胞癌" 환자들은 외용오호단外用五虎丹(수은 함유) 등을 이용해 확실히 완치된 적이 있습니다. 이러한 경험은 결코 거짓이 아닙니다. 따라서 독을 약에 넣는다고 그것이 반드시 나쁜 치료인 것은 아닙니다.

6. 이시진李時珍이 공헌한 바가 크기에, 그 중 부정확한 (어떤) 인식들이 다른 모든 논점들을 뒤엎을 수는 없습니다. 그의 인식은 대부분 직접적인 실천에서 나온 것으로, 일부는 확실히 실행해 볼 만한 것입니다.

7. 한의약의 독성 문제가 불명확하다는 것은 누구나 다 알고 있는 사실입니다. 그러나 일반적으로 봐서, 그 독성이 존재할 확률은 한의약이 서양의약보다 낮습니다. 게다가 한의약의 독성은 모두 안전한 범위 내에 있습니다. 만약 그렇지 않다면, 한의약 사용으로 인해 중독된 환자는 아마도 헤아릴 수 없을 것입니다.

8. 저는, 무릇 과학적인 것은 무엇이든 응당 그 인과관계因果關係 혹은 원리관계原理關係를 밝혀야 한다는데 동의합니다. 이는 아리스토텔레스Aristoteles, B.C. 384~B.C. 322가 인류에게 남긴 문화유산입니다. 그러나 저는, 세계적으로 단일한 인과관계를 가진다는 것이 무척이나 힘들다고 여겨집니다. 많은 인과관계는 체계적이고 복잡성을 띤 것이어야 합니다. 세계적으로 존재하는 사물事物들은 단순하면서도 복잡하다고 말할 수 있습니다. 복잡함과 애매함이야말로 이 세상 대부분 사물의 진면목입니다. 참된 단순함簡單과 정밀함精確은 오직 인간의 의식 속에서만 존재합니다. 그러므로 의학에 관해서, 우리들은 단순하고 정확한 인과관계를 얻어내기를 바랄 수 없습니다.

9. 상식常識은 과학적인 인식에 의해 전환됩니다. 마치 옛 사람들의 상식으로는 지구가 네모였지만, 현재의 상식으로는 지구가 둥글다는 사실과 같습니다. 그래서 상식의 일부는 과학적인 것이지만, (또 다른) 일부는 과학적인 게 아니라고 말하는 것입니다. 상식은 곧 과학이 아니라고 말할 수는 없습니다.

■ 2006년 02월 08일

장공요張功耀가 증소무曾昭武에게 답하다

증曾박사,

당신이 제기한 문제는 우리들이 문제를 심도 있게 논의하는 데 있어 무척이나 유익합니다. 저는 직업 의사가 아닙니다. 그러나 개념과 사상 및 행위의 분석을 놓고 말하자면, 우리들은 각자의 학문 분야에 있어 그 누구 못지않게 뛰어나다고 감히 말할 수 있습니다. 저는 이제, 당신이 제기한 아홉 가지 문제에 관해 제 견해를 얘기해 보고자 합니다.

1. 중국에서는 "인삼"이 약품이냐 식품이냐에 관해 진지하게 연구된 적이 없습니다. 유럽 열강이 중국을 침략한 후에야, 유럽인은 비로소 중국인이 인삼으로 사람의 정력精力을 유지하고 강화하다는 사실을 알게 되었습니다. 그래서 곧바로 인삼의 "약용적 가치"에 대해 연구를 진행했던 것입니다. 의외인 것은 유럽 의학계에서 부정적인 결론을 얻어냈다는 사실입니다. 미국 역시 인삼을 비교적 많이 산출하는 나라 중 하나이기에, 미국에서도 인삼의 약용적 가치와 영양적 가치를 확증하기 위해, 20세기부터 유럽 의학계와 서로 같은 목적의 연구를 시작하였습니다. 1970년대에 이르러 미국식품의약처FDA는 마침내 결론을 내렸는데, 인삼을 "일반적으로 안전하다고 인정되는 식품"(약품이 아닌)으로 분류하였습니다. 90년대 국제의 학계도 관련 논문[1-4][1]을 연이어 발표하였고, 국내에서도 비교적

[1] 다음은 [1-4]의 논문이다. [원주]

많이 보도 되었습니다.

부작용을 이용하여 병을 치료한다는 당신의 의견에 무턱대고 수긍할 수 없습니다. 왜냐하면 그것은 단지 하나의 직관일 뿐, 과학적인 관점이 아니기 때문입니다. 그것(부작용으로 병을 치료하는)으로 연구방향을 제시하는 것은 가능합니다만, 이를 이용해 "역으로" 병을 치료한다고 결론짓는 것은 아무래도 독단적이라 하지 않을 수 없습니다. 예컨대, 구염성 설사口炎性腹瀉는 환자의 면역체계 이상으로 생겨난 것인데, 단순히 지사제止瀉劑 몇 가지만을 사용한다면 아마도 문제를 해결할 수 없을 것입니다. 또 일부 약물 부작용은 생명 유기체에 손상을 입히기도 하니, 약물이 일으키는 부작용의 구조 원리를 명백하게 밝혀내기 전에는, 직관만 믿고 "역으로" 사용해서는 안 됩니다. 과학은 직관을 필요로 합니다만, 직관 그 자체는 결코 과학

---

1. Cardinal BJ, Engels HJ. Ginseng does not enhance psychological well-being in healthy, young adults: results of a double-blind, placebo-controlled, randomized clinical trial. J Am Diet Assoc 2001;101:655-60.
2. Engels HJ, Wirth JC. No ergogenic effects of ginseng (Panax ginseng C.A. Meyer) during graded maximal aerobic exercise. J Am Diet Assoc 1997;97: 1110-5.
3. Scaglione F, Cattaneo G, Alessandria M, Cogo R. Efficacy and safety of the standardized Ginseng extract G115 for potentiating vaccination against the influenza syndrome and protection against the common cold[corrected]. Drugs Exp Clin Res 1996;22:65-72.
4. Engels HJ, Said JM, Wirth JC. Failure of chronic ginseng supplementation to affect work performance and energy metabolism in healthy adult fenales. Nutr Res [United States] 1996;16:1295-1305.

이 아닙니다. 당신은, 서양의학 의사들이 어떻게 역으로 일부 약물의 부작용을 이용해 병을 치료하는지에 대해 실질적인 예를 열거하지 않았으며, 저 역시 이 방면의 보도報道에 관심을 기울이지 않았습니다. 그러나 의사라면 병을 치료할 뿐만 아니라, 안전하게 치료해야 한다고 저는 생각합니다. 그러므로 모든 불안전한 치료 이론과 방법은 그것이 어떠한 효과가 있는지에 관계없이, 그것을 모조리 없애는 데 힘써야 할 것입니다.

2. "가치 있는 것"과 "과학적인 것"은 다른 개념입니다. 일찍이 중국과 서방은 16세기 이전에 모두 약초 요법으로 질병을 정복한 바 있습니다. 14세기의 유럽이 페스트黑死病에 대처할 때에도, 기본적으로 약초학적草本 방법을 채택하였습니다. 이 때문에, 대체로 서로 유사한 특징을 지니고 있는 의학의 기원을 놓고, "한의학"이니 "서양의학"이니 하며 분류하여 말할 것도 아닙니다. 고대 중국의 의학 방법뿐만 아니라, 고대 인도India·고대 이집트·고대 메소포타미아·고대 중앙 아메리카·고대 코카서스Coucasus 지역을 포함한, 많은 고대의 약초학적草本 의학 방법이 세계적으로 유행하였습니다. 상술한 것들은 모두 "천연물 치료법自然療法"의 참고參考라 할 수 있습니다. 바꾸어 말하자면, 그것은 가치 있는 것입니다. 그러나 그렇다고 해서 그것들이 과학적이란 의미는 결코 아닙니다. 사회적인 경향에서 보자면, 진보하지 않은 것을 전통이라고 하고, 낙후를 고수하고 이를 감추는 것을 "전통을 옹호하다" 혹은 "전통을 발양하다"라고 말하고 있습니다. 이는 심각한 오도誤導입니다. **얼후二胡[2]는 진보하지**

않을 것이며, 진보하였다면 열후가 아닐 것입니다. 의학은 과학에 속합니다. 그리고 과학은 반드시 진보해야합니다. 제가 고별한의한약을 주장한 것은, 바로 중국 의학계에 과학적 진보를 떳떳하게 제창한 것이지, 그럴듯한 구호 하에서 낙후를 고수하고자 했던 게 아닙니다.

3. 심장 박동수는 맥박 고동과 서로 들어맞을 수 있습니다. 이는 결코 이상하지 않습니다. 심전도 측량에는 실제로 "맥박脈搏"이 이미 포함되어 있습니다. 단지 그것은 "촌구절삼관寸口切三關"에 근거하여 만들어지지 않았을 뿐입니다. 그러나 만일 맥박 고동에 근거해 모든 질병과 임신 상태를 판단해낼 수 있다고 말한다면, 이는 결코 믿을만한 것이 못됩니다. 과학적인 것은 반드시 명확성의 원칙을 준수해야합니다. 신체의 정상 상태와 쉽게 비교하기 위해, 진단의 기술記述은 가능한 한 정확해야 합니다. 한의학의 진맥은 14종의 "비정상적인有病" 맥상脈相만을 열거하였지, "정상"적인 맥상을 늘어놓지는 않았습니다. 이는, 한의학의 진맥방법이 배중排中 분석[3]의 논리적 기초를 갖추고 있지 않다는 사실을 분명하게 밝힌 것입니다. 진맥의 기술記述이 정확하지 않은데다 배중排中 추리의 논리적 기초 또한 결여되어 있는데, 이러한 부정확한 기초위에 질병의 진단을 세운 탓에, 진단과 치료 및 법의학 검증에 상당히 큰 혼란을 가져왔습니다. 만일 의학을 과학으로 인정한다면, 우리들은 과학의 기본 규범을 존중해야하며, 그것

[2] 호금胡琴의 일종으로, 현이 두 줄로 된 중국 전통 현악기.

[3] 형식 논리학에서, 두 개의 모순된 개념(참과 거짓) 사이에는 제삼자가 존재할 수 없다는 사유 법칙을 일컫는다.

은 믿을만한 실험적 기초와 논리적 기초를 포괄해야 합니다.

4. 부종水腫병은 "오줌을 잘 나오게 하고利尿, 심장을 든든하게 하여 그 작용을 세게 하며强心, 막힘을 제거하는排除梗阻" 등의 원칙에 따라 치료하는데, 이는 경험에 의해 내려진 판단입니다. 그러나 부종 환자에게 꼭 이뇨利尿 작용이 필요한 것은 아닙니다. 왜냐하면 소변 상태와 부종은 어쩌면 다른 질병의 범주에 속할 수 있기 때문입니다. 또 부종 환자의 경우, 심장을 반드시 강화시킬 필요는 없습니다. 만일 "심부종cardiac edema, 心源水腫"이 아니라면, 강심强心의 의미는 그다지 크지 않으며, 게다가 반드시 문제를 해결할 수 있는 것도 아닙니다. 폐색 제거排除梗阻에 관해, 우선적으로 부딪치는 문제는 막힌 곳 어디를 제거할 것이며, 또 어떻게 제거할 것인가입니다. ≪황제내경黃帝內經≫에 소개된 "무자법繆刺方法"으로 막힌 곳을 제거할 수 있을까요? 표면적인 현상을 근거로 도출해낸 추상적인 원칙이 실질적인 의미를 지니고 있지 않다는 것을 알 수 있습니다. 비판적 이성주의 철학은 무척이나 중요한 원리를 명시한 적이 있습니다. 즉, 원칙이 추상적이 되면 될수록 가착성可錯性은 더 낮아지며, 점점 과학적인 가치는 사라진다는 것입니다. 인체의 안전을 이해하는 한 의학자醫學者로서 말하자면, 어떤 근거가 있는 듯하지만 실질적으로는 어떤 의미도 없는 격언格言과 경구警句에 미혹되어서는 안 됩니다.

5. 수은 원소汞元素는 이미 세계 보건 기구WHO에 의해 약으로 쓰이는 것이 금지되었습니다. 저는, 오호단五虎丹으로 "기저 세포암

종基底細胞癌"을 없애려는 당신의 방법이 효과가 있을 수 있다고 생각합니다. 게다가 이는 아마도 무척이나 중요한 임상 경험이 될 수도 있습니다. 그러기 위해서 당신은 총괄하고 비교하는데 있어 능숙해야할 것입니다. 저는 ≪고별한의한약告別中醫中藥≫이라는 글에서, 현재 세계적으로 유행하는 "천연물 치료법自然療法"의 연구 경향에 대해 언급한 바 있습니다. 당신의 이 임상 경험에 근거하여, 당신은 그 속에 포함된 물질의 약물적 성질을 가감加減하면서 임상 대비 실험을 할 수 있고, 또한 생리-생화학 실험을 할 수도 있습니다. 이를 통해 그 중 진짜로 작용하는 약물 요소를 판단해낼 수 있습니다. 만일 가능하다면, 수은 원소를 제거하는 것이 동일한 효과가 있는지를 당신은 연구해볼 수 있을 것입니다. 만일 수은 원소 제거가 같은 효과를 지녔다면, 당신의 이 임상경험은 효과적이고 안전한 보편적인 치료법이 될 수 있을 것입니다. 제가 고별한의한약을 제창한 것은 확실히 효과가 있는 그런 치료법들을 부정하려는 게 아닙니다. 제 자신 역시 이전에 한의사였기에, 당연히 많은 한의학 처방이 효과적인을 잘 알고 있습니다. 그러나 저는, 효과있는 것이 반드시 과학적인 것은 아니라고 이미 여러 차례 얘기한 바 있습니다. 우리들이 한의한약과 고별告別한다는 것은, 바로 그러한 피상적이고 무책임하며 안전하지 않은 "유효한" 치료에 작별 인사를 하려 하는 것입니다. 한의학의 일부 유효한 치료법은 "천연물 치료법自然療法"의 참고 자료로 사용할 수 있습니다. 이는 '고별한의한약'과 결코 모순되지 않습니다.

6. 이시진李時珍은 의학 저술가라 할 수 있을지언정, 결코 의사는 아닙니다. 진晋대 황보밀皇甫謐은 ≪침구갑을경鍼灸甲乙經≫을 썼습니다. 그러나 그는 평생토록 환자를 진찰한 적이 없습니다. 이시진의 책은 그의 독자적인 지적 재산권을 지니고 있지 않습니다. 그의 ≪본초강목本草綱目≫은 선인의 많은 것들을 종합해 놓은 것으로, 그 속에는 좋은 것과 나쁜 것이 구분되어 있지 않습니다. 그처럼 두꺼운 책을 두고 전혀 가치가 없다고 말하는 것은, 당연히 지나친 독단입니다. 제가 반대하는 것은 중국 의학계醫學界와 과학사계科學史界가 이 책에 대해서 지나치게 옹호한다는 점입니다. 몇몇 주해注解서들은 그 안에 담겨있는 비과학적이고, 심지어 반反과학적인 내용들에 대해서조차도 독자에게 명확히 지적할 용기가 부족합니다. 이는 과학을 존중하지 않는다는 의도적인 표현입니다.

7. "약의 3할은 독입니다是藥三分毒."[4] 서양의약과 한의약의 독毒 부작용을 간단하게 비교하기는 어렵습니다. 현現 중국 내에서도 이러한 통계 자료를 발표한 적이 없습니다. 그러나 제가 알기로, 서양의약은 생산과 검사 방면에 상당한 책임을 지웁니다. 새로이 발명된 서양의약마다(특히 백신) 시장에 내놓기 전에 모두 엄격한 검사를 통과하게 하였고, 그것들의 독 부작용을 분명하게 밝혔으며, 안전하게 사용하도록 건의하였습니다. 그러나 유감스럽게도 여태까지 어

[4] 중국인의 일반적인 사고思考 속에는 약의 효능을 10로 봤을 때 으레 3은 독성분을 지니고 있다는 관념이 담겨 있다.

떤 한의약 제품(탕제와 조제약)도 그렇게 한 적이 없습니다. 제가 이미 제 글에서 말했듯이, 한의학은 독 부작용을 아직 분명하게 밝혀내지 못했는데, 이는 한의약에 독 부작용이 없다는 것과는 다른 이야기입니다.

8. 체계적인 인과관계에 관한 중국 철학계哲學界의 개념은 오늘날까지도 매우 모호합니다. 제가 읽었던 한의학의 체계성에 관한 논문을 놓고 보자면, 그것들은 아주 그럴듯한 몇몇 전문용어들만 늘어놨을 뿐, 체계적인 인과관因果觀의 수준에까지 도달한 논문은 단 한 편도 없었습니다. 저는 일찍이 연구모임에서 흡연과 폐암肺癌 간의 관계를 들어, 체계적인 인과관과 기계적인 인과관의 차이를 설명한 적이 있습니다. 기계론적 인과관으로 볼 때 흡연은 폐암을 일으킬 수 있는데, 이는 타르tar 속에 함유된 니코틴을 태우기 때문이라고 여겨집니다. 그러나 니코틴은 왜 암을 일으키는 것일까요? 기계론적 인과관은 이에 대해 완벽하게는 대답할 수 없습니다. 왜냐하면 목숨처럼 담배 피우기를 즐겨하는 많은 흡연애호가들이 폐암을 근심하지 않기 때문입니다. 흡연애호가들은 흡연자가 반드시 모두 폐암에 걸리지는 않는다고 말하며 이는 사실이기도 합니다. 이에 서양의학은 일찍이 기계론적 인과관의 한계성을 발견하였습니다. 따라서 체계적 인과관으로 나아가는 것이 절실히 요구되고 있습니다. 그러나 이 방면의 연구는 이제 겨우 시작 단계여서, 이뤄낸 것이 그다지 많지 않습니다. 한편 한의학의 체계적인 인과관은 오늘날에도 여전히 체계적인 과학 용어에 우쭐하여 자화자찬하는 수준에 머물러 있을 뿐입니다. 이러

한 체계적인 인과관은 전혀 아무런 의미가 없습니다.

9. 저는, 많은 상식들이 확실히 과학에서 전환되었다는 당신의 견해에 찬성합니다. 과학적인 것은 일단 인간의 마음속으로 깊이 파고들면 이내 상식常識으로 변합니다. 그러나 모든 상식이 과학의 기초 위에 세워지는 것은 결코 아닙니다. 중국의 식이요법食療에 관한 관념들 중, 상식으로 여겨지는 많은 것들이 과학적이지 않습니다. 예를 들면, "보혈補血"이라는 개념은 중국인의 상식에 속하지만, 과학적인 개념은 아닙니다. 17세기의 윌리엄 하비William Harvey[5]는, 일정한 체중의 사람들이라면 혈액을 정상적인 수량만큼 보유하고 있다고 일찍이 증명한 바 있습니다. 피를 많이 흘리지만 않는다면 피를 보충할 필요가 없습니다. 그러나 중국인의 식이요법 상식 가운데에는 "보혈補血"이라는 이 의미마저 명확하지 않은 견해가 너무 많습니다.

▪ 2006년 02월 09일

[5] 윌리엄 하비William Harvey, 1578~1657는 영국인 의학자이자 생리학자로, 17세기 초에 혈액순환을 발견했다.

증소무曾昭武가 장공요張功耀에게 다시 (편지를) 보내다

장교수,

회답回答은 이미 읽었습니다. 그리고 적지 않은 수확이 있었습니다. 그러나 저는 당신의 회답에 대해 여전히 다음과 같은 새로운 견해를 갖고 있어, 추가적으로 문제를 제기하여 당신과 상론해보고자 합니다.

1. 일반적으로 음식물은 인체의 정상적인 신진대사를 유지하거나 지속시키는 물질로 여겨집니다. 약물은 정상적인 신진대사를 개선하거나 회복시킬 수 있는 물질을 가리킵니다. 기실 음식물, 약물, 독물 사이에는 엄격한 경계선이 존재하지 않으며, 특정한 의미에서 말하자면 서로 간에 바뀔 수 있습니다. 예를 들어 소금은 요리를 하는데 이용될 때에는 음식물이지만, 주사액注射液으로 만들어지면 약물이 됩니다. 만일 1회 15～60g을 섭취하면 건강에 지장을 받게 되지만, 200～250g을 한 번에 먹게 될 경우, 그 흡수작용으로 인해 이온ion[6] 평형에 심각한 장애를 일으켜 사망을 초래할 수 있습니다. 그래서 그것은 독물이 됩니다. 그러므로 음식물, 약물, 독물의 구분에는 결코 엄격한 경계선이 없다고 볼 수 있습니다.

2. 현재의 의학 진단과 치료는 모두 완전한 필연성의 기초 위에서 세워진 게 아닙니다. 대부분 가능성(추정) 진단을 하는데 100%에

---

6 양陽 또는 음陰의 전기를 갖는 원자 또는 원자단. 음극으로 향해 가는 이온을 양이온, 양극으로 향하는 것을 음이온이라 한다.

서 0%까지 다릅니다. 숱한 검사들이 이루어진 뒤에도, 많은 진단들은 여전히 "모종의 질병일 가능성이 매우 높지만, 다른 질병일수도 있다는 사실을 배제하지 않을" 것입니다. 한의학은 보고望 들으며聞, 묻고問 진맥切하여 얻어진 "증세症"를 가지고 질병의 특징으로 삼지만, 서양의학은 오히려 의학 검사를 이용해 병리病理를 판단해냅니다. 이렇듯 한의학과 서양의학은 다른 규범에 속합니다. 다시 말해 한의학에서는 증세가 있으면, "증상에 따라 약을 쓸對症下藥" 수 있는데, 이는 서양의학의 "증상에 따라 치료한다對症治療"는 것과 유사합니다.

3. 정확한 치료 원칙 또한 의학과학醫學科學의 범주에 속합니다. 만일 비非감염성 부종에 "살균殺菌" 치료를 했다면, 이는 확실히 비不과학적입니다. 의사의 입장에서 보자면, 때로는 치료원칙이 구체적인 치료보다 더 중요하다고 말할 수 있습니다.

4. 수은Hg의 외용外用은 많은 질병을 치료할 수 있습니다. 오호단五虎丹의 구체적인 치료 작용이 어떤 종류에 의한 것인지는 더 한층 연구할만한 가치가 있습니다.

5. 이시진李時珍에 대한 당신의 평가는 정확합니다. 오늘날 대부분의 한의학 임상 의사들은 응당 실질적인 임상 효과를 근거로 진찰하고 치료해야 하기 때문에, 이제 허무맹랑한 경우들은 비교적 보기 드물어졌습니다.

6. 한의약의 독성에 관한 연구는 많을 뿐만 아니라, 여전히 연구가 이루어지고 있으며, 한의약 약전藥典에는 구체적인 설명도 담

겨 있습니다. 그러나 급성 독성 시험 등의 많은 제한을 받고 있어서, 더욱 더 해내야할 작업이 많다는 데에는 의심할 여지가 없습니다. 이것은 또한 한의약의 당면한 주된 임무 중의 하나이기도 합니다.

7. 오늘날 인과관계, 특히 한의학의 체계적인 인과관계에 대한 연구는 매우 적습니다. 그러나 많은 한의약에서 이루어진 체계적이고 과학적인 배합은, 그 정확한 철학과 과학의 기초를 지니고 있습니다. 또한 오늘날의 무수한 한의학 연구들이 보다 객관적인 방법으로 확실한 증거證實와 허위의 증거證僞를 연구하고 있습니다. 오늘날 현대의학에서도 수많은 질병들은 단 하나의 약물로 치료되지 않으며, 대부분 몇 가지를 조합하여 치료합니다. 그러나 이러한 약물들 간의 상호 작용, 특히 체내에서의 상호작용에 관한 연구는 비교적 미약합니다. 그러면서도 서양의약은 이미 많은 종류의 약물을 결합하고 배합하는 방식을 이미 취했거나 혹은 그 길을 걷고 있습니다.

8. 상식은 서서히 만들어집니다. 미지未知의 질병에 대해 ≪내경內經≫은 비교적 일찍이 게螃蟹를 먹게끔 할 것입니다. 서양의학이 대거 중국에 들어오기 전에는, 한의학이 당시 사람들에게 의료상식들을 만들어내며, 중요한 역할을 담당하였습니다. 의사가 아닌 사람이 부종水腫 환자에 대해, "귀문鬼門을 열고, 부府를 깨끗이 하는開鬼門, 洁淨府" 식의 견해를 갖기는 어렵습니다. 이러한 견해는 당연히 고대 의사가 부종을 치료해오는 동안 점차 형성되어, 후에 비로소 일반 사람들도 아는 상식으로 변했을 것입니다.

■ 2006년 02월 10일

장공요張功耀가 다시 증소무曾昭武에게 답하다

증曾박사,

당신의 의견은 시사時事하는 바가 많습니다. 예를 들어, 약물藥物과 식물食物, 그리고 독물毒物을 구별하면서 든 소금의 예는 충분히 읽는 사람에게 공감을 주어, 독자로 하여금 심층적인 철학 문제를 사유하도록 할 수 있다고 여겨집니다. 이러한 토론을 통해, 당신은 철학이 우리의 사고에 있어 얼마나 중요한지를 파악할 수 있을 것입니다. 제 관점에서 보자면, 우리들이 어떤 물질을 "약전藥典"에 수록할 수 있는지를 결정할 때에는, 반드시 일반적인 사용 조건에서 도출된 결과에 의거해 판단해야지, 극한의 조건 하에서든지 혹은 비정상적인 조건 하에서 사용된 결과로 판단을 내려서는 안 됩니다. 소금을 예로 들자면, 비록 소량의 소금일지라도, 부종浮腫[7] 환자에게는 그야말로 "독약毒藥"입니다. 일반적인 조건에서 생산되고 사용되는 소금은 마땅히 식품에 포함시켜야지, 약품에 집어넣어서는 안 됩니다. 미국식품의약처FDA는 "식품食品" 목록을 규정할 때, "안전 식품安全食品"과 "일반적으로 안전하다고 여겨지는 식품一般認爲安全食品"으로 구별하는데, 저는 이런 방식이 바로 사람들의 일상생활에 아주 효과적인 지침 역할을 한다고 봅니다.

이 외에, 저는 의료진단과 치료방면의 "필연성 문제"에 관한 당

[7] 부종浮腫은 몸이 붓는 증상이 있으며, 심장병이나 신장병 또는 몸의 어느 한 부분의 혈액 순환 장애로 인해 생겨납니다.

신의 논쟁에 동의할 수 없습니다.

과학은 필연성을 밝힙니다. 그렇지 않으면 과학이라 불릴 수 없습니다. 의학이 만일 필연성 추구를 무시하고, 의료 조치와 의료 효과를 환자의 생명에 걸고 도박하려 한다면, 이는 지극히 해로운 행위입니다.

한의학 진찰의 기본 사상은 "변증시치辨證施治"[8]입니다. 실제로, 이 "변증시치"는 그저 질병에 관한 표면적 관찰에만 머물 뿐, 질병의 병리 속으로 깊이 들어가지 못합니다. 다른 질병이 서로 같은 "증상症"을 보일 수 있습니다. 이 점에 대해서는 아마도 당신이 저보다 더 잘 알 것입니다. "위통胃痛"은 엄격히 말해 "증상症"이지, "병病"이 아닙니다. 십이지장궤양, 위염, 위胃 운동 이상, 장염, 변비, 독이든 음식 섭취, 위암 등을 모두 "위통"이라 말할 수 있습니다. 한의학의 결점은, "증상"을 일으키는 병리학적 기초에서 찾아내지 않고, 그저 "증상"의 표면에 드러나는 것으로만 "변증시치"한다는데 있습니다. 아프면 곧 통증을 멈추게 하고, 대변이 순조롭지 않으면 곧바로 설사를 유도하며, 온 몸이 긴장하면 이내 땀이 나게 하고, 출혈하면 바로 피를 멈추게 하는 것처럼 말입니다. 이로 말미암아 설령 증상이 없어졌다 하더라도 질병은 오히려 여전히 존재합니다. 중국은 자고 이래로 "병증의 성질과 그 원인을 변별하여 그에 상응하는 치료辨證

[8] 변증시치란, 한의학에서 병증의 성질과 원인 등을 분석하고 판단하여 그에 상응하는 치료를 하는 것을 뜻한다.

施治"를 해왔으며, 게다가 이미 이를 만족하고 있는 것 같습니다. 그래서 결국에 중국의 적잖은 한의사들에게 필연성을 멸시하는 사유의 관성이 생겨난 것입니다.

필연성을 경시하면, 반드시 필연적인 징벌을 받게 됩니다. 이러한 사유 습관은 무척이나 해롭습니다. 그러나 여기에서는 다른 한 가지 난제難題를 언급하겠습니다. 질병의 발생에는 조건이 있습니다. 질병을 정복하는 방법 또한 늘 질병이 분명해진 뒤에 나타납니다. 예를 들자면, 관상동맥성 심장질환冠心病, coronary artery heart disease, CHD은 1912년에야 비로소 처음 보고되었는데, 아직도 우리는 그것의 원인관계를 철저히 밝혀내지 못하고 있습니다. 1959년, 콩고Congo의 한 남자의 경우, 그 사망원인은 이미 알려진 병리학 범위 내에서는 설명할 수가 없었습니다. 그의 병은 일종의 새로운 유형의 질병으로 여겨졌습니다. 그러던 중, 1984년에 미국의 갈로Robert Gallo라는 의사가 에이즈를 일으키는 인간 면역 결핍 바이러스HIV를 분리해냈습니다. 그런 후에 1959년에 사망한 그 콩고 남자의 신체에도 이 바이러스 검사를 하였습니다. 이로써 마침내 이 새로운 형태의 질병을 일으키는 원인관계를 밝혀냈습니다. 그러나 의사는 원인관계를 분명히 밝히지 못하고, 이러한 새로운 형태의 질병을 정복하는 방법을 찾기 전일지라도, 이러한 질병들에 대해 조치를 취하지 않으면 안 됩니다. 이것이 아마도 당신이 말한, 의사는 0%의 필연성 상황에서도 환자에게 "병증의 성질과 원인을 분석하여 그에 맞는 치료辨證施治"를 해야 하는 이유일 것입니다. 그러나 이것은 증세症의 표면으로 드러날 수 있는 의학과학醫學科學이 될 수 없으며, "증세"의 내부에 잠재한 어떤 생리生理적이고 병리病理적인 필연성의 이유를 추구해내지 못합니다. 저는, 아직까지 정복되지 않은 질병에 대해 임시적인 의료조치를 취하면 좋겠다는 생각이 듭니다. 그러나 표준화된 의료 조치로써 오히려 철저한 탐색이 요구됩니다. 더 나아가서는 전全세계의 의사들이 힘을 합쳐 난관을 극복해낼 필요가 있습니다.

한의학이 "변증시치辨證施治"를 앞장서 제창하였기 때문에, "증세"의 표현형식 또한 기본적으로 서로 같습니다. 그래서 한의학은 종종 한 의사가 여러 질병을, 심지어 모든 질병을 치료하곤 합니다. 이와 반대로, 서양의학은 줄곧 인과관계의 명확한 방식을 추구하면서 질병을 치료합니다. 이리하여 여러 사람이 한 종류의 병을 함께 치료하는 시스템이 출현하게 된 것입니다. 전자前者는 한 의사가 "만병百病을 책임지고 치료包醫百病"하기 때문에, 당연히 종합병원이 필요치 않습니다. 그러나 후자後者의 경우, 많은 사람들이 한 종류의 병을 치료하기 때문에, 진료 절차(검사, 진단, 엑스선투시검사)가 체계적으로 이루어져야 합니다. 그래서 종합병원이 생겨났습니다. 만일 우리들이 "변증시치"에 만족한다면, 그 치료의 결과가 효과적이냐 아니냐와 무관하게, 남아 있는 불확정적인 요인들이 필히 많을 것입니다. 그러므로 표준화된 진단과 치료를 이뤄낼 수 없으며, 특히 안전성의 평가를 진행할 수 없습니다. 만일 우리들이 새로운 유형의 질병에 대해 임시적인 의료 조치를 취하는 동시에 그것의 인과관계를 진지하게 연구한다면, 시작 단계에서는 한의학처럼 적극적인 치료를 이뤄내지 못하더라도, 일단 인과관계의 문제를 정확하게 해결하기만 한다면, 관련있는 질병을 정복하는 방법을 표준화하는 쪽으로 나아가게 할 수 있습니다. 그때 사람들은 표준화된 예방, 진단 및 치료를 받아들이게 될 것입니다. 오랜 시일이 지나면 이러한 것들은 또한 당신이 말한 의료 상식으로 바뀌게 될 것이고, 환자 스스로 약국에 가서 일부 비非처방약들을 구입한다면, 이내 문제는 해결될 것입니다. (이로써) 의학을 과학으로 끌어올리고, 기꺼이 시간과 에너지를 쏟아부어 명확한 인과관계를 찾으려 노력하는 것이, 전全 사회를 걸쳐 지극히 유익한 일이라는 사실을 알 수 있습니다.

■ 2006년 02월 12일

스물네 번째 이야기

"대가"들의 한의학 옹호 목적은 무엇인가?

최근 일부 정기간행물 출판사들은 자신들이 편집한 <한의학 존폐 논쟁>의 글들을 나에게 한 부씩 보내, 나로 하여금 "한의학 옹호 대가"들의 진심과 의도를 이해하도록 하였다. 그저 매도하는 데만 열을 올리는 인터넷상의 "분노한 청년憤青"[1]들과 달리 그들은 몇 가지 도리를 말하고 있을 뿐이었다. "분노한 청년"들의 나를 비웃고 단죄하는 글들에 대해서는 일고의 가치도 없다고 생각한다. 그러나 그 "대가"들의 발언에 대해서는 나도 몇 마디 해보고

[1] '憤青, Angry Young Men'은 '분노한 청년憤怒青年'의 약칭으로, 영어로는 GTK라고 칭한다. 이는 일찍이 독일어에서 비롯되었는데, 그 뜻은 '흥분한 청년들'이다. 이 명칭은 1970년대에 나타났으며, 당시 일반적으로 사회에 불만을 품고 급진적 현실 개혁을 이루고자 했던 청년들을 특별히 지칭해 사용하였다. 후에 '憤青'으로 약칭하여 불리게 되고 인터넷상 용어가 되면서, 더 이상 憤怒青年라는 원래 용어는 일반적으로 잘 쓰이지 않게 되었다.

자 한다.

개괄하자면, 한의학을 옹호하는 대가들의 발언에는 아래와 같은 몇 가지 주된 관점들이 있다.

전통을 인정하기 때문에 한의학을 인정한다

한의학계가 우리에게 한의학을 받아들이라고 하는 모든 호소는 과학의학으로의 진보와 관련해서 나온 것이 아니다. 사실, 그들은 현대의학의 진보에 대해서 최소한의 이해도 하지 못하고 있다. 나는 이미 여러 차례 '의학은 과학이며, 과학은 반드시 진보해야 한다. 만일 의학이 진보하지 않으면, 인간 생명의 안전에 많은 우환이 따를 것이다.'라고 말한 바 있다. 따라서 우리는 전통 방식을 인정한다는 이유만으로 우환이 가득한 한의학을 인정할 수 없는 것이다. 문제가 있는 의학의 오류를 은폐하는 것은 인간 생명의 가치에 대한 극단적인 무시이며, 일종의 범죄 행위이다. 중국의 일반 대중에 대한 나의 관찰에 따르면, 2006년 "한의학 존폐 문제 대토론" 이후 사람들은 생명의 안전에 대해 관심을 갖기 시작하였다. 설사 한의학이 "국수國粹 중의 국수", 또는 "국수 중의 국수 중의 국수 중의 국수"를 표방하더라도 중국 인민은 자기 생명에 대한 존중과 바꿀 수 없을 것이다. 또 "한의학 옹호"의 대가(예컨대, 중국인민대학의 양넨췬楊念群)들도 자기 생명의 안전을 위해서는 자화자찬 식의 "국수 중의 국수"를 무시할 것으로 믿는다. 그 한의학 옹호 대가들은 우리에게 "전통을 인정한다면 한의학을 인정하라"고 호소하는데, 그것은 정말 쓸데없는 노력일 것이다. 왜냐하면 중국 인민들은 이미 그처럼 어리석지 않기 때문이다.

한의학을 국가 의료시스템에서 퇴출시킨다는 것은 곧 "한의학을 없앤다"는 의미이다

국가 한의약관리국의 천스귀陳士奎 선생은 한의학이 국가 시스템 밖에서 생존하는 것에 최소한의 자신감도 없는 듯하다. 그는 기자에게 "한의학을 국가 시스템에서 퇴출시키는 것은 사실 한의학을 없앤다는 뜻이다"라고 말하였다. 진 선생의 이 말은 중국의 일반 대중에게 당혹감을 안겨주었다. 한의학이 국가 의료시스템 안에 있을 때 한의학계는 거듭 "한의학은 서양의학보다 뛰어나고", "한의학은 서양의학이 해결할 수 없는 의난잡증疑難雜症을 치료할 수 있으며", "한의학은 과학보다 더 과학적인 '초과학'을 필요로 한다"고 허풍을 떨었다. 한의학계는 떨 수 있는 허풍은 다 떨면서 과장을 하였던 것이다. 기왕 한의학이 그렇게 뛰어난 능력을 갖추었으니, 국가가 자신들에게 가해졌던 제약이 줄어들고 자율적으로 운영하게 된 이상, 스스로 자기관리를 하면서 국가 시스템 밖으로 나가 치열하게 생존경쟁을 할 판에, 왜 그리도 겁을 내고 벌벌 떨까? 허풍을 떨었던 그 놀라운 능력은 어디에서 나왔단 말인가? 과연 어느 국가의 토착의학 치료사가 시스템 밖에서 생존하지 않는가? 외국인들이 "많은 돈으로 스카우트하려 한다"고 하지 않았던가? 국가 시스템의 제약에서 벗어나 "명망 있는 노老 한의사들"이 아무 제한이나 구속 없이 외국의 고액 스카우트 제안을 받는다면, 설마 싫어하겠는가?

한의학이 국가 의료시스템에서 물러나지 못하는 것은 "인민의 요구" 때문이다

북경 통저우通州區구 한방병원의 왕바오위王寶玉 선생은 기자에게 다음과 같이 말하였다. "한의학은 중국의 국수國粹 중의 국수로, 그 99%는 국가 의료시스템에서 퇴출될 수 없다. 왜냐하면 한의학은 인민의 요구이기 때문이다." 이 말 역시 중국 일반 대중들에게 곤혹감을 안겨 주었다. 그렇다면 묻자. 정말로 인민이 요구한다면 국가 시스템 안에 머무를 수 있는 것일까? 현재 한의학보다 더 많은 사람들이 미신을 필요로 하는데, 그러면 국가가 미신을 국가 시스템 안에 포함시켜야 한다는 것인가? 많은 중국 인민들이 필요로 하는 택시를 국가의 공공 교통시스템 밖에 둔 것은 인민을 만족시키기 위한 요구에 의한 것이 아닌가? 어떤 국가의 인민들이 토착의학을 필요로 한다는 것일까? 또 어떤 국가가 토착의학을 국가 시스템 안에 두고 운영하고 있는가? 뉴질랜드에서 정부 면허를 취득한 의사가 토착의학을 사용하면 위법이다. 그러나 현지 토착의학 치료사가 어떤 토착의학(한의학 또는 뉴질랜드 의학)을 사용해도 합법이다. 이렇게 별도의 방식으로 인민 요구를 만족시킬 때, 무엇이 나쁘단 말인가? 왕王 선생은 오전에 18명 정도의 환자는 진료할 수 있을 것이다. 한 환자에게 10위안元씩 해서 180위안을 받는다면, 하루 360위안을 벌 것이다. 한 달에 20일을 일한다 치면, 당신은 월수입으로 7,200위안까지 챙길 수 있다. 이왕 중국 인민들이 그처럼 한의학을 필요로 하고, 그리도 당신들을 좋아하고, 특히 당신과 같은 "명망 있는 노老 한의사"라면, 뭐가 두려울 게 있는가?

요즈음 한의사는 정말 생존하기 힘들다 생계 문제를 해결할 수 있어야 한의학이 발전할 수 있다

이것도 왕바오위 선생의 말이다. 한의학이 그처럼 능력이 있고 중국 인민이 그리도 한의학을 필요로 한다면서, 엉뚱한 "생계 문제"를 꺼냈다. 중국 인민들이 그처럼 한의학을 좋아하는데, 한의사 생계 문제가 해결되지 않아 정부가 세금으로 당신들을 먹여 살리기를 바란다면, 당신이 말하는 "국수國粹"와 "크게 발휘되지 못하는 재능"의 허풍은 자가당착이 아닌가?

속담에 "우는 아이에게 젖을 물린다"는 말이 있다. 당신들은 "전통"과 "국수"를 치켜들고 징징거리면서 인민이 생계 문제를 해결해주기를 원하고 있다. 그렇다면, 나는 당신들이 국가 의료시스템에서 퇴출되지 않으려 하는 이유를 이제 완전히 이해할 수 있다.

■ 2006년 11월 28일

스물다섯 번째 이야기

마바이잉馬伯英 선생은 도대체 뭘 하려는 걸까?

어제 한 친구로부터 어떤 인터넷 독자가 내게 전해주기를 부탁한 자료를 받았다. 그 자료는 영국全英 한의약연합회 회장인 마바이잉 선생이 ≪과기일보科技日報≫에 발표한 ≪한의학은 우수한 생태의학이다中醫學是優質的生態醫學≫였다.

나는 그 글을 대충 훑어보았다. 글 자체는 새로울 것이 별로 없었다. 많은 관점들이 한결같이 "한의학 대가中醫泰斗"들을 포함한 중국 내 "한의학 옹호파護醫派" 인사들이 이미 말한 적 있는 것들이었다. 게다가 그러한 관점들에 대해서는 나도 얼마간 의견을 발표한 바가 있었다. 대개 이런 부류들은 우리가 "서양과학 기준"으로 한의학을 판단하고 경시한다고 생각한다. 이 관점에 대해서 나는 수차례 언급했다. 이제 다시 그것을 잘 정리해서 한 편의 글로 서술해 보고자 한다.

과학에는 "한의학 기준"과 "서양의학 기준"이라는 완전히 다른 두 기준이 존재한다는 것인데, 그 사상적 연원은 1930년대에 시작된 정치 성향의 구소련 생물학자들에게서 찾아볼 수 있다. 그들은 먼저 과학을 인위적으로 "무산계급 과학"과 "자산계급 과학"으로 구별하였다. 그와 관련된 역사를 파악하고 있는 독자라면 잘 알 것이다. 당시 트로핌 리센코T. D. Lysenko, 1898~1976 유파는 스탈린의 지원 하에 "변증유물주의를 지도하여" 이른바 "사회주의 유전학"을 만들고, "참신한 무산계급 과학체계"를 건립함으로써 이미 여러 차례 실증된 바 있는 멘델 법칙Mendel's Principles에 입각한 유전학을 부정한다는 목표를 이루고자 하였다. 여기서 "재차 실증되었다"는 말은 1900년에 네덜란드 유전학자 드 브리스Hugo Marie de Vrier, 1848~1935[1]가 35년 전 오스트리아 유전학자 그레고르 멘델Gregor J. Mendel, 1822~1884이 발견한 두 가지 기본 유전학 법칙인 '분리의 법칙law of segregation'과 '독립유전의 법칙law of independent assortment'을 거듭 발견했던 사실을 가리킨다. 이 두 유전학 법칙이 왜 구소련 유전학자들의 반감을 일으켰을까? 이에 대한 원인은 역시 찰스 다윈Charles R. Darwin, 1809~1882의 진화론이 맞닥뜨린 곤경에서부터 이야기되어야 할 것이다.

1876년은 다윈의 진화론이 발표된 지 17년이 된 해이자 마르크

[1] 드 브리스 외에 멘델의 연구를 다시 발견하여 세상에 알린 인물로는 코렌스C. Correns와 체르마크E. V. Tschermak가 있다.

스주의 이론 저술가인 엥겔스가 특별히 주목받은 해이기도 하다. 그런데 바로 이 시기에 진화론은 변종變異物種이 어떻게 후대에 전해질 수 있는가 하는 유전학적 난제에 직면해 있었다. 이 문제를 제기한 사람은 전자기학자인 플레밍 젱킨F. Jenkin[2]이었다. 그는 당시 융합유전 이론을 기반으로 한 간단한 추론을 통해 그것을 증명하였는데, 다윈의 자연선택 이론대로 새로운 생물 종種이 만들어진다 해도 그 종은 후대로 이어질 수 없다는 것이었다. 이 난제가 바로 진화론 역사에서 유명한 "젱킨Jenkin 악몽"이다. 만일 이 난제에 답을 할 수 없다면, 다윈이 평생을 기울여 세운 자연선택에 기초한 진화론은 완전히 붕괴될 것이었다.

다윈은 젱킨의 비판에 답하기 위해 "범생설pangenesis"을 도입하였다. 그러나 이 가설의 주요 내용은 다윈 이론보다 40여 년 전에 나온 라마르크Lamarck[3] 이론으로 진화론을 회귀시키는 것이었다. 이로 인해 "신新 라마르크주의"와 "신新 다윈주의"가 출현하였다. 그러나 라마르크 이론으로 회귀하려 해도 그리 쉬운 게 아니었다. 그것은 생물의 후천적 성질과 형태가 후대에 유전될 수 있다는 것을 확실히 증명해야 했던 것이다. 드 브리스Hugo Marie de Vrier, 1848~1935[4]

---

[2] 스코틀랜드 출신 공학자로, 1870년대에 탄력성 개념을 언급한 바 있으며, 개체 변이는 더 큰 개체군에 의해 사장된다는 사실을 입증했다.

[3] 라마르크Lamarck, 1744~1829는 프랑스의 박물학자이자 진화론자로, 파리에서 의학과 식물학을 연구했다.

[4] 네덜란드 식물학자로 돌연변이를 발견함.

의 공헌은 그가 유전학 실험을 통해 생물의 후천적 성질과 형태가 후대로 유전될 수 없다는 사실을 결정적으로 증명했다는 데 있다.

이 결론은 진화론을 라마르크로 되돌리는 것이 불가능하다는 의미이다. 그래서 라마르크주의자들에게 인기가 있는 다윈의 진화론은 여전히 "젱킨 악몽"의 도전에 직면해 있는 것이다.

소련은 사회주의 국가였기 때문에 마르크스주의 이론의 권위를 보호해야 할 필요가 있었다. 따라서 스탈린의 지지를 받은 몇몇 소련 유전학자들에게 "마르크스-레닌주의의 깃발을 높이 들게" 하였다. 이들은 한편으로 멘델주의 유전 이론을 비판하면서 다른 한편으로 라마르크 유전 이론을 변호하였다. 그래서 "사회주의적 다윈주의"와 이른바 "변증유물주의 생물학파"가 만들어졌다. 그 후로 소련 학계의 파벌들은 인류가 이미 확보한 과학 지식을 부정하고, 또 2000여 년 동안 인류가 형성해온 과학 규범도 부정하기 시작하였다. 더불어 "변증유물주의를 이끄는" 이른바 "무산계급의 새로운 과학"을 세우고자 하였다.

이 풍조는 중국에 심대한 영향을 주었다. 중국에서는 일찍이 있었던 멘델Gregor J. Mendel, 1822~1884과 모건Thoman Hunt Morgan, 1866~1945의 유전학 비판, 라이너스 폴링Linus Carl Pauling, 1901~1994의 공명이론resonance theory 비판, 양자역학 비판, 상대성이론 비판 세력이 변증유물주의를 이끌었는데, 이는 중국의 자연과학 분야에 존재했던 희극 중 하나이다. 가장 빨리 이 황당한 희극을 바로잡은 사람은 원로 위광于光 선생이며, 또 나의 지도교수였던 쉬량잉許良英 선생이다. 나는 1999년에 출판한 ≪상대론 혁명≫이라는 책에서 특별히 중국의 상대성이론 비판운동의 허구를 폭로하고 비판하였다.

과학은 인류의 오랜 문화 활동에 의한 결정체이다. 과학의 업적은 민족이 아닌, 어떤 한 사람의 과학자에 의해 성취될 수 있는 것이다. 1976년 리웨써李約瑟 박사는 가장 일찍, 민족·문화·사회 풍속의 장애를 뛰어넘어 문화로 스며들 수 있는, 과학성을 지닌 문화현상을 "세계성"이라고 불렀다. 그로 인해 아울러 "세계적인 과학"이라는 전문용어가 만들어졌다. 이 전문용어는, 과학이 세계적이어서 어떤 민족만의 것이 아닐 뿐만 아니라, 어떠한 계급이나 정당에도 속하지 않는다는 의미이다. 세계성을 가진 과학 앞에서 이른바 "이중 과학기준"이란 주장은 근본적으로 성립할 수 없는 것이다.

2003년, 필자는 ≪과학기술학지침科學技術學導論≫이라는 책을 출판하였는데, "과학"에 관해 한 장章에 걸쳐 논하였다. 비록 "과학"의 정의에 관한 서술이 천태만상일지라도 과학이 충족시켜야 하는 기본 요구에 있어서는 과학철학계 내에 결코 어떠한 차이도 없다.

귀납해 보면, 과학은 응당 다음의 요구를 만족해야 한다.

❶ 개념은 명확해야 하며, 경험 세계로 환원될 수 있어야 한다.

❷ 논리 구조가 엄밀해야 하며, 추리의 전제와 형식은 증명되지 않더라도 자명한 공리성을 갖춰야 하고, 어떤 선택성이 있어서도 안 된다.

❸ 과학이론이 의존하고 있는 경험적 기초(관찰과 실험)가 신뢰할 수 있어야 한다(통상 "반복재현성"을 판단의 근거로 삼는다).

❹ 과학의 이론구조는 되도록 단순해야 한다. 개념 수는 되도록 적어야 하며, 상호 병합할 수 있는 개념이면 그렇게 해야 한다. 논리 구조에 있어서, 추리된 전제들은 되도록 적어야 한다.

❺ 과학적 결론은 검증을 극복할 수 있어야 한다.

한의학계는 과학을 이해하는데 있어 "검증 가능성可檢驗性" 측면에서 오류를 범하는 일이 흔하다. 그들은 "과학 검증"을 "과학 재검사"로 이해한다. 사실 과학 검증은 "미래에 대한 검증"에 힘쓰지, "과거에 대한 재검사"에 진력을 다하지는 않는다. 과학 검증의 방법은 이미 얻은 과학적 결론에 근거해 검증될 수 있는 추론을 만들고, 이어 그 추론을 검증한다. 반反귀납주의자들은 "과거는 미래를 증명할 수 없다過去不能證明未來"고 말한다. 이는 귀납 논리가 아직까지 뛰어넘지 못한 장애이다. 그래서 "과거에 대한 재조사"는 "미래에 대한 검증"을 대신할 수 없다. 나는 일찍이 비유적 방식을 통해 "검증"과 "재검사" 간의 차이를 설명한 바 있다.

나는 여러 차례 다음과 같이 강조한 바 있다. 즉, "과거에 효과 있었다"는 말만 가지고서 침술마취를 과장하고 재조사하는 것은 의미가 없으며, 그 유효성은 같은 조건 하의 "그 다음의 경우"에도 검증되어야지만 비로소 인정될 수 있다. "다음 번"에 검증 가능성이 없다면 침술마취는 과학이라 불릴 자격이 없다.

여기서 독자들은 다음과 같은 사실을 어렵지 않게 간파할 것이다. 즉, 중국의 한의학 옹호파 인사들은 한의학이 서양의학과는 별도의 "다른 일종의 과학另外一種科學"임을 강조하는데, 이런 관점은 사실 이삼과李森科 같은 부류가 기고만장 떠들면서 "참신한 무산계급 과학 체계"라고 만들어낸 것의 복사판에 지나지 않으며, 분명히 그것은 별로 새로운 게 아니다. ≪과기일보≫에 발표한 마馬 선생 글 또한 그렇다.

나는 인터넷상에서 일반 사람들의 관점을 직접 정곡을 찌르면서 반박 의견을 발표한 적이 별로 없다. 나에게 반박을 당한 이들은 몇몇 "높으신" 큰 인물들이다. 그것은 내가 특별히 큰 인물을 좋아해서가 아니라, 큰 인물의 신분이란 것이 다소 특수한 의미가 있어서이다. 그들의 신분은 세상 물정에 어두운 젊은이들을 기만하기 쉽다. 소인들은 그저 헐뜯기만 하지만, 큰 인물들은 어느 정도 이치에 맞게 말하기 때문이다. 그러나 이런 사람들이 말하는 이치의 기만성을 폭로하지 않는다면, 적잖은 사람들에게 문제가 초래될 것이다.

마바이잉은 웹사이트에서 "영국 한의약연합회 회장"이라 밝히고 있다. 이 직함은 구글google 검색으로 확인했으며, 중국어와 영문 검색 모두 같은 결과였다. 일부 중국어 사이트에서 발표한 글들에서 마 선생은 "영국왕립의학회 원사", 영국 모 대학 "종신교수" 등 타인들의 이목을 끌만한 화려한 직함을 내세우고 있다. 유감스럽게도 타인의 이목을 끌만한 이러한 마 선생의 화려한 직함은 지금 웹사이트에서 확인할 방법이 없다. 그러나 진위야 어떻든 그것이 우리의 토론을 방해하지는 못한다. 설령 후광이 100개 더 늘어나더라도 나는 그저 그를 "큰 인물"로 여길 뿐 "절대자"로 대하지는 않을 것이다. 그런데, 구글에 "maboying"(마바이잉의 영문 ID)을 입력해보면 유감스럽게도 검색 요구에 완전히 부합하는 것으로는 고작 3 개만을 찾아낼 수 있었다. 그 중 하나는 그가 다른 작가들과 함께 참가한 "제8차 국제중국과학사대회"에 제출한 논문의 개요였고, 논문 제목은 ≪한의학이 중국에서 영국으로 전해지다中醫從中國傳入英國≫였다. 다른 두 가지는 11월 17일자에 영국 경찰이 일부 멸종위기 동물과 그 제품을 훔쳐 파는 행위를 단속하는 것과 관련된 것이었다. 그처럼 유명한 큰 인물에 대해 고작 두서너 개의 영문 홈페이지만이 검색되다니, 아마 웹사이트 독자들이 마 선생을 "얕잡아" 보기에 충분할 것 같다.

웹사이트에 의하면, 금년 11월 17일부터 영국 대도시 경찰은 불법으로 멸종위기 동물의 신체 일부와 그 제품을 훔쳐 파는 행위를 새로 단속하기 시작하였다. 마 선생은 영국 한의학계의 주요인물인지라, 그는 이 행위와 관련해 기자의 취재를 받았다. 그는, "영국 한의약연합회FTCM는 가장 큰 한의사 단체로서 한의약제품 도매회사와 한의진료소가 멸종위기 동물들을 보호하는 데 동의하며 확실히 지지하고 있다"고 표명하였다.

≪과기일보≫에 발표된 마 선생의 글은 이 인터뷰의 연상인 것이 분명하다. 전후 관계를 보면, 마 선생은 영국경찰 측의 집중 단속이라는 배경 하에서 한의학을 비호하고 있는 것으로 보였다. 그러나 순수한 학술적 관점에서, 애석하게도 마 선생은 자신이 했던 "한의학은 양질의 생태의학이다"는 주장에 대한 어떠한 근거도 제시하지 않았다. 따라서 마 선생의 변호는 가장 기본적인 설득력마저도

결여되어 있었다.

11월 17일부터 시작된, 멸종위기 동물의 신체와 그 제품의 불법 판매에 대한 영국 경찰의 집중 단속은 한약재 도매상과 소매상, 한의진료소 등 영국 내에서 판매되는 모든 한약재를 대상으로 이루어졌다. 그 중 특히 호랑이뼈, 사향麝香, 무소뿔, 웅담과 곰 발바닥을 중점 단속하였다. 마바이잉 선생이 영국 경찰의 강압수사 상황에서 "한의학은 양질의 생태의학이다"고 외치며 국내를 뛰어다니는 동기가 무엇인지 우리는 알 수 없을뿐더러 추측할 수도 없다. 하지만 마 선생이 내세우는 주장이 앞뒤가 맞는 말인가? 나는 한의학 약재사용 방식을 알고 있는 모든 독자가 각자 판단할 수 있으리라 믿는다.

작년에 나는 신장 웨이우얼新疆維吾爾 자치구의 가오창高昌 고성을 관광하러 갔다. 나는 거기서 생물이 살기 어려울 정도로 지독히 메마른 땅에서 두 그루의 덩굴식물이 어렵게 자라고 있는 것을 보았다. 식물이 그렇게 자라는 만큼, 왜 그것들을 더 번식시키지 않는지 궁금했다. 그래서 가이드에게 그것이 무슨 식물인지를 물었다. 그 가이드는 내게 "이것은 아주 구하기 힘든 약재입니다"라고 말해줬다. 그 대답에 나는 하마터면 식은땀이 흐를뻔하였다!

중국에 이러한 행태가 만연해 있지 않다면, 몇몇 의약 관련 정책들만으로 동식물 자원이 대량으로 파괴될 수 있었을까? 마馬 선생의 소위 "한의학은 양질의 생태의학이다"는 말은 어디서부터 얘기되어진 것일까? 영국에서 사냥해 죽일 수 없는 동물자원을 설마 중국에서는 죽일 수 있단 말인가? 그럴듯하게 들리는 "양질의 생태의학"이란 건 도대체 뭔지, 혹시 백일하에 그 본 모습이 드러나는 것은 아니겠지? 우리는 자신도 모르게 '마바이잉 선생은 도대체 뭘 하려는 것일까'라고 묻지 않을 수 없게 된다.

여기서 내친김에 하나 더 질문하고자 한다. ≪과기일보≫의 이러한 발표는 과학정신을 격려하려는 것인가, 아니면 비과학적이고 낭비적인 의약품을 사용하게 하는 정책을 부추겨 중국의 동식물 자원을 더욱 말살하고자 하는 것일까? 자, 다시 물어보자. ≪과기일보≫는 여전히 "과학科"을 신뢰하는가?

■ 2006년 12월 03일

한의학 옹호자들에게 던지는 여덟 가지 질문

1. 당신 자신이나 당신의 친인척이 우연히 감기(의과학이 감기로 진단하는 경우)에 걸렸을 때, 당신은 한의약 처방을 우선적으로 선택하는가, 아니면 증상을 치료하는데 일상적으로 사용되는 비非처방인 OTC[1]가 표시된 "현대의약"을 사는가?

2. 한의대학은 서양의학을 하는 의사가 없는 대학병원, 종합병원을 자체적으로 세운 적이 있는가? 한의대학이 있는 대학병원, 종합병원은 서양의학과 서양의약을 위주로 하는가, 아니면 한의학과 한의약을 위주로 하는가? 한의대학의 교수가 병에 걸리면 일반적으로 한의학 진료를 우선으로 선택하는가, 아니면 현대의학 진료를

[1] OTC, 즉 Over The Counter 는 의사의 처방 없이 구입할 수 있는 일반 의약품을 뜻한다.

우선적으로 선택하는가?

3. 당신이나 당신의 친인척이 수술을 받고 치료를 받아야할 경우, 당신은 평소 훈련이 잘 되어 있다고 여겨지는 한의사의 "침술마취針刺麻醉"를 받을 용기가 있는가?

4. 주지하는 바와 같이, 사람의 "배를 가르는" 수술은 때론 부득이한 일이다. 그러나 이러한 수술은 반드시 해부학적 기초를 갖추고 있어야 한다. 그렇다면 한 번 물어보도록 하자. 한의사가 의사처럼 가벼운 수술을 할 수 있다고 했을 때, 맹장염appendicitis과 같은 유사한 문제를 근본적으로 치료할 수 있을까?

5. **모든 이들이 다 알고 있듯이 한의학의 진료는, '질병의 증세를 판단하여 그에 상응하는 치료를 실시한다辨証施治'는 원칙 하에 "한 사람이 만병을 고칠 것을 보장한다包治百病"는 패턴이다.** 그렇기 때문에 한의에는 "종합병원醫院 진료시스템"이 존재하지 않는다. 그러나 현대 의료는 의사의 지도 아래 각기 다른 진료 분야 의료진들이 서로 협력하는 "시스템 진료 방식"이다. 진단, 간호, 감시, 시술에서 응급치료까지 서로 연계된 상태로 상호 영향을 미치면서, 하나라도 없어서는 안 되는 "종합병원 치료 시스템"을 구성하였다. 이것이 바로 서양의학은 종합병원을 필요로 하나, 한의학은 종합병원을 필요로 하지 않는 이유이다.

"한 사람이 만병을 고칠 것을 보장한다"라는 한의학 전통 방식(당연히 이는 돌팔이 의사에게 무척이나 유익한 것이다)을 유지하기 위해서, 혹자는 현존하는 한방병원에서의 서양의학 방식(예컨대, "종합병원 진료 시스템")을 전부 폐기하자고 건의하는데, 당신은 이에 동의하는가?

6. 최근에 한의학계의 한 인사人士가 한의약의 "유독무해론有毒無害論"을 떠들고 있다. 이와 같이 무책임한 의견을 발표하다니, 정말 놀랍다! **최근 몇 년 동안 의학계는 이미 적잖은 한의약 중독 사례들을 보고한 바 있다. 실제로, 한의학은 독물毒物뿐만 아니라, 여러 가지 오물을 약재로 사용하는 처방제를 추천하였다. 예를 들자면, "인중황人中黃, 인분"을 임금의 약君藥으로 삼은 "황룡탕黃龍湯"은 "대열광주大熱狂走"[2], "골증노복骨蒸勞復"[3]을 치료할 수 있다고 추천하였다.** 또한 개狗분비물 속의 뼈나 소 분비물 속의 콩, 돼지 배설물로 지랄병癲癎을 치료하고, 수수粱 위의 먼지로 복통과 코피를 치료하며, 시문닉갱수市門溺坑水로 소갈증을 그치게 하고, 구시교즙狗屎絞汁을 복용해서 급성 위장염癨亂을 치료하여, 증세의 누적을 막고 모든 독을 해독한다고 추천하였다. 자, 그렇다면 물어보도록 하자. 당신 혹은 당신의 가족이 병이 났을 때, 한의사의 진료를 받은 후에 당신이 이러한 이물질을 삼켜야 한다면, 당신은 그리 하겠는가?

7. 주지하다시피, 한의학에는 치과분야가 없다. 서양의사가 당신의 치근이 이미 썩어서 이牙를 뽑고 의치를 하거나 충치를 때워야

---

2 몸에 심한 열이 나고 미쳐 날뛰는 증상.

3 골증노복骨蒸勞復에서, '골증'은 '골증열'을 뜻한다. 골증열이란, 폐나 신장이 나빠져서 일어나는 한의학상의 병명. '노복'은 중병을 완전히 회복하기 전에 과로로 다시 앓는 병을 뜻한다.

한다고 진단한다면, 당신은 서양의학의 치과의사의 치료를 받겠는가, 아니면 한의약을 먹겠는가?

8. 한의학은 "의난잡증疑難雜症"과 "만성병慢性病" 문제를 해결할 수 있으며, 심지어는 "사스SARS"나 에이즈AIDS와 같은 "의난잡증" 또한 해결할 수 있다고 줄곧 허풍을 떨고 있다. 우리들은 과학이 보편성을 지니고 있다는 사실을 알고 있다. 즉, 과학의학科學醫學[4]이 어떤 질병을 정복하는데 있어 중대한 돌파구를 찾았을 때, 의사라면 이 질병의 정복 방법(치료방법과 면역방법을 포함)을 전 세계에 공표하고, 보편적인 검증을 받으려 할 것이다. (그렇다면 이제) 물어보도록 하자. 한의사는 그가 "의난잡증"과 "만성병"을 해결하는 방법을 전全 세계에 공표하고, 유사한 보편적인 검사와 실험을 받아들일 용기가 있는가?

■ 2006년 01월 11일

[4] 현대과학의 개념들을 근간으로 한 의학인 'Scientific Medicine(과학적 의학)'의 번역으로, 정착된 용어는 아니다. 의학은 당연히 과학적 의학이어야 하므로 '과학의학'이란 용어가 적절치 않으나, 한방 등 비과학적 의학이 현실적으로 존재하고 있기 때문에 그것들과 대비하기 위해 사용한다.

스물일곱 번째 이야기

나는 "강적"을 만난 적이 없다

현재 구글Google에서 내 이름을 검색하면, 놀랍게도 206,000개의 문건을 찾을 수 있다. 그러나 어떤 사이트를 무심코 열었을 때는 아주 실망하곤 한다. 인터넷에 있는 그런 글들은 마치 장난기 심한 아이가 아무렇게나 끄적거려 놓은 것처럼, 유심히 들여다 볼 가치가 없을 뿐만 아니라 사람을 짜증나게 한다. 그러나 단 한 가지 이야기에 대해서는 분명히 밝힐 필요가 있다.

한 네티즌이 무엇을 근거로 판단했는지는 알 수 없지만, 내가 반反 한의학의 노정에서 "강적"을 만났다는 것이다. 나는 그에 대한 미묘한 느낌을 설명하기 어려웠을 뿐만 아니라, 놀랍고 의아스럽기까지 했다!

2006년 12월, 한 네티즌이 쪽지를 보내 장사長沙에 와서 나를 살해하겠다고 한 적이 있었는데, 얼핏 보기에 아주 조직적으로 계획을 세워 진행하는 것처럼 보였다. 그는 나를 살해할 날짜를 올해 선달 그믐날 이전으로 정하고 있었다. 짐작하건대 그는 그럴 용기가 없어 보였다. 줄곧 나는 학교에서 그가 오기를 기다렸고, 지금까지 어떤 보호도 요청하지 않았으며, 파출소에 신고조차 하지 않았다. 그러나 나를 죽이겠다고 큰소리친 그 "영웅"은 오늘까지도 "영웅" 호칭을 얻지 못했을 뿐만 아니라, 현재로 보아서는 종적을 감춘 상태다.

듣기에 안휘安徽의 모 대학교수가 있는데, 그는 200여 명의 서명을 받아 나를 제소한다고 떠벌리면서 소송비용까지 모았다 한다. 그러나 나는 오늘까지 어떤 제소장 사본도 받은 적이 없다.

한 웹사이트에서는 일찍이 서명운동을 하면서 나의 교수 자격을 취소하라고 강력히 주장하였는데, 정말로 요란했다. 내가 대충 세어 보니, 호응한 네티즌이 3,000 명을 넘어섰다. 그러나 2년이 지났지만, 나는 오늘도 여전히 교수직을 유지하고 있다.

추측컨대, 스스로 내 "강적"이라 생각했던 사람들은 아마 자기 능력을 과대평가했을 것이다. 중국에서 "우둔함"과 "완고함"은 긴밀히 연결되어 있다. 그러나 설령 그들이 우둔하고 완고하다 하더라도 결국 역사의 조류를 거슬러 행동하는 것이다. 올해 파금巴金 선생이 한의학계를 풍자한 말을 빌리면, 그들은 큰 칼과 탱크를 사용해 저항하는 것을 꿈꾼다. 나는 일전에, 현재 중국에서 한의학을 고수하는 인사들은 보수주의자로서의 능력을 최소한으로도 갖추지 못했다고 말한 바 있다. 나는 일찍이 그들의 보수주의 능력지수가 0보다 낮다고 단언했다. 그 뜻은, 그들이 한의학을 지키려고 노력하면 할수록 한의학의 결점이 더욱 폭로될 것이고, 인민 대중이 그러한 한의한약의 추악한 몰골을 명확히 보면 볼수록 한의한약은 더욱 빨리 붕괴되리라는 것이다. 실제로 2년 동안의 과정은 줄곧 나의 이 주장을 증명해 주고 있다.

내가 몇 사람의 조소에 응답하지 않아서, 아마 내가 겁이 많다고 여기는 사람도 있을 것이다. 그들은 길에서 고래고래 욕지거리를 하는 무리들을 "강적"이라 할 것이며, 그것은 정말 가소로운 이야기이다. 그들이 격분하여 이를 부득부득 갈며 욕을 해댈수록 나는 더욱 그들을 동정하게 될 것이다. 끊임없이 나의 글이 그들 마음속에 피가 흐르도록 부상을 입힐 것이기 때문이다.

스스로 옳다고 여기는 학계의 건방진 젊은이들로 말하자면, 스스로 학문을 완전히 갖추었다고 생각하고, 늘 자신을 고결한 인격자로 믿고 스스로 만족하며, 절반은 날조하고 절반은 번역한, 그리고 절반은 통하고 절반은 통하지 않는 서양철학으로 '영전令箭'[1]을 대신한다. 어리석게도 그들이 한의학계의 기만적 허풍에 자신들을 떠맡기고 가세하면서 제대로 판단하지 않는다면, 콧구멍에 굵은 파를 끼워 넣고 스스로 정말 코끼리라고 여기는 것이나 마찬가지다. 사실, 그들 중에는 나만큼의 한의학 지식과 실천, 연구 배경을 가진 자는

[1] 옛날, 군중軍中에서 명령 전달의 증거로 사용한 화살 모양의 수기手旗.

아무도 없다. 젖비린내 나는 계집이나 불량 청년들은 어떤 자격을 갖춰야 감히 내 면전에서 멋대로 "강적"이라 말할 수 있는지를 전혀 모른다!

■ 2008년 05월 07일

스물여덟 번째 이야기

정말이지, 밥알이 튀어나올 만큼 우습다

2006년 "전국 한의학 존폐 대토론全國中醫存廢大討論"의 격렬한 투쟁의 장場에 추천된 이후, 실제로 나는 다른 사람들이 나에 대해 어떻게 말하는지 관심을 가질 시간이 전혀 없었다. 최근 다소 여유가 생기고서야, 나는 비로소 인터넷에서 나를 욕하는 댓글들을 보게 되었다.

정말 많았다!

전반적으로 말하자면, 욕하는 글에 똑같이 맞대꾸하는 것은 가치 없는 일이다. 그래서 대체로 나 역시 그러한 것들에 거의 신경 쓰지 않는다. 그러나 그러한 댓글 중에는 유난히 웃음을 참지 못하게 하는 것들도 있다. "철저히 장궁야오張功耀를 없애버리자"라는 한 기획자策划家는 나를 매도하기 위해 다음과 같은 계략을 밝혔다. "우리가 그(나를 가리킴)를 욕하면 그는 더 심하게 우리를 욕할 것이다.

그가 더 심한 욕을 할수록, 우리는 그 증거를 가지고 그를 고소할 수 있다."

세상에는 의외로 이런 사람이 존재하는구나! 나를 고소하기 위해 나를 욕하고, 그런 후 내가 그들처럼 욕하기를 바란다. 그렇게 해서 그들은 내가 법을 위반(아마도 내가 그들을 욕하는 것)했다는 증거를 갖게 되는 것이다. 짐작컨대, 누구라도 이 "뛰어난英明 계략"을 (나처럼) 보게 된다면, 배꼽 빠지게 웃을 것이다!

21세기가 도래했다. 그럼에도 중국에는 아직까지 이런 간사하고 비열한 자들이 존재한다!

이미 졸업한 대학원생 몇이 나를 위해, 인터넷에서 줄곧 내게 치근거리고 온갖 수단으로 나를 화나게 하여 욕하게 하려 했던 이들이 사실 단 세 명에 불과하다는 것을 알아냈다. 내게 시간도 없거니와, 설령 시간이 있다고 한들, 사람을 욕하는 데 시간을 낭비할 수는 없다. "쓸데없이 말썽을 일으켜" 유명해진 이러한 사람들에 대해 나는 줄곧 "냉정하게" 대처해왔다! 이는, 내가 자오趙 영감 노릇을 하지 않을 터, 그들 또한 아阿Q가 되었다고 생각하지 말라는 얘기다.

■ 2007년 01월 09일

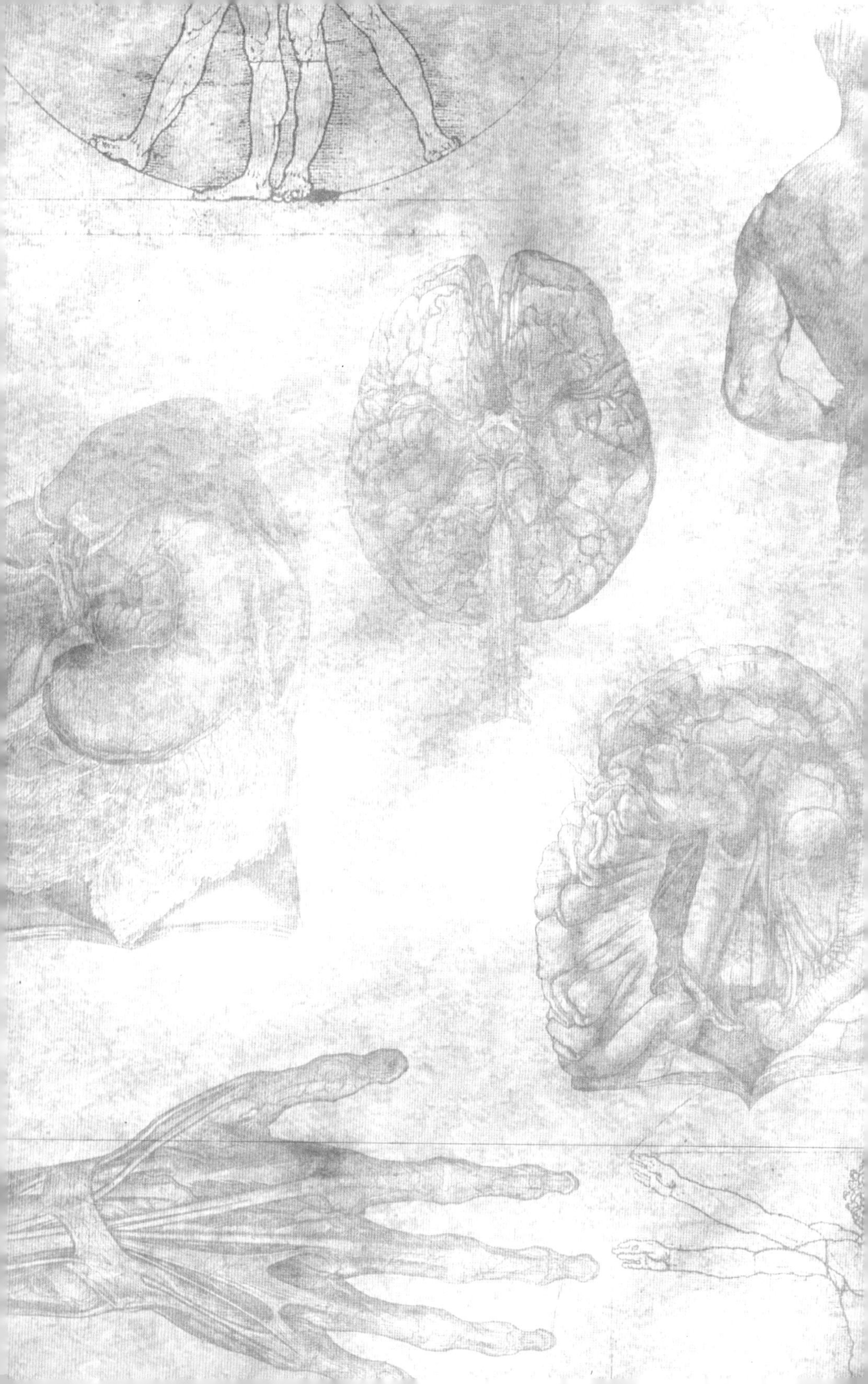

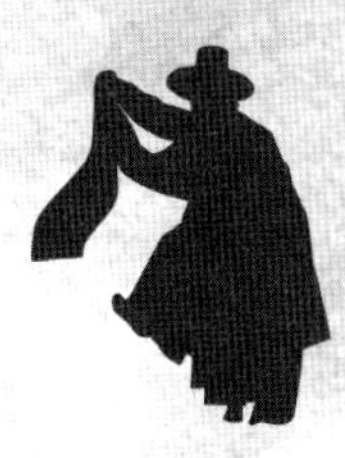

제도로서의 한의학 문제

공자孔子

오늘날 조사된 근거에 따르자면, 한의학을 믿지 않은 최초의 저명한 역사인물은 공자이다. ≪논어·향당論語·鄕堂≫의 기록에 의하면, "강자康子가 약을 보내오니 예를 차려 이를 받아들이며 말하기를, '구丘, 공자는 이에 통달하지 않으니, 감히 맛보지 못하옵니다'라고 적혀있다." 이는 공자가 병이 들었는데, 이강자季康子라는 사람이 공자에게 약을 보내왔고, 공자는 예의를 차리고 나와 매우 겸손하게 이강자의 약을 정중히 받았으나, (그는) 본디 그 약들이 병을 치료할 수 있으리라 믿지 않아, 그저 그것들을 한쪽으로 밀쳐놓고서 전혀 맛보지 않았다는 것을 의미한다. ≪춘추≫의 한 기록도 공자가 한의학을 믿지 않았다는 증거라 할 수 있다. 노魯나라 소공昭公 19년(기원전 523년), 노나라의 허도공許悼公이 학질에 걸렸다. 5월 허도공은 그의 아들 허지許止가 보내온 한의약을 복용한 후 죽었다. 그 후 허지는 진晋나라로 도망가 자책하며 글을 썼다. 그는 후인에게 "심력을 다해 임금을 섬긴다면, 약물은 버려도 좋다盡心力以事君, 舍藥物可也"라고 경고하였다. 이 얘기의 의미는 국왕에게 충성을 다하려면, 그저 약을 국왕에게 보내어 먹게 하지 않으면 된다는 뜻이다. … ≪춘추≫를 연구하는 학자 두예杜預는, 공자가 허지의 행위를 '임금 살해'로 정한 것은 후인들에게 경고하려고 한 것으로, 어떻게 고려해냈는지도, 또 의미가 있든 없든 간에 아랫사람이 윗사람에게 한의약을 바쳐, 일률적으로 모살했다는 혐의를 받았다면, 당연히 금지해야 한다고 말하였다.(장궁야오 교수의 ≪나는 왜 한의한약中醫中藥을 국가 의료 시스템에서 퇴출시켜야 한다고 주장하는가?≫ 중에서)

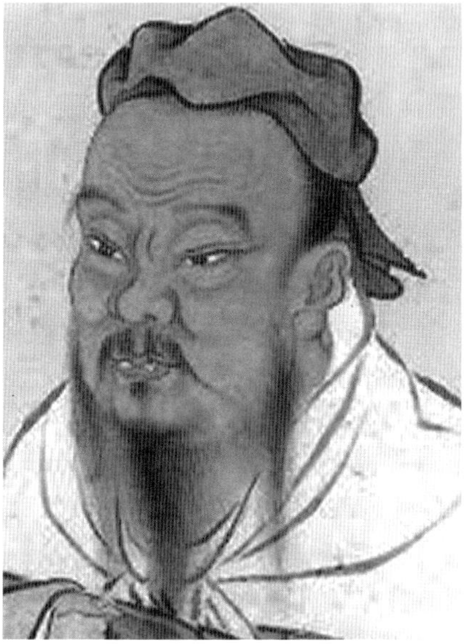

공자孔子, B.C. 551~B.C. 479

'환자를 대신하여 한의사를 청해 치료하게 하지 말며,
환자에게 한의약을 보내지 말아야 한다.'

(≪논어·향당論語·鄕堂≫과 ≪춘추좌전·소공19년春秋左傳·昭公19年≫ 중에서)

스물아홉 번째 이야기

"중서의학을 모두 중시한다"에 대한 생각

중국공산당 17대 정치보고서에는 "중서의학을 모두 중시한다中西醫幷重, 동양의학과 서양의학을 모두 중시한다"라는 말이 포함되어 있다. 이러한 관점은, 중국이 역사적 산물일 뿐만 아니라 현재도 존재하고 있는 문제를 해결하고 각 사회제도 간의 이해관계를 조정하여 조화로운 사회를 구축해가는 과정에서 반드시 거쳐야 할 단계이기도 하다. 분명히 "중서의학을 모두 중시한다"는 말은 과학 명제가 아니라 정책 명제이다. 그 말을 과학 명제로 여기고 이해한다면, 그것은 엄청난 착오이다.

주지하다시피, 중국정부는 1950년대 초에 한의제도를 만들었다. 그 중 몇 가지 제도는 역사적으로 전례가 없는 것이었다. "병원"은 본래 서양의학 개념으로, 한의학에서는 종합병원이란 것이 필요치 않다. 1950년대 초 중국에는 단지 네 군데 한방병원만 있었을 뿐이었다. 그러나 지금은 2,680여 군데로 늘었다. 한의한약은 결코 대학교육으로서 적합하지 않다. 전 세계 각 민족에는 그들만의 전통의약이 존재한다. 중국을 제외하고는 정부의 이름으로 전통의약을 교육내용으로 삼아 대학을 세운 국가는 어디에도 없다.[1] 그러나 중국은 학사 이상 졸업증서를 수여하는 한의대학을 현재 이미 51 군데나 세워서 운영하고 있다. 중성약(한약을 표준화한 것으로, 현대의약과 한약을 섞은 약품을 칭하기도 함.) 생산은 표준화 생산을 위한 과학기술적 기초가 없고 제멋대로인 탓에, 현대적 공업화 생산의 기초 요구에 전혀 부합되지 않는다. 그러나 도리어 중국의 전문 중성약 생산공장은 1,100 군데로 터무니없이 증가했다. 이러한 형태의 한의제도 확립은 중국에서 해결하기 힘든 사회적 폐단들을 누적시켰다. 중국공산당 중앙위원회는 충분한 시간을 두고 갖가지 이해관계를 조정하면서 빨리 해결할 수 없는 몇몇 사회 모순들을 줄여가기 위해 "중서의학을 모두 중시한다"는 정책을 내놓았는데, 이는 현재 중국의 상황에 비추어서는 적절하다고 할 수 있는지도 모른다.

그러나 반드시 우리는 이 정책에 대해서 과학적 의미를 부여해야 한다. 그렇지 않으면 우리는 기계론적 오류를 범하게 될 것이다. 예컨대, 우리는 "중서의학을 모두 중시한다"를 기계적으로 "50:50"

---

[1] 한국에도 국립 한의학전문대학원이 부산대학교에 설치되어 2008년도부터 신입생 모집을 시작했다. 최소한 의료제도에 있어서 한국은 과학의학의 역사를 거슬러가고 있는 것이다.

이라고 이해해서는 안 되는 것이다. 한의학이라는 이미 쇠락한 "아우"를 중국 의료위생사업의 중책을 맡은 "큰 형님"에게 계속 부축하라는 생각은 현실에서 심각히 벗어나 있으며, 황당할 뿐이다.

나의 조사에 따르면, 건국 초 중국에는 의료인이 38만 명이었고, 그 중 한의사가 26.6만 명이었다. 당시 중국의 국제정치 환경과 국내 과학기술 여건에 의해 의료산업 발전이 많은 제약을 받고 있었으므로, 중국은 모택동 주석의 지도 아래 "우선 한의학을 발전시킨다"는 전략을 선택하였다. 이 발전 전략을 구체화하면서, "서양의학이 한의학을 배워야 한다"와 같은 극단적인 주장으로까지 치닫는 결과를 낳았다. 50여 년간의 실행 결과를 보면, 그 전략의 선택은 잘못되었다는 것이 증명되었다. 특히 "서양의학은 한의학을 배워야 한다"는 식의 잘못된 방향 설정은 중국에서 과학을 멸시하고 한의학을 신성시하는 나쁜 풍조를 낳았다. 또한 수많은 시스템적 폐단들도 누적시켰다. 그로 인해 중국의 의료위생 분야는 역사상 유례없는 심각한 손상을 입게 되었다.

1978년에 중국공산당 11회 3중전회가 개최되었다. 그때부터 중국정부는 각 직종과 직업에 있어서 점차 "계획경제 모델"과 작별하고 "시장을 발전 방향으로"하는 개혁을 실행할 것을 채택하였다. 30년 동안 적자생존을 거치면서 고도로 신성화된 한의학은 시장경제의 충격을 견지 않고 다시 "의식적 혹은 무의식적 사기"로서의 진면목을 드러냈다. 하지만 **시장경제 개혁의 큰 물결과 함께 정보교류 방법이 나날이 다양화되면서 초래된 사회변혁의 소용돌이 속에서 한의**

한약은 다시 돌이킬 수 없는 몰락의 과정으로 접어들었다. 이 쇠락의 두드러진 근거를 들면, 한의대학 설립 전에 전국의 한의사가 27만여 명이었으나 설립 후 54년이 지나 오히려 19.5만 명으로 줄었다는 것이다. 2006년에 발표된 통계에 따르면, 전국의 2,680여 한방병원의 한의사 수는 74,640명으로 병원 당 평균 28명에도 미치지 못한다. 또 그 중 상당수는 한방병원 행정업무에 종사하는 한의사들이다. 현재 한방병원들에서 서양의학 의사는 81.04%를 차지하고 있다. 이러한 전국의 상황을 고려할 때, 19.5만 명의 한의사를 390.5만 명의 서양의학 의사와 50대50으로 "똑같이 중시"할 수 없는 일이다. 한방병원만을 놓고 말하더라도, 한방병원에서 81.04%의 비율을 차지하는 서양의사를 18.96%만을 차지하는 한의사와 함께 "모두 중시"할 수는 없다. 우리는 과학적인 태도로 "중서의학을 모두 중시"해야 하며, 오늘날 중국의 국가 상황에 맞게 과학적 의미의 현실적 근거에 따라 중요성을 부여해야 한다.

나는 "중서의학을 모두 중시한다"를 과학적인 뜻으로 이해하며, 적어도 다음의 네 가지 요소를 가지고 실천되어야 한다고 생각한다.

첫째, 관리상에서 중서의학에 대한 기본 요구는 똑같이 중시되어야 한다.

한의학이든 서양의학이든, 세 가지 주요 요구사항인 안전성·효과·품질의 요건을 갖추어야 한다. 의학은 인명에 관한 중대한 사안이다. 이러한 기본적 요구의 측면에서 한의학과 서양의학은 마땅히 똑같이 중시되어야 하며, 누군가가 어떤 이유로 둘을 서로 다르게 취급하도록 허락해서는 안 된다. 예컨대, 서양의약품은 품질보증기간이 정해진 채 감독되지만 한의약은 그렇지 않다. 서양의약에는 포장, 운송, 저장에 관한 엄격한 규정이 있다. 그러나 한의약의 위생에 대해 말하지 않을 수 없는데, 흙이나 먼지가 묻고 심지어 곰팡이가 심하게 슬고 벌레가 먹은 것을 환자에게 복용하게 한다. 서양의약에는 사용의 안전범위가 있는데, 한의약에도 유사한 안전범위가 규정되어야 한다.

둘째, 정책상에 있어서 중서의학이 시장경제 원칙 적용의 측면에서 똑같이 중시되어야 한다.

서양의학이든 한의학이든 반드시 동일한 시장경제 원칙에 따라 생존을 추구하고 발전을 꾀해야 하며, 생존과 발전의 희망을 정부 지원에 의지할 수 없다.

셋째, 중서의학이 과학적 기준을 지키는 데 있어서 둘 다 중시되어야 한다.

이는 바로 다음과 같은 의미이다. 즉, 의醫든 약藥이든 과학의학의 국제 기술표준을 엄격히 지켜야 한다는 것이다. 치료효과에 대한 "이중 맹검" 기준의 예를 들면, 어떤 집단이나 개인도 무슨 핑계로 국제적으로 통용되는 이 과학적 방법 및 기준을 느슨하게 적용하거나 무시하거나 왜곡해서는 안 된다.

넷째, 법률상으로 중서의학의 책임 기준은 둘 다 중시되어야 한다.

의학이 다루는 것은 인간의 생명이다. 어떠한 개인, 정당, 사회

단체, 경제조직이든 생명의 안전에 대한 숭고한 책임을 가지고 의학적 문제의 해결에 임해야 한다. 솔직히 현 중국의 한의한약에는 어떠한 책임 기준도 없다. 중금속이나 독성 약초를 약에 넣고 있으며, 아직까지 용량과 함량을 규정하는 국가 기준을 제정한 적이 없다. 따라서 약 복용으로 인해 중독되거나 사망한 많은 사례에 대해 법을 적용하는 과정에서 형량 판결의 근거가 부족하다는 결과를 초래했다. 더욱 심각한 것은, **많은 한의학 의료사고에도 불구하고 한의약 관리부서는 여전히 "무원칙성 착오無原則性錯誤"[2]를 들면서 죄를 지은 한의사들을 변호하고 있다.[3] 이러한 상황은 빨리 바뀌어야 한다! 따라서 필자는, 인민의 생명 안전을 확보하고 보호하기 위해 가능한 한 빨리 "중서의학을 모두 중시한다"는 원칙에 따라 그와 같은 법률상의 책임 문제를 실질적으로 해결할 것을 호소한다.**

■ 2008년 02월 26일

---

[2] 원칙이 세워져 있지 않은 부분의 과실이라는 의미.

[3] 당연한 일이라 하겠지만, 이러한 부조리한 상황들은 한국에서도 똑같이 벌어지고 있다. 한의사들은 터무니없는 치료방법들을 선전, 시술하거나 심각한 의료사고를 일으켜도 처벌되지 않는다. 얼마든지 합리화할 수 있는 허구적 한방 이론만 잘 내놓으면 합법적으로 책임을 면하게 되어 있는 것이다. 더구나 정부 당국은 처벌 규정이 없다는 핑계로 국민의 손해보다는 한의사들의 권익 보호에 앞장서고 있는 듯한 인상이 짙다.

서른 번째 이야기

잘 우는 아이에게는 젖을 물려라

중국에는 "잘 우는 아이에게는 젖을 물려라會哭的孩子有奶吃"라는 속담이 있다. 오늘의 중국에 "잘 우는 아이"들이 있다면, 한의학이 바로 그 한 전형典型이다.

한의학은 이미 쇠락했다. 이는 논쟁할 필요도 없는 사실이다. 그러나 한의학의 쇠락이 하나의 문제이지만, 한의학이 계속 광범위하게 중국의 의료위생 자원을 점하고 있는 것은 또 다른 문제의 하나다. 보도에 의하면, "제10차 5개년 계획十五" 기간[1]에 국가는 특정자금 5억여 위안을 투입하여 농촌 한의약 서비스 역량의 확충을 지원하고, 12억 위안에 가까운 사회자금을 끌어와 1,000여 곳의 한방병원 의료시설을 새로 바꾸었다 한다. (덧붙인 말 : "병원"은 서양의학의 개념인데다

[1] "十五"期間은 제10차 '5개년 계획' 기간으로, 2001년~2005년까지 실시되는 중국국민경제사회발전 5개년 계획을 뜻한다. 제1차 5개년 계획은 1957년에 시작되었다.

가, 한의학은 기실 아무 설비도 필요치 않는다. 그런데 국가가 "한방병원의 시설을 새로 바꾸기 위해" 특정 자본을 투입한다는 것은 상식으로 도저히 이해되지 않는다.) 그 외, 사천四川·광동廣東 두 성省의 통계자료를 보자면, 이 두 곳의 한의약 사업에 대한 자금투입이 재정 증가 속도보다 높다. 2005년에 사천성四川省은 성급省級 한의약 사업비로 9,000만 위안元, 人民幣[2]을 지출하였고, 한의약 특별 경비로 1,000만 위안을 지출하였다. 같은 해, 광동성廣東省은 성급省級 한의약 사업비로 1.4억 위안을, 성급 한의약 특정자금으로는 2,300만 위안을 지출하였다. 이 외에도 2004년부터 농촌 한의약 특정자금 500만 위안을 새로이 증액하였다.

확실히 "잘 우는 아이에게는 젖을 물린다." 한의학계는 먼저 "국수國粹"를 붙들고 애절하게 울면서 "한의학의 몰락은 중화문화의 몰락을 의미한다"고 하소연하였다. 나중에는 "한의학의 역사적 공적"을 내세워 눈물 콧물 흘려가며 "한의학이 없었다면, 중화민족에게도 오늘날이 존재하지 않았다"고 말하였다.

식견이 있는 사람이라면, 이렇게 큰 소리로 울어대는 것이 충분한 이유가 되지 않는다는 것을 한 눈에 알아본다. 그 누구도, 전全세계적으로 오직 중국에만 자화자찬식의 "국수國粹"가 존재하고, 또한 이를 지키려고 애를 쓴다는 사실을 알지 못한다. 또한, 인류보다 못한 금수禽獸마저도 인류의 기원보다 더 오래된 시대서부터 오늘날

---

[2] 위안元은 중국의 법정 화폐로, 기본단위이다.

까지 여전히 번성하고 있거늘, 중국인은 한의학이 없으면 후대后代로 이어갈 수 없다는 말인가? 중국인의 생명력이 그리도 약하단 말인가? 더구나 1930년대까지만 해도 중국인은 "동아시아의 병病주머니"라는 오명을 짊어지고 있었다는 사실을 아무도 모른다. 한의학이 역사적으로 도대체 어떠한 역할을 했는지를 "동아시아의 병주머니"라는 이 칭호로 충분히 설명할 수 있다고 하더라도, 이를 근본적으로 "역사적 성과"라고까지는 말할 수 없다.

이 외에, 또 누구도 명확히 말할 수 있을 만큼 잠재된 문제로 가득한 한의한약이 역사적으로 "병을 만든" 적이 없었을까? 현대에 마두령馬兜鈴, 쥐방울 식물이 100명의 벨기에 여성들을 새로운 "신장 기능 쇠약" 환자로 만들 수 있었다면, 과거 한의한약이 그와 같은 병들을 만들지 않았을까?

다소 억지로 끌어 붙여 말하자면, 한의학계가 이처럼 큰 소리로 울어대는 것은 단지 정부政府에 젖을 더 많이 먹여달라고 보채는 것에 지나지 않는다. 중국 정부는 국민의 의료보장 제공에 있어 줄곧 재정 곤란을 겪어왔다. 하지만 한의학은 지금도 여전히 많은 사업비 지출을 누리고 있는데, 아마도 그렇게 "울어댄" 것이 주된 이유일 것이다.

그러나 중국에는 "잘 우는 아이"가 사실 너무나 많다. 게다가 "잘 우는 아이"는 점점 더 자주 울어댈 것이다. 그 울음소리는 심장과 허파가 찢어지듯, 간장肝腸이 끊어지듯 들려온다. 그리고 중국인에게는 또한 괴상한 기질이 있는데, 아이의 울음소리를 들은 사람은 대부분, 어차피 자신이 젖을 물리러 갈 것도 아니면서, 아이에게 그럴 듯한 값싼 동정同情을 보내면서, 유모를 시켜 아이에게 젖을 물리게 한다. 유모도 늘 "잘 우는 아이"들을 동정한다. 그렇기에 "잘 우는 아이"는 항상 보살핌을 받을 기회가 많다. 그러나 (공교롭게도) 유모의 유방은 이제 바싹 말라 쭈그러들어 더 이상 젖을 먹일 수가 없다. 그래서 이제 나는 질문을 던지겠다. 누가 "잘 우는 아이"에게 젖을 물리겠는가?

■ 2006년 12월 07일

서른한 번째 이야기

한의학을 배우지 마라

일 년에 한 번인 대학입학시험이 곧 시작될 것이다. 금년 고등학교 졸업생과 학부모들에게 부디 한의학 전공 응시원서를 내지 말도록 권한다. 한의학 전공을 해서는 절대 출세하지 못한다.

한의학은 다른 여러 나라들의 고대의학이나 마찬가지다. 일부 어떤 것은 본능적인 탐색에서 나온 것이고, 어떤 것은 전혀 사실 입증이 된 적 없는 경험에서 나왔다. 전체적으로 말하면, 모두가 한결같이 맹목적이다. 최근 어떤 이가 "한의학 과학화"의 길로 나아가야 한다고 주장했지만, 사실 그것은 헛된 몽상에 불과하며, 성공 가능성은 0에 가깝다. 이는 마치 쓰레기더미에서 보물을 찾는 것과 같다. 쓰레기더미에서 보물을 절대로 찾을 수 없어서가 아니라, 보물을 찾으려면 비용이 너무 많이 들기 때문이다.

주지하다시피, 인도·이집트·바빌론의 고대 의술은 전 세계로 전파되지 않았다. 다시 말해, 중국에서 고대 이집트나 바빌론의 의술을 찾아볼 수 없다. 왜일까? 그것은 오늘날 인도와 이집트, 그리고 두 강[1] 유역에서 살았던 사람들이 일찍부터 현대의학의 시대로 진입했으며, 고대 의술에 의지해 생계를 유지하는 사람들이 별로 없기 때문이다. 한의학이 뻔뻔한 얼굴로 전 세계에 퍼져나간 데는 두 가지 중요한 이유가 있다. 하나는, 중국에서 한의한약에 의존해 생계를 꾸리는 이들이 여전히 많다는 것이다. 둘은, 중국 내 한의한약 시장이 심하게 쇠퇴했다는 것이다. 1990년대 초, 당시에는 국제적으로 한의한약의 실상을 명확히 아는 사람들이 많지 않았다. 그래서 몇몇 한의사들이 "의식적 혹은 무의식적 사기꾼"으로서 국제 한의한약 시장을 개척했다. 오늘날은 상황이 변했다. 이미 국제사회에서 한의한약의 기만성과 잠재적 위험성이 차츰 많이 폭로되고 있다. 따라서 국내시장이 쇠퇴해간 것과 똑같이, 한의한약의 국제시장 역시 활기를 잃는 것을 피할 수 없을 것이다. 사실, 국제시장에서의 쇠퇴 과정은 이미 시작되었다.

현재 일부 중국인들이 한의학을 지키기 위해 노력하고 있다. 그 중 적잖은 사람들은 자신들의 사적 이익을 위해 그러는 것이다. 그들이 외쳐대는 구호는 아주 그럴듯하다. 무슨 "애국주의"니, "우수한 전통문화를 더욱 발전시킨다"느니, "위대한 보물"이라느니 등 말이다. 사실, 그들은 이런 그럴듯한 슬로건을 내걸고 그대들을 속

---

[1] 바빌론 지역의 티그리스, 유프라테스 강.

여 그들의 희생양이 되게 하고 "상마석上馬石"[2]으로 삼는다. 만일 한의대학에 그대들과 같은 대학생이 없다면, 그 대학의 "학장", "당위원회 서기", "박사", "원사院士"와 같은 직함은 아무 의미가 없을 것이다. 그들은 "아랫사람이 없는 사람光杆司令"을 면하기 위해 계속 여러가지 수법으로 그대들을 기만하여 자신들의 "상마석"을 마련할 것이다.

현재 한의대학에 다니는 학생들은 서양의학 의과대학에 응시했던 사람들 중 불합격한 후에 "조정"되어 들어온 경우가 많다. 그들은 한의대학에 들어온 이상 배움의 자유를 잃어버린 것이다. 한의대학의 관리자들은 갖가지 가능한 모든 방법으로 배우고 싶지 않은 것들을 강제로 가르칠 것이며, 평생 쓸모도 없을 "한의학 경전"들을 외우게 할 것이다.

현재 중국 내 한의약 시장은 나날이 쇠퇴하고 있다. 누구에게도 이것을 되돌릴 힘이 없다. 그대들은 이런 상황을 분명히 알아야 한다. 대학을 나온 "대학파 한의사"들은 줄곧 환영을 받지 못하였다. 현재 한방병원들에서조차 한의대학 출신 "대학파 한의사"를 받아들이고 싶어 하지 않는다. 설사 박사학위를 취득했나 해도 환영 받지 않는다. 컴퓨터나 법률 전공처럼 일자리를 찾기 어려운 다른 분야들도 있지만, 이는 서로 다른 개념이다. 한의학 전공은 과다한 신입생 모집과 한의약 인력시장의 쇠퇴로 인해 일자리를 얻지 못하는 경우

[2] 말을 타고 내릴 때 사용하는 디딤돌.

이다. 컴퓨터와 법률 전공은 대학 졸업생 수 증가가 사회에서 요구하는 수 증가를 초과하여 발생한 "일시적으로 일자리를 찾지 못하는" 상태이다. 이처럼 두 경우는 서로 다르다. 나는 이미 한의학이 어떤 의미에서 지식이 아니라고 밝힌 바 있다. 한의학이 언뜻 지식인 것처럼 보이지만, 남을 기만하는 것을 빼고는 어떤 의미도 남아 있지 않다. 이는 그대들이 뭔가 배우고자 한다면, 한의학만은 선택해서는 안 된다는 것을 의미한다.

이런 충언은 귀에 거슬리지만 받아들이는 것이 이롭다. 현재는 내 말이 그대들의 귀에 들어가지 않아, 나를 심지어 "한간漢奸"[3], "주구", "매국노"라 욕하고 싶을지 모르겠다. 온갖 그러한 비방이 오늘날까지 추호도 나에게 사회적인 영향을 미치지 못했지만, 그것은 오히려 그대들의 눈을 가리고 머리를 혼란하게 할 수 있다는 것을 실사구시의 의미에서 그대들에게 알리는 바이다. 나를 악마로 만들려 했던 그들의 모든 행위는 단지 나의 옷을 몇 벌을 더럽힌 것에 불과하다. 사실 나라는 인간은 본래 화려한 "옷" 따위는 관심이 없었다. 그렇기에 나의 관점에서 말하면, 내 옷을 더럽히고자 했던 사람들은 괜한 헛수고만 한 셈이고 오히려 당신들에게 끝 모를 재앙을 안기는 셈이다.

16세기에 세상 모든 사람들이 태양이 지구 주위를 돈다고 할 때, 코페르니쿠스만이 지구가 태양 주위를 돈다고 단호하게 말했다.

---

[3] 청 시대에 생긴 말로, 적과 내통하는 사람을 의미.

이 때문에 당시 어떤 이는 코페르니쿠스를 "미치광이", "헛것처럼 갑자기 출세한 점성가이자 관상가", "새로운 이론만 만들어내는 얼간이"라고 욕하였다. 심지어 코페르니쿠스가 서거한 지 90년이 지난 후에도 코페르니쿠스 학설을 지지했다는 이유로 갈릴레이는 평생 감금되어야만 했다. **나는 과학사와 과학철학을 연구한다. 한의학에 대한 내 생각은 지금도 분명하다. 과학사의 측면에서든 과학철학의 측면에서든, 한의학은 이른바 "국수國粹"와 "우수한 문화"라는 이름에 전혀 걸맞지 않다. 드러내놓고 말하자면, 한의학은 허위과학이라 할 수도 없고 문화쓰레기 같은 것이라고 할 수 있다.**

그대들은 대학입학이 인생에서 아주 중요한 전환점인 것을 알아야 한다. 속담에 "남자는 잘못된 행동을 할까 두려워하고, 여자는 잘못된 남편에게 시집갈까 두려워한다男怕干錯行, 女怕嫁錯郎"는 말이 있다. 만일 그대가 발을 헛디뎌 한의한약이란 직종 속으로 미끄러진다면, 스스로 헛되이 지불한 돈이 한의한약의 고관과 귀인들에게로 들어가 디딤돌로 충당될 것이다. 그대들이 디딤돌이 되고 있을 때, 그들은 매일 향기롭고 맛있는 음식을 먹을 수 있겠지만, 그대들은 한의한약의 그릇 가장자리도 핥지 못할 것이다.

■ 2008년 05월 16일

서른두 번째 이야기

한의대학 졸업생들의 취업난을 논한다

내가 처음 한의대학 졸업생들의 취업난에 대해서 들었던 것은 1985년이었다. 단지 당시는 "취업"이라 하지 않고 "졸업 직장배치畢業分配"라고 했을 뿐이다.

그 해 나는 호남성湖南省 과학기술협회에서 일하고 있었으며, 호남한의대학의 위안리따오袁立道 선생과 함께 전체 성省 단위 "의학변증법 토론회"를 한 차례 기획해 개최한 바 있었다. 회의는 호남한의대학에서 열렸으며, 그곳 학생들은 모두 자유롭게 참여할 수 있었다.

나 자신도 예전에 한의학 분야에 종사한 적이 있었는데, 모두 의학 분야가 직업 배치를 잘 받을 수 있다고 여겼기 때문에 한의학이냐 서양의학이냐에 관계없이 당연히 공부를 잘해야 했다. 그러나 실제로는 결코 내가 상상한 것과 같지 않았다.

회의에서 호남한의대학의 한 학생이 내가 대학을 다니기 전 한의학 분야에 종사한 적이 있고 의학변증법 연구에 적극적이라는 말을 듣고 나에게 질문을 했다. 그는 내게 "당신은 대학입시 때 왜 한의대학을 선택하지 않았습니까?"라고 물었고, 나는 그에게 "나는 고등학교 졸업 후 5년간 농촌에 있었던 탓에 수학이나 물리학, 화학 같은 것을 죄다 잊어버렸습니다. 그래서 감히 이과를 지원하지 못하고 하는 수 없이 문과를 지원했습니다. 그리고 문과를 지원한 학생은 의과대학에 들어가 의학을 배울 수 없었습니다"라고 답해주었다. 그리고 나는 이어 "사실 한의대학은 문과생을 받는 것이 이과생보다 더 낫습니다"라고 보충해 말하였다. 마침 그도 나의 이 말에 동의하는 것 같았다.

다음으로 우리는 한의대학 학생들의 졸업 배치에 관해 대화를 나누었다. 그는 내게, 그 자신은 열네 살에 아버지 뒤를 이어 한의사 노릇을 했고, 그렇게 한 지 벌써 11년이 되었다고 말하였다. 하지만 오히려 지금은 좋은 직장에 배치되기가 아주 어렵고, 많은 사람들이 아예 배치조차 되지 않으며, 배치되더라도 다시 학교로 되돌아가게 되고, 2차 배치가 된 후에야 비로소 실질적 취업이 되는 경우가 많다고 하소연하듯 말하였다.

나는 당혹스러웠다. 그래서 "왜 한의학을 배운 사람들이 배치되기가 어렵습니까?"라고 물었더니, 그는 몇 가지 이유를 상세히 말해주었다. 그 후에야 나도 실상을 알게 되었다.

나는 1979년 이전에 내가 살았던 인빈공사(이후 해제되어 두 개의

향鄕으로 나뉘었다)에도 한약방이 두 곳 있었던 것을 뚜렷이 기억한다. 1980년에 내가 농촌에 다시 되돌아갔을 때는 이 두 한약방이 다 없어졌다. 약을 사려면 25리里 길을 뛰어 인근의 진鎭에 있는 한약방까지 가야 했다. 또 일 년이 지나자 그 한약방조차 간판을 내려 약을 사려면 현縣 정부 소재지까지 가야 했다. 1984년 중국은 도시경제체제 개혁을 시작하였다. 당시 도시경제체제 개혁은 특별한 경험이 없었기에 농촌 생산청부제[1]를 모방하는 수밖에 없었다. 이를 "바오 노인 도시로 진출하다包老爺進城"라 일컫는다. 그래서 운영 결과와 이익 상황이 좋지 않는 한방병원들은 "바오 노인"과 같은 충격을 받기 시작하였다. 마침 당시는 국가경제에서 "사회주의 요소"가 여전히 주도적 역할을 하고 있어서 국가가 책임지고 한의대학 졸업생들의 직장을 배치했기 때문에, 직장이란 것들이 보잘 것 없었다. 그래서 나는 그 학생이 한의대학 졸업생 취업난을 말했을 때 동의를 했던 것이다.

그 후로 벌써 22년이 지났으며, 중국에는 중대한 변화들이 있었다. **1990년대를 시작으로 중국 한의학계는 "국제화"의 길로 나섰다. 안타깝게도 한의학 국제화는 "양날의 칼"이다. 한의학은 민족 전통의학에 속한다. 중국 정부가 "한의학과 서양의학을 다 중시한다"는 정책을**

[1] 농가 생산청부제聯産承包責任制는 1979년 이후 중국 농촌에서 유행한 농업경영 방식의 하나로, 농가에 생산량을 할당하여 그 성과에 따라 포상하거나 책임을 물었다.

취했으므로, 한의학은 적어도 명목상으로 의학인 셈이다. 그러나 외국에서 전통의학은 정통의학에 속하지 않으며, "서양의학과 더불어 중시한다"는 식의 정책은 어느 나라에도 없다.[2] 한의한약의 국제화 과정에서 중국 자체적으로 발견하지 못했던 한의한약의 안전성 문제와 생물다양성의 파괴 문제는 외국에서 몇몇 엄격한 과학적 조처들로 인해 폭로되었다. 한의한약 국제화라는 이 "양날의 칼"이 참 재미있지 않은가!

어제 나는 인터넷의 "의학평론"에서 ≪중국한의약보≫ 기자 장동펑張東風이 쓴 ≪한의대학 졸업생 수급 격차가 크므로 시급히 학생 양성을 국가의 상황에 맞추어가야 한다≫라는 보도를 보았다. 나는 그 글을 약간 다듬었는데, 글 안의 데이터가 내포하는 문제가 기자의 글보다 더 심각하다는 것을 발견하였다.

글에 의하면, 2005년 중국 보건위생시설(종합병원은 포함되고 지역사회 진료소는 포함되지 않음)에 근무하는 취업한 한의사 숫자는 2004년보다 7,765명이 감소하였는데, 그 중 절대 다수는 종합병원과 보건소에서 감소한 것이었고 한의시설에서의 감소는 366명이었다. 기자는 중국에서 매년 보충이 필요한 한의사 인력은 1만 명이지만 매년 한의대학 졸업생은 4만 명에 달한다고 했다. 아마 독자들은 여기에 근거해 현재 한의대학 졸업생들의 이론적 취업률이 전체적으로 1/4은 될 것이라 판단할 것이다.

---

[2] 다만 이 언급에서 한국은 예외이다. 저자는 이 글을 쓸 당시에 인접국인 한국의 의료 상황에 대해서만은 정확히 인지하지 못했던 듯 하다.

그러나 이 계산에는 중대한 오류가 있다. 기자의 데이터 중 실제 결원이 1만 명에 미치지 못한 8,200명 가량이라는 사실을 접어두더라도, 문제는 이 결원이 1년 동안 충원된 적이 없다는 사실이다. 기자는 글에서, 중국 정부가 자격증을 발급한 한의사 총수가 40만 명으로, 그 중 실제 취업 한의사는 22만 명에 불과하다고 했다. 이는 그 해 취업자격을 가진 한의사 18만 명이 8,200개의 결원 자리를 놓고 경쟁한다는 사실을 말한다. 그러나 실제로는 결원을 그대로 충원하지 않는다. 이유는 아마 다음 두 가지 중 하나일 것이다. 즉, 직장에서 결원이 생겨도 의도적으로 충원하지 않고 있거나, 한의사자격증을 가진 사람들이 현재 하는 일이 결원된 직장보다 더 나은 상황이라고 판단하는 경우이다. 2005년을 2004년과 비교해 한의약 인력의 취업 상황을 볼 때, 기자가 알고 있는 8,200명은 그 시점에 직장에서 단순히 결원된 숫자일 뿐인 것이다. 이것이 바로 문제의 관건이다.

만약 국가 공무원 중 결원이 이렇게 많다면, 반드시 공무원 시험에 통과한 사람들이 그 자리를 채울 것이다. 그러나 한의사가 결원된 직장들은 충원을 하지 않고 있다. 이는 의미심장한 것이다. 그것은 중국의 한의약 인력시장이 실제로 위축되고 있다는 의미이고, 이는 바로 한의약 인력 수요가 "마이너스 성장"을 하고 있다는 것을 반영한다. 이 "마이너스 성장"의 인력 수요는 한의대학에서 매년 졸업하는 4만 명의 과다한 인력 공급과 함께 갈수록 협상 가격차를 확대시키는 결과를 낳고 있다. 이것이 바로 현재 중국의 한의한약 인력 공급과 수요의 기본적 특징이다.

이 한의약 인력 양성의 "플러스 성장"과 한의약 인력 수요 잠재력의 "마이너스 성장" 간 모순을 해소하는 데 있어서 사람들을 가장 쉽게 현혹시킬 수 있는 방법은 아마도 (1) 한의약 인력 수요 확대일 것이다. 호남성 한의학회의에서 나왔던 터무니없는 주장처럼, 농촌과 도시 지역사회의 한의약 시장 개척과 같은 방법이다. 그리고 다음으로는 (2) 한의대학 신입생 모집 규모의 축소일 것이다. 거리낌 없이 말하지만, 이 두 가지의 상상은 모두 일방적인 희망사항일 뿐이다. **한의약 인력 수요 시장은 증가할 수 없을 뿐만 아니라, 도리어 계속 축소되어 갈 것이다. 나는 이미, 시장경제가 일부러 한의한약 시장을 남겨 놓지는 않을 것이라 지적한 바 있다. 따라서 이러한 변화 추세는 그 누구도 바꾸어 놓을 수 없다.** 또한, 축소되는 인력 수요로 인해 설사 전국 한의대학 신입생 모집인원이 0이 되더라도, "운전면허증"을 이미 취득한 한의사 중에서 18만 명은 아직 "차를 운전해본 적이 없는 상황이다." 만일 현재 매년 배출되는 졸업생 4만 명 가운데 1/4이 "면허증은 있는데 차를 몰지 않는" 이 행렬에 참여한다면, 문제의 심각성은 가히 상상하기가 어렵지 않다. 그런데 전국 51곳의 한의학 학부과정 단과대학과 종합대학이 매년 모집하는 한의대학 대학생이 4만 명이 넘을 것이다.

사실, 우리가 주장하는 진정으로 효과적인 방법은 가능한 한 빨리 모든 한의대학 학생 모집을 중단하고, 현존하는 한의대학을 기존 제도에 따라 의과대학으로 전환하는 것이다. 그런 후 "신입생은 새로운 방식

으로, 기존 학생은 기존 방식으로新生新方法, 老生老方法" 한의대학 전체 학생들에게 과학의학(속칭 "서양의학")의 수업과정으로 전환하여 학습하도록 한다. "면허증은 있는데 차를 운전하지 않는" 한의사들에 대해서는 그들로 하여금 점차 주류의학(서양의학)으로 진입할 수 있도록 조건을 만든다. 전환을 원하지 않은 이들은 마땅히 국가 의료시스템에서 퇴출되는 것에 동의하고 스스로 활로를 찾아야 할 것이다.

이런 우리의 생각을 실행에 옮기는 것은 사실 그다지 어려운 일이 아니다. 그러나 그것은 중국의 "완고한 한의사"들이 관념을 혁신하고, 국가의 전반적인 미래를 중시하며, 젊은이들의 장래를 생각하고, 필요할 때는 얼마간의 심리적 고통도 감내하겠다는 각오를 필요로 한다.

■ 2007년 08월 03일

한의학과 음양오행을 비판한 중국 지식인들

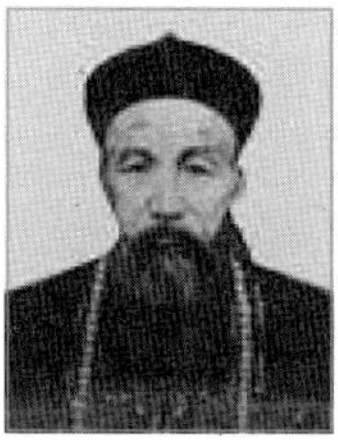
증국번

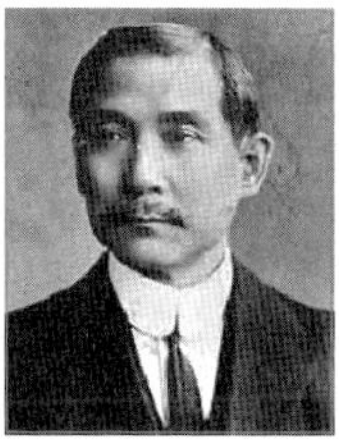
쑨 원

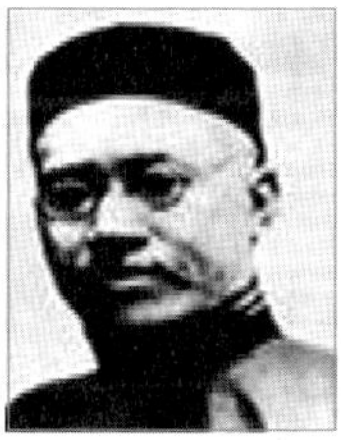
하 성

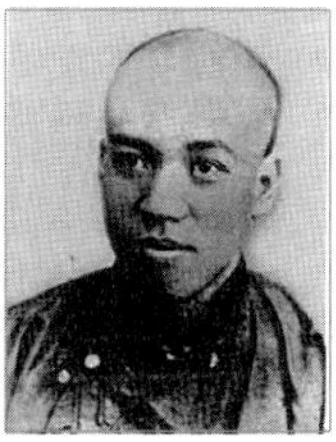
양계초

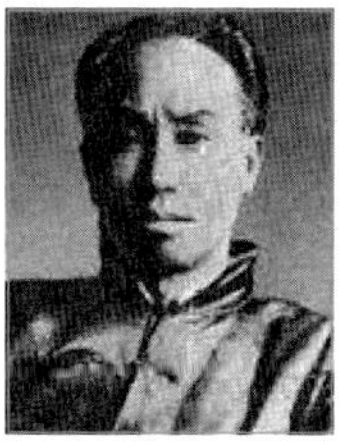
진독수

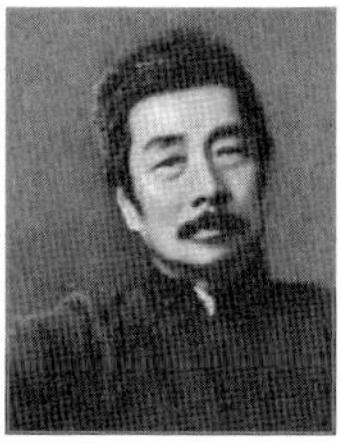
루 쉰

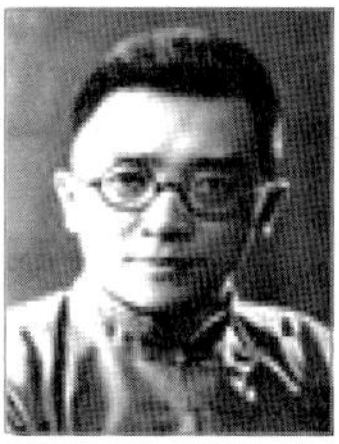
호 적

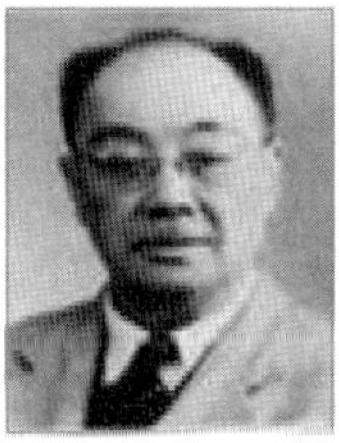
여운수

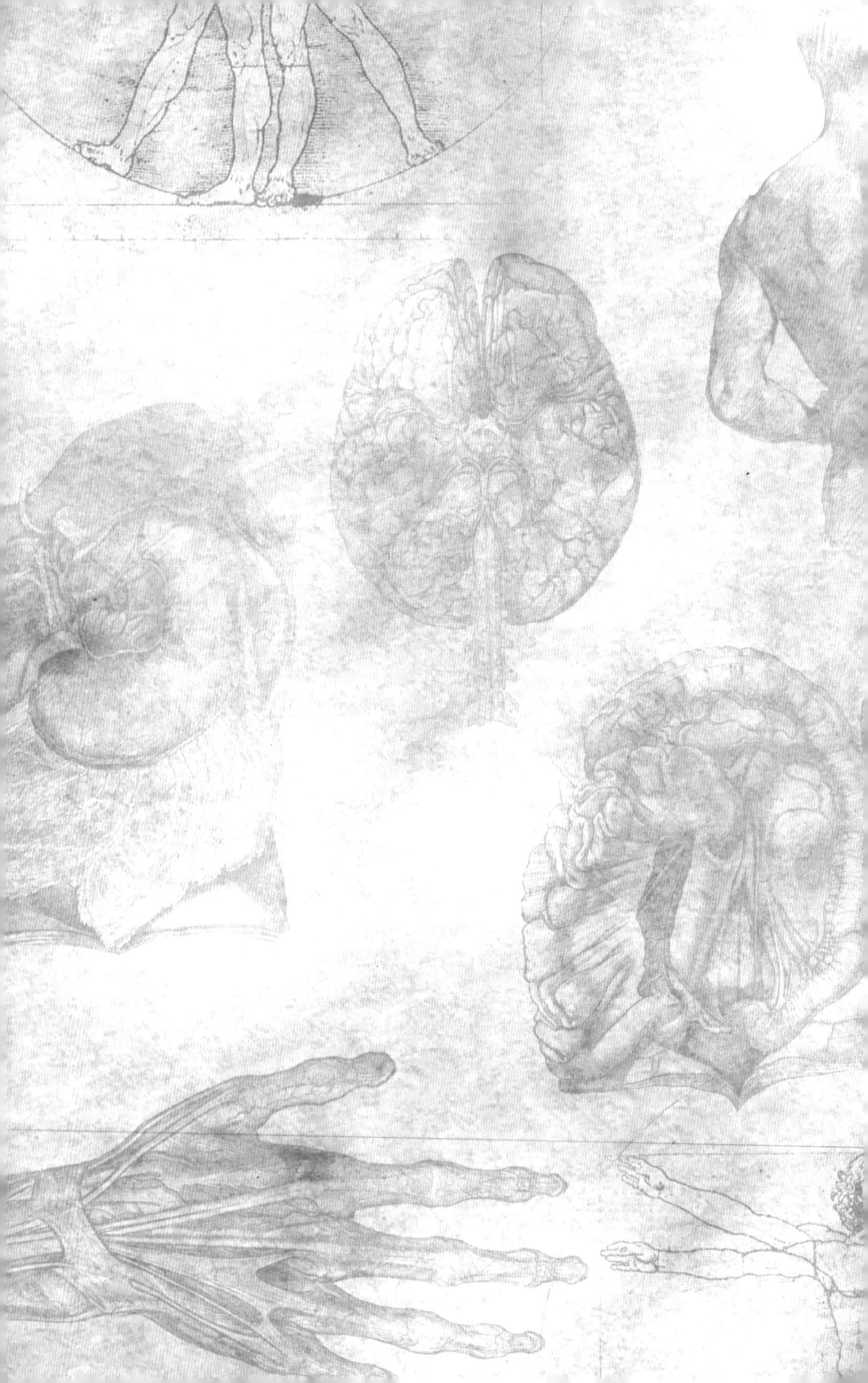

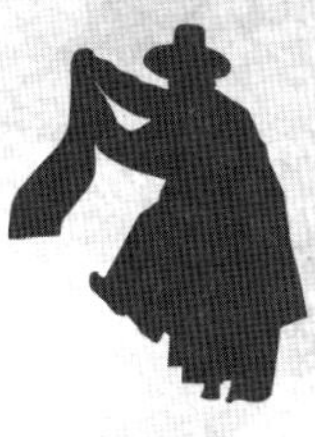

에필로그
전라남도 광주에서의 경험

정약용 丁若鏞

정약용은 정동유보다 더 날카롭게 한의학을 비판했다. 그는 ≪의령≫이라는 짧은 책자에서 한의학이론에 전방위로 비판의 칼을 들이댔다. 정약용 이전에 그 누구도 이렇게 대담하게 한의학의 핵심적인 이론을 공격한 인물은 그 이전에 없었다. 그는 오행상극이론, 이를테면 금의 기운은 화의 기운이 이기고, 화의 기운은 수의 기운이 이긴다는 식의 논리가 짜맞추기에 급급한 터무니없는 이론이라 공격했다. 사시부조화이론, 즉 이전 계절의 잘못 때문에 다음 계절에 온병溫病이 생긴다고 보는 병리이론도 이치가 없다고 꼬집었다. 더 나아가 그는 삿된 기운이 피부부터 오장까지 침입해 병을 일으킨다는 질병 전변의 이론, 오장육부와 12경맥이 서로 상응한다는 표리 이론, 오장의 상태가 얼굴빛으로 나타난다는 장상이론, 오장 사이의 허실을 따지는 허실 이론, 약의 다섯 가지 맛인 오미가 각기 좋아하는 장기로 찾아 든다는 약리 이론, 맥의 상태로 각 장부의 병을 알아낸다는 맥상 이론 모든 것이 증명할 수 없는 헛된 관념에 불과하다고 비판했다. 사실, 정약용의 한의학 이론에 대한 비판은 의학론의 수준에 머무른 것만은 아니었다. 그가 전통적인 자연관의 근간인 기, 음양, 오행 등의 개념 그 자체에 대해 회의하고 재고했기 때문이다. 정약용은 서양의 자연관을 공부하면서 그 이론에 공감했고 그것을 바탕으로 하여 한의학의 이론체계를 송두리째 의심하기에 이른 것이다.(신동원의 논문 ≪조선시대의 의학론≫ 중에서)

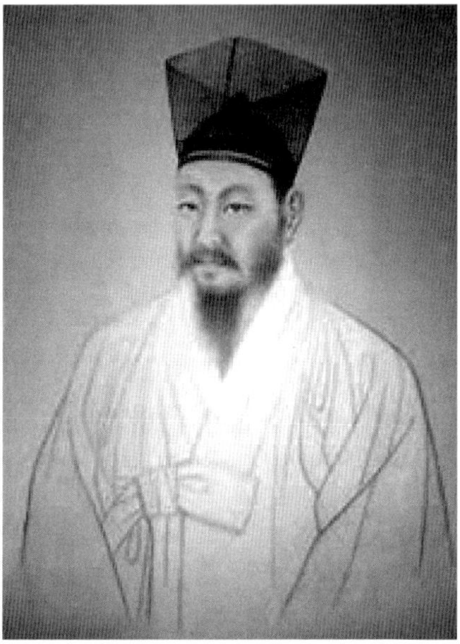

정약용丁若鏞, 1762~1836

"여러 음양오행 이론들은
증명할 수 없는 헛된 관념에 불과하다."

(≪의령醫零≫ 중에서)

서른세 번째 이야기

한국에서의 중화문화

한국은 예로부터 "소 중화小中華"의 칭호를 가지고 있었다. 중국에는 늘 이 "소小 중화"를 이용해 중화문화의 국제적 영향력을 과장하는 대중매체들이 적지 않다. 올해 3월 27일부터 3월 30일까지, 한국 "의료일원화국민연대"의 초청에 응해 나는 한국의 광주光州에 가서 "동양의학의 현재와 미래"라는 국제학술토론회에 참가하였다. 이 기간 동안 나는 서울의 남산공원, 안중근 기념관, 서울탑을 둘러보았다. 혁명 음악가인 정율성鄭律成 선생의 생가(광주광역시 동구 불로동 163호)에서 하룻밤을 보냈으며, "5·18 국립묘지"를 참관하였다. 회의가 끝난 후 주최자는 내게 광주 부근의 담양온천리조트에서 하룻밤 머물게 하였으며, 이튿날에는 근처의 소쇄원竹園에 들를 수 있게 일정을 배려해 주었다. 둘러본 곳들과 만난 사람들 모두 나로 하여금 현재 중화문화가 한국에 있음을 몸소 느낄 수 있게 하였다. 비록 그리 깊게 이해하지는 못했지만, 중화문화가 한국에 존재하고 있다는 하나의 측면만은 알 수가 있었다.

중국은 한국에 낙후된 것만 전했는가?

한국은 역사적으로 끊임없이 대국의 간섭을 받아온 나라이다. 중국, 몽고제국, 러시아제국, 일본과 미국 등 모두가 한국을 과거에 간섭하였거나 현재 간섭하고 있다. 20세기에 발생한 러일전쟁, 제2차 세계대전, 6·25한국전쟁은 하나같이 이 나라를 심각한 지경으로 빠뜨렸다. 지금도 한국은 여전히 북쪽의 군사적 위협을 시시각각 경계해야 한다. 그러나 이 나라가 일구어낸 현대화의 성취는 사람들을 놀라게 하였다. 덩샤오핑은 생전에 한국을 "아시아의 네 마리 용" 중 하나라고 했다.

한국의 상고시대 역사는 중국과 같으며, 또한 몇몇 전설에 근거한 역사이기도 하다. 중국 전설에 황제黃帝와 염제炎帝가 있듯이 한국 전설에는 단군檀君이 있다. 한국인들은 단군의 출생 시기를 기원전 2333년경으로 여긴다. 신해혁명이 성공한 후 어떤 이는 1911년을 황제 4690년, 4622년 혹은 4402년이라는 억측을 한 바 있다. 근거는 없지만 그 억측에 따르면, 한국의 단군은 중국 황제보다 출생이 400년에서 640년가량 늦다. 기원전 37년 고구려는 압록강 중류 지역에, 기원전 18년 백제가 한반도[1] 중부 서울 일대에, 그리고 기원전 57년에 한반도 남부에 신라가 세워졌다. 기원후 7세기에 신

[1] 원본의 이 장에 나오는 지명, 국명 등은 우리 상황에 맞게 번역했다.

라는 백제와 고구려를 정복하면서 중국 당나라와 우호적 관계를 시작하였다. 7세기(670년대)에 당 황제는 한반도를 당 왕조 영토에 병합하려 하였으나, 통일신라의 저항을 받았다. 676년 신라 국왕은 그의 백성들을 이끌고 당 왕조 군대를 격퇴했다. 또한 중국 내 고려인들은 698년 만주, 중국, 신라 변경 일대에 "발해국"을 건립하였다. 현재 이 발해에 대해서는, 중국 내 소수민족 정권이었다거나 한민족 역사 속의 고대 왕국이라는 식으로 중국, 한국, 북한 학자들마다 의견이 엇갈린다. 918년 한반도 북부에 고려국이 새로 생겨났다. 926년 발해국은 거란에 의해 멸망했고, 중국으로 넘어와 있던 대부분의 고려인들은 한반도로 돌아가 고려국에 편입되었다. 935년, 신라국왕이 고려왕에게 투항하자, 한반도는 전성기인 고려왕조 시대로 들어섰다. 우리가 오늘날 사용하는 Korea라는 용어는 바로 이 "고려"에서 비롯된 것이다. 1231년 몽고인들이 고려왕국을 침범하여 1세기 동안이나 속국으로 삼았다. 1392년에 이성계가 몽고의 점령군을 물리치고 새로운 왕조를 건립하였는데, 바로 조선왕조이다. 조선왕조는 "이씨왕조"로 불리기도 한다. 조선왕조의 강력한 친명親明 경향은 초기 조선왕조 통치자가 유가학설을 국왕의 정치철학으로 적극 수용하게 하는 결과를 낳으면서 고려시대에 통치이념의 지위를 누렸던 불교의 영향을 감소시켰다.

친명 정책의 영향으로 조선왕조의 통치자들은 중용의 정치제도를 통해 국가를 다스렸다. 과거제도 역시 조선왕조가 관료를 선발하는 주요 수단이었다. 이리하여 유교학설을 지향하던 사회는 중화문화적 특징의 학문연구를 중시하면서 상공업을 경시하게 되었다.

조선왕조 4대 국왕인 세종대왕의 통치 기간(1418~1450)에 한반도의 문화와 예술은 전대미문의 번영을 이루었다. 당시 한자는 조선왕조의 "이두문자吏讀文字"(관방언어)였다. 그러나 이 이두문자로는 조선백성들의 뜻을 제대로 표현할 수 없었다. 그래서 세종대왕의 발의하에 왕실학술기구 학자들이 "훈민정음訓民正音"을 만들었다. 그것은 병음문자를 방괴자方塊字로 썼는데, 라틴어나 아랍어의 병음문자와 다를 뿐만 아니라 "음音·형形·의意가 서로 결합된" 한자의 방괴자와도 다르게 만들어졌다. 이것이 바로 지금 우리가 보는 한글이다. 항일전쟁이 끝난 후 북한은 먼저 한자 폐지를 선포하였다. 이후 이어서 남한에서도 한자가 폐지되었다.

이와 같은 한반도 역사를 통해 우리는 중화문화가 한반도에 중요한 영향을 주었던 시기가 주로 명明 왕조였음을 알 수 있다. 하지만 나당羅唐전쟁은 한반도의 문화가 결코 중화문화에 종속되지 않게 한 보루였다.

내가 한국에 도착한 후, 한국의 ≪조선일보≫ 기자가 나를 초청해 인터뷰를 하였다. 인터뷰 중에 기자는 나에게 의미심장한 문제를 제기하였다. 그는 조지프 니덤Joseph Needham, 1900~1995 의 ≪중국과학기술사≫를 읽은 적이 있는데, 그 책을 통해서 옛 중국이 일찍부터 번영했고 선진의 과학기술을 가지고 있었다는 사실을 알았다고 한다. 그는, 그럼에도 왜 중국이 한국에 전한 문화는 도리어 낙후된 것들, 예컨대 풍수風水나 한의학, 유학儒學 같은 부류였고 선진

과학기술은 전하지 않았는지를 물어왔다.

이에 대해 나는 두 가지 측면에서 그것을 설명하였다. 아마 통역이 문제였겠지만, 기자가 실제로 발표한 것은 의외의 다른 내용이었다. 서울에서 나의 통역을 맡은 사람은 일반 생활통역사였기 때문에 학술적 통역에는 능숙하지 못했다. 따라서 그 자리에 있던 중국어를 할 줄 아는 한국인 수행원 한 사람이 임시로 기자와의 통역을 맡아주었다. 귀국 후 나는 ≪조선일보≫의 중문판을 보고서야 비로소 우리가 실제로는 제각각 다른 대화를 했다는 것을 알게 되었다.

나의 본뜻은 다음과 같았다.

첫째, 고대 동아시아와 남아시아 대륙에서 비교적 일찍 발생한 문명은 인도문명과 중화문명이다. 당시 한반도는 아주 낙후된 곳이었다. 낙후한 한반도에는 당연히 선진문화를 배우고자 하는 욕망이 있었을 것이다. 이성계가 친명 정책을 시행했던 것은 한반도가 적극적으로 중화문명을 배웠다는 것을 의미하며, 이는 "학생"이 자발적으로 "스승"에게 가르침을 청해 이루어진 문화전승의 양상에 해당한다. 그러다 보니 당시 존재했던 중화문명 중 적지 않은 것들은 한국에 전파되지 않았을 것이다.

둘째, 옛 중국의 과학기술의 성취가 상당히 과장되었다. 조지프 니덤은 적지 않은 중국인들을 고용하여 자신을 위해 연구하게 하였다. 조지프 니덤 박사는 과거 중국의 과학기술 성취에 대하여 서술하고 평가하면서 대부분을 과장했다. 실제로 옛날 중국에는 과학실험이 없었고 논리학도 존재하지 않았다. 유클리드 기하학과 같은 엄격한 과학체계는 예로부터 지금까지 중국에 존재했던 적이 없다. 실제로 과거 중국에는 과학이 없었다. 원래 과장되어 있는 옛 중국의 과학기술이 한국에 전파될 수 없었으리란 것은 자명할 것이다.

한국인들이 이해하는 유학儒學과 그들의 유학에 대한 태도

조선은 14세기 말부터 중화문화를 전반적으로 받아들여 건국의 기초로 삼았으며, 오늘날까지 600여 년 그 역사를 간직하고 있다. 그 중 한국에 가장 큰 영향을 끼친 것은 유가儒家학설이다. 그러나 한국인들이 이해하는 유가학설은 결코 우리 중국인들이 알고 있는 유가학설처럼 번잡하고 자질구레하고 혼란스럽지 않다.

한국인들의 유가학설의 핵심은 "인애仁愛", "중용中庸", 그리고 "효도孝道"이다. 그 중 특히 "효도"는 한국에서 가장 두드러진 부분이다. 한국인들이 이해하는 인애, 중용, 효도는 중국인들이 이해하는 것과 상당한 차이가 있다. 내가 체험하고 깨달은 바에 의하면, 한국인들이 이해하는 것은 더 순수하고 진실한 것이다. 한국인들은 그들이 이해하는 인애, 중용, 효도를 유가학설이라 말하지만, 실제로 거기에는 기독교와 불교 정신이 더 많이 담겨 있다. 그러나 그것의 행위적 표현 방식은 또 일본 무사도武士道와 유사한 특징이 있다.

사실, 일본의 무사도 정신도 유가학설에서 나왔다. 그러나 무사도를 창립한 도쿠가와 이에야스德川家康는 지식인 계급이 "단지 지식 차원에서만 공자를 이해"하는 것에 줄곧 불만이었다. 그래서 품성과

행위에서 공자 정신을 구현하자고 제창하였다. 그러면서 그는 무사도 법령을 제정하고, 무사들에게 그것을 준수하도록 강요하였다. 일본 무사의 특수한 정치적 지위에 따라, 그 원형은 무사도 법령 규정을 거치면서 일본에서 하나의 모범으로써 역할을 하게 되었다.

일본은 일찍부터 한반도에 영향을 미쳤다. 러일전쟁 후 일본은 강제로 한반도를 합병하였는데, 그 상황은 2차 세계대전이 끝날 때까지 지속되었다. 그런 과정으로 인해 한국인들은 그들의 "유가" 정신을 표현할 때 일본 무사도 법령이 규정한 것과 유사한 행위적 특징을 갖는 결과를 낳았을 것이다. 한국에 "무사도 법령"과 유사한 행위 규범이 있는지는 모르지만, 나는 한국인들이 "인애"와 "효도"를 표현할 때 그 행위의 특징이 매우 표준화되어 있음을 발견할 수 있었다. 이러한 표준화된 행위 양상의 가장 큰 특징은 바로 공손, 겸양, 그리고 충성이다. 예컨대, 한 사람이 엘리베이터에서 나오고 다른 한 사람이 들어가려 할 때, 서로 알든 모르든 그들은 겸손하게 상대방에게 고개 숙이는 방식으로 가볍게 인사를 하고 공손히 상대에게 양보를 한다

이처럼 인애, 중용, 효도는 한국에서 개인의 심리와 행위의 양상에 해당되는 것이며 단순한 지식이 아니란 것을 알 수 있다.

사실, 지식으로서의 유가학설은 모순과 혼란으로 가득했다. 이는 아마도 일본 무사도의 창립자인 도쿠가와 이에야스가 지식으로서의 공자 학설이 분란을 일으키는 것에 반대한 이유일 것이다. 그러나 오히려 우리 중국인들은 지금까지도 지식으로서의 공자 학설

을 가지고 분란을 일으키고 있다.

나 자신의 견해로는, "중용"이란 개념의 표면적 의미는 아주 좋지 않다. 중용의 철학대로라면, 각 개인은 모두 "평균성을 추구하는" 사람이어야 한다. 하지만 유가의 "인애"와 "효도"는 적어도 문자적 의미에서 볼 때 틀림이 없다. 실제 기독교와 불교도 "인애"와 "효도"에 관한 내용을 담고 있다. 다른 점이라면, 기독교와 불교의 인애와 효도는 개개인의 종교적 평등사상으로 구현되었다는 것이다. 불교 표현을 빌리면, "사람은 모두 부처가 될 수 있다." 하지만 중국 유가학설이 표방하는 "인애"와 "효도"는 체계상의 혼란으로 사람들을 우롱하는 교설이 되어 버렸다.

첫째, 유가는 "인仁"을 성인이 천명을 받아서 갖게 되는 특권이라 생각했다. 이는 "사람은 모두 부처가 될 수 있다"는 불교적 지혜의 경계가 아니다.

둘째, 유가의 "인"은 "예禮"의 질서에 종속되며, 사람들 간의 평등 개념이 결여되어 있다. 천부인권의 관념적 질서는 말할 것도 없이, "진리 앞에서 모든 사람이 평등하다"는 생각이 유가학설에서는 나올 수가 없다.

중국의 유가학설에는 모든 사람이 평등하다는 개념이 부족하기 때문에, 중국의 유가가 강조하는 "인"은 군왕이 신하와 백성에 대해 베푸는 덕행이 되었다. 다시 말해, 백성에 대한 군왕의 긍휼히 여김도 일종의 특권이었다. 그러나 실제로 군왕의 "긍휼권"이 진정 의미했던 것은 백성에 대한 기만과 잔학성이었다. 만일 백성이 군왕의 "긍휼"과 "동정"을 업신여기고 더 분명하고 높은 수준의 민주, 평등, 자유를 요구하면 군왕은 즉시 일말의 용서 없이 그들의 "인애지심仁愛之心"의 가면을 벗어 던지고 백성을 잔혹하게 탄압했다. 그래서 중국 유가가 고취해온 "인애"는 극도로 허위적이었다. 따라서 만일 한 관리가 엘리베이터에서 나오고 평민 한 사람이 엘리베이터에 들어가려 한다면, 대개 그 관리는 별로 공손한 태도를 보이지 않을 것이고, 그에 반해 평민은 노예근성을 보일 것이다. 만일 엘리베이터를 타고 내리는 사람이 서로 비슷한 신분의 사람들이라면, 그들은 상대가 앞을 양보해주기를 바라고 자신이 먼저 길을 열지 않을 것이다.

한국에는 "예禮"의 질서도 존재한다. 한국에 확립되어 있는 예의 질서에는 대개 부자 관계, 부부 관계, 나이 차이, 현명함과 우둔함 같은 구체적인 내용들이 내포되어 있다. 이러한 질서의 구현을 위하여, 예의 표현 방식에는 존중, 양보, 복종과 충성의 의미가 담겨 있다. 그러나 이러한 예의 질서는 한국인들이 그들의 민주적 권리를 실천하고 진리 앞에서의 평등을 실현하는 데 결코 방해가 되지 않는다. 다시 말하면, 한국에는 예의 질서가 존재하지만, 그 질서에서 윗자리에 있는 사람이 거만하거나 안하무인인 것이 아니며, 아랫자리에 있는 사람도 별로 비굴하지가 않다. 바꾸어 말하면, 한국에서 "예"는 그저 인간관계를 정하는 하나의 규칙일 뿐 사회구조가 아니다. 중국에서 예는 "임금은 임금다워야 하고 신하는 신하다워야 하며, 아비는 아비다워야 하고 자식은 자식다워야 한다君君臣臣父父子子"

는 말처럼 일종의 사회구조로서 강조된다. 이러한 사회구조적 틀은 오늘날까지 중국의 민주화와 법제화 과정을 방해하고 있다. 한국에도 예의 사회관계가 존재하지만, 그것은 결코 민주화와 법제화 과정을 방해하지 않는다.

개략적으로 말하면, 한국의 유가학설과 중국의 유가학설은 다르다. 전자에서는 "인"이 "예"에 종속되어 있지 않고, "예"가 "인"에 의존한다. "인"에 기초한 한국의 "예"(예가 인에 복종)**는 당연히 "예"에 기초한 중국의 "인"**(인이 예에 복종)**보다 더 합리적이다.**

중국에서 "예"는 절대적이며 매우 번잡하고 자질구레하다. 이러한 번잡하고 자질구레한 예의나 의례는 대부분 인애仁愛에 기초한 것이 아니다. 인애가 결여되어 있으니 그 필연의 결과로 중국의 "예"에는 진실한 공손함, 양보, 충성심이 없다. 도리어 거기 구석구석에 '행위가 자신에게서 비롯된 것이 아니다行不由己'는 생각이 들어가게 되고, 진심에서 우러나지 않는 "사양하는 인사말"만 건네게 된다. 이것이 바로 2,500여 년간 우리 중국에서 횡행한 "거짓 인의假仁假義"인 것이다.

우리는 중국의 유가학설과 한국의 유가학설이 대체 어느만큼 차이가 있는지를 더 알아볼 필요가 있다. 느낀 대로 말하면, 나는 성심성의껏 예로써 인을 추종하는 한국의 유가학설에 호감을 갖지만, 인이 예에 복종하는 중국의 유가학설은 싫다. 또한, 나는 국내 몇몇 유학 연구자들처럼 유가학설 지식을 가지고 분쟁을 일으키는 것에 동의하지 않으며, "인"을 모든 사람의 기본 심성이 되도록 북돋는데 찬성한다.

중국과 한국에 공히 유가학설이 존재하지만, 또 이 두 나라에는 동시에 "공자 학설을 타도하자打倒孔子店"[2]라는 외침이 존재한다. 그 토론회에서 한국인 발언자 김경일金經一 교수는 자신이 주장한 바 있는 "공자가 죽어야 나라가 산다孔子死, 爾后國家興"라는 견해를 밝힌 바 있다. 나의 학술통역을 맡은 손孫 여사는 내게 그러한 그의 문제 제기가 한국에서 많은 논쟁을 불러일으킨 바 있다고 말해 주었다.

한국인들과 중국인들에게는 같은 미신숭배가 존재한다

광주에 도착한 첫날 밤, 광주 미래아동병원 원장인 유용상劉溶湘 선생이 나를 저녁식사에 초청했다. 저녁식사는 한국의 특색을 잘 갖춘 한 작은 식당에서 행해졌다. 식당주인은 통역을 통해 나에게 이 식당이 만든 김치 맛은 이명박 대통령이 확인해준 바 있다고 말해 주었다. 유劉 원장의 특별초청으로 나와 동석하여 식사한 이로 광주의 진남대학교에서 퇴임한 철학교수 한 사람이 있었다. 그의 성은 이씨李氏였으며, 보아하니 70여 세는 넘은 듯하였다. 나는 이李 교수에게 조선왕조가 천도할 때, 정말 중국의 지관地官, 풍수쟁이을 초청해 도성의 기획 설계를 진행케 하였는지, 한국에는 현재도 풍수를

[2] 중국 5·4 운동 시기에 유교와 예교禮敎를 타도하자는 구호로 '打倒孔子店'이 세상됐다.

신봉하는 사람들이 여전히 있는지 물었다. 그는 내게 이성계가 천도할 때 중국 지관을 초청한 사실을 말한 후, "한국에는 현재도 여전히 많은 풍수 신봉자들이 존재하며, 심지어 대학에서 풍수를 가르치는 교수도 있다"고 알려주었다.

그러나 한국에서 풍수는 풍수이고, 과학은 과학이다. 한국의 풍수에는 중국의 "풍수과학"과 같은 가면이 전혀 없으며, 또 그런 가면을 만들려는 사람도 없다. 이는 한국의 주류사회가 풍수를 신뢰하지 않는다는 것을 의미한다.

이李 교수는 풍수 신봉자들에 대한 비판적 견해를 발표하였는데, 미신을 믿는 한국인들의 철학적 사유는 이미 죽은 "화석철학化石哲學"이며, 거기에는 플라톤 철학의 이성이 결여되어 있을 뿐 아니라 존 로크John Locke, 1632~1704 철학의 경험이 부족하다는 것이다. 그는 한방[3]을 맹신하고 풍수를 무턱대고 믿는 한국인들은 공통의 사고방식이 있는데, 존재하지 않는 것일수록 더 그 존재를 믿고 존재하는 것일수록 더욱 그 존재를 믿지 않는다 하였다.

식사 후에 나는 이李 철학가의 말을 돌이켜 음미해 보고서야, 그의 요약이 높은 식견에서 나온 것임을 알았다. 몇몇 한의학 신봉자들을 보자. **"경락經絡", "혈위穴位", "장부臟腑"는 오늘날까지 그 누구도 그것들의 존재를 증명하지 못했지만, 한의학 신봉자들은 어리석고 완고하여 변함없이 그것들의 존재를 믿어왔다. 그러나 한의학 신봉자들**

[3] 역시 원저의 "한의"도 상황에 맞게 "한방"으로 바꾸어 번역함.

은 이미 현미경으로 관찰된 바이러스, 세균, 적혈구, 백혈구, 혈관, 림프관과 화학검사로 확인된 독소의 존재를 믿지 않는다. 객관적 존재를 무시하고 존재하지 않는 것을 존재한다고 착각하는 것이 어찌 중국의 한의사와 풍수가들만의 변함없는 사고방식이겠는가?

한국의 민간 한방반대운동

한국 경북대학교에서 의학사를 가르치는 김재식金在植 선생은 나에게, "한의"라는 용어가 한국에서 줄곧 논쟁이 되고 있다고 말했다. 그는 계속 "중의"란 명칭의 사용을 주장했다. 그러나 다른 몇 사람들은 "한의漢醫" 또는 "한의韓醫"라 부르기를 주장하였다. 김재식 선생은 한의가 그 의술의 뿌리가 중국에 있으므로 "중의"라 불러야 한다고 하였다. 그러나 그는 명칭이 무엇이건 간에 한의가 과학이 아니라 했는데, 한의에는 진단이 없기 때문이라는 것이다. 그는 한의학의 보고望 듣고聞 묻고問 진맥切하는 것이 실질적 진단으로서 가치가 없다고 했다. 모든 한의학의 의술이 맹목적이라는 것이다. 그렇게 김 선생은 "한의학에 진단이 없다中醫無診斷"에서 "한의학은 과학이 아니다中醫不科學"를 유추했는데, 아주 치밀한 논리로 생각되었다.

한국의 국민 의료보장 체제는 직장을 기반으로 하고 있으며, 국가가 부담하는 부분은 아주 적다. 고용주가 부담하는 부분도 전체 환자 의료비 지출의 30%에 불과하다. 나머지는 국민 스스로가 부담한다. 한국이 이러한 의료보장 정책을 실행하는 까닭을, 기업이 주는 임금에 직원의 의료보험료가 포함되어 있기 때문이라고 누군가가 일러 주었다. 이 부분은 우리 중국에서 말하는 "현금보조明補"에 해당된다. 또, 기업과 국가가 부담하는 부분은 중국의 "생필품가격보조暗補"에 해당한다. "현금보조"뿐만 아니라 "생필품가격보조"도 해주고 있으니, 한국 국민들의 의료보장은 꽤 괜찮은 것이다.

한국은 이러한 의료보장 체제를 채택하고 있으므로, 국민이 한의학을 택할지 서양의학을 택할지는 전적으로 자유다. 중국의 몇몇 대중매체가 한국이 "중서의학을 함께 중시"하는 정책을 실시한다고 과장하였는데, 그 진정한 의미는 한국정부가 서양의학만을 지지하지 않을 뿐 아니라 한의학만 지지하는 것도 아니기에, 서양의학과 한의학이 절대적으로 평등한 시장논리에 따라 움직인다는 것이다.[4] 한국이 "현금보조"와 "생필품가격보조"가 결합된 의료보장 시스템을 갖고 있어서, 저소득층은 간편하고 안전하고 신뢰할 수 있고 효과가 빠른 서양의학을 선택하는가 하면, 고소득층은 값비싼 한의학을 찾기도 한다.

한반도에서는 1820년대부터 한방을 폐기하자는 주장이 있었다. 당시 조선에는 최한기崔漢綺라는 학자가 있었는데, 그가 한방 폐기를

---

[4] 이는 저자가 한국의 의료상황을 충분히 파악하지 못한 상태에서 한국에 대한 긍정적 인식을 지나치게 일반화하고 있는 언급으로 보인다. 사실 현재까지도 한국정부는 국민 건강 향상에의 실제적 기여도와 무관하게 과도한 친한방 정책을 고수하고 있다. 이 책 앞에서의 언급처럼 중국인들의 민족주의적 성향이 한의학을 옹호하는 흐름의 원동력이 되고 있듯이 한국도 마찬가지 상황이며, 그 정치적 영향력의 결과라고 판단된다.

처음 주장한 사람이었다고 여겨진다. 한국 국민들의 한방 폐기 주장은 지금도 거세다. 한국의 한방 폐기론자들은 중국이 한국에 전수한 한방을 심각한 문화적 부담으로 여기고 있다. 더구나 그것은 한국의 민주화와 법치주의 확립과도 조화를 이루지 않는다. 그 중 가장 큰 문제는 한방이 조장하고 있는 의료사기와 의료사고를 들 수 있는데, 어이없게도 법적 근거가 없어 그것들을 처벌할 길이 없다. 한의학이 중국에서 법적 진공眞空인 것처럼, 한국에서도 한방은 법적 진공이다. 한의학에는 지금도 진단 표준이 없고 약 사용 기준이 없으며 표준치료 또한 없기에, 안전성과 효율성을 평가할 방법이 없다. 그래서 한국에서는 한의사가 한방을 이용해 의료사기나 의료사고를 저지르면 대부분 줄행랑을 쳐서 환자들과의 분쟁을 피할 수 있다. 한국의 법은 지금도 한방에 의한 의료사기와 의료사고에 대한 사건을 제대로 조사하고 기소할 수 없게 되어 있다.

한국에서 한의사는 통상적으로 한약을 함께 다룬다. 한약은 60%가 중국에서 수입된다. 그러나 한약방은 달여 먹는 한약을 팔 수 있을 뿐, '환丸'이나 '단丹'으로 된 제제는 팔지 않는다. 한국의 한의학과 서양의학은 별개의 시스템으로 분리되어 있어서, 한의사가 하는 시술을 서양의학 의사가 하지 않고 서양의사의 시술을 한의사가 행하는 것이 허용되지 않는다. 한약방에서는 서양의약을 팔 수 없으며, 약국에서는 한약을 팔 수 없다[5]. 그래서 한국의 한약방

[5] 물론 한약사 자격까지 갖춘 약사는 한약을 팔 수 있음.

에서는 서양의약을 사지 못하며, 약국에서 한약을 사지 못한다. 현재 한국에서 한약을 선택하는 이들은 어느 정도 돈을 가진 자들이기에, 한국에서 한의원을 경영해서 얻는 수입은 보석을 파는 것보다 낫다.[6]

한의학은 고유의 결함으로 인해 스스로 진보하고 극복할 수 없다. 유용상 원장의 견해에 따르면, 한방은 진보할 수 없다. 독자적 진보를 통해 결점을 극복하고 해로움을 피하는 것을 기대할 수가 없다. 그래서 한국에는 한방을 폐기하자는 소리가 끊이지 않는다. 한국에는 상당히 바람직한 민주적 시스템이 존재하는데, 정부로서 곤란한 일을 민간이 대신 추진할 수 있다는 것이다. 한국의 민간조직인 "의료일원화국민연대"[7]가 바로 한방 폐기를 위해 노력하는 단체이다. 소개에 따르면, 그들의 사업은 점차 많은 시민단체 지도자들의 동조를 얻고 있다고 한다. 일부 국회의원들도 지지를 표명하기

---

6 최근 일반 국민들의 인식 변화로 한방에 대한 선호가 줄어들면서, 한방계에 위기가 닥치고 있는 것으로 보인다. 언제까지나 실제와 동떨어진 허구적 주장만으로 국민을 설득할 수 없는 일이니 당연한 결과일 것이다.

7 의료일원화국민연대의 자산과 사업은 현재 대한민국 과학중심의학연구원이 인수·계승하고 있다. 근거중심의학보다 차원 높은 현대의학인 과학중심의학(Science-Based Medicine)을 표방하고 있는 과학중심의학연구원은, 홈페이지(http://www.i-sbm.org) 등을 통해서 한방을 비롯한 사이비의료에 대한 국내외 비판 자료들을 구축·홍보하고 있다. 미국, 영국, 호주 등 서구 의과학계에서의 한의학 비판과 관련된 더 많은 자료를 찾아보고자 한다면 네이버 포털 등에서 "과학중심의학연구원", "공익컨텐츠"로 검색(뉴스검색 등)해보면 된다.

위해 이 단체에 기부를 시작하였다고 한다. 한국 방문 동안, 한국의 한방 폐기론자들은 나에게 조속한 한의학 폐기를 위해 공헌함으로써 중국의 한의학 폐기 노력이 그들에게 본보기가 되기를 기대한다고 하였다. 나는 한국의 한방 폐기 노력이 중국보다 앞서갈 수 있을 것이라 생각한다.

한의학이 현재 중국에 심각한 정치적, 경제적, 생태적 부담이라는 것은 분명하다. 정치적 부담 면에서, 중국에는 한의학에 기대어 살아가는 한의사, 한의약 공장, 교수, 박사과정 지도교수, 학술회원, 대학 졸업생 및 정부 관련부서들이 많다. 경제적 부담의 면에서는, 한의학에서의 재정 손실이 나날이 심각해져 가고 있으며, 중국 중앙정부는 한의사 양성을 위해 매년 48억 위안의 인민폐를 소모해야 한다. 지방정부가 한의학에 쏟는 비용까지 고려하면 헤아리기 어려울 정도다. 나는 일찍이 현縣 지도자회의 자리에서 몇 사람과 만난 적이 있다. 그들은 나에게, 현縣 한의원中醫院을 운영하는 현은 매년 1~3백 만 위안을 들여야 유지하는데, 그 경제적 부담이 정말 심각하다는 것이었다. 생태적 부담을 말하면, 중국의 많은 동식물 자원이 한의학에 의해 고갈되기 직전으로 중국의 생태적 위기가 가중되고 있다. 내가 보기에 중국 정부는 한의학이라는 이 심각한 짐을 빨리 내려놓아야 한다. 가장 중요한 부분은 가능한 한 빨리 한의학으로 하여금 국가 의료시스템에서 물러나 정부의 감독만을 받는 민간의술로 환원시키는 것이다. 이 문제가 먼저 해결되어야 다른 일들이 잘 처리될 것이다.

■ 2008년 05월 12일

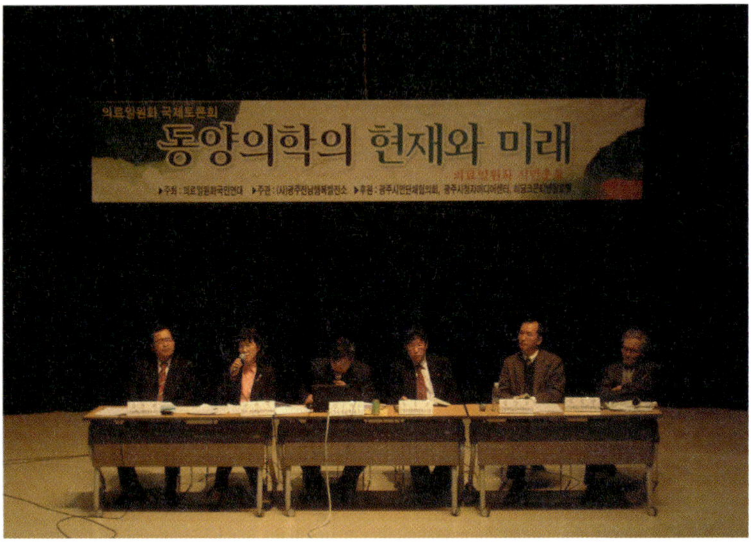

제1회 한중 동양의학 문제 국제시민세미나
(의료일원화국민연대주최)

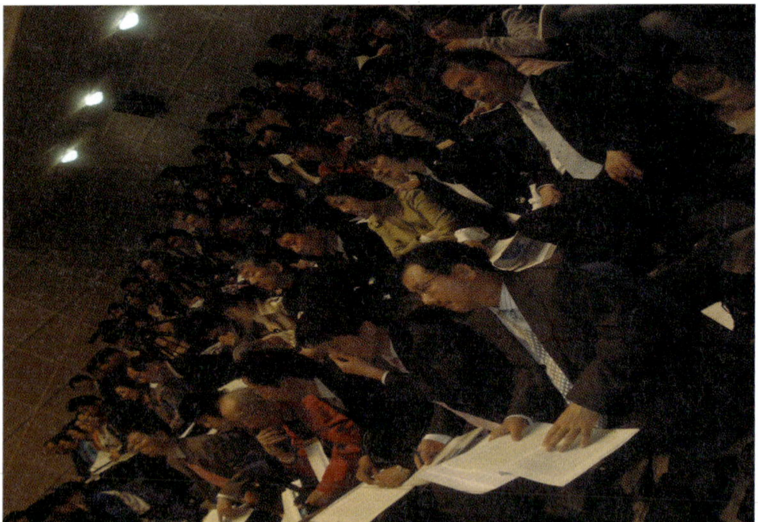

손철, 황태주 박사님 외 청중

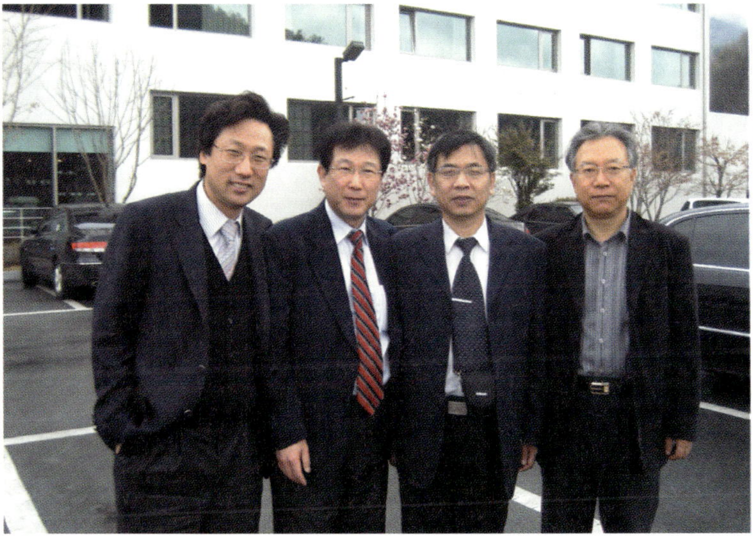

천상배, 유용상, 장궁야오, 남복동

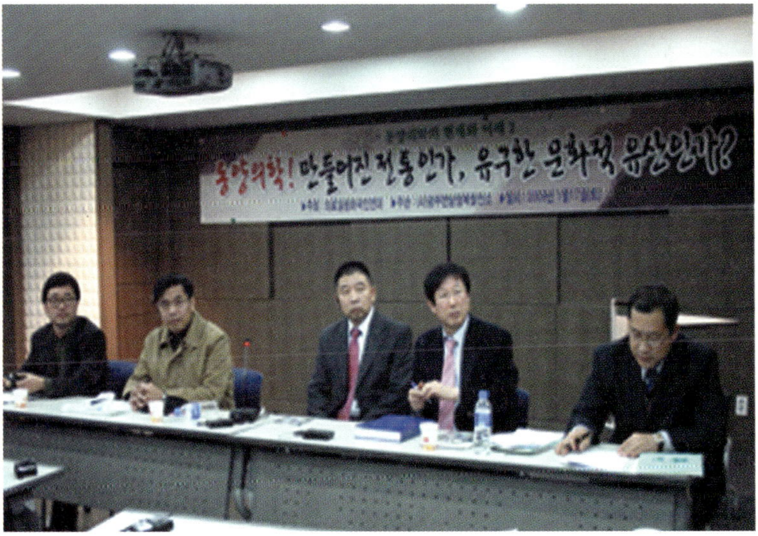
동양의학! 만들어진 전통인가, 유구한 문화적 유산인가?

제2회 한중 동양의학 문제 국제시민세미나

(김태연, 장궁야오, 왕징, 유용상, 김한배)

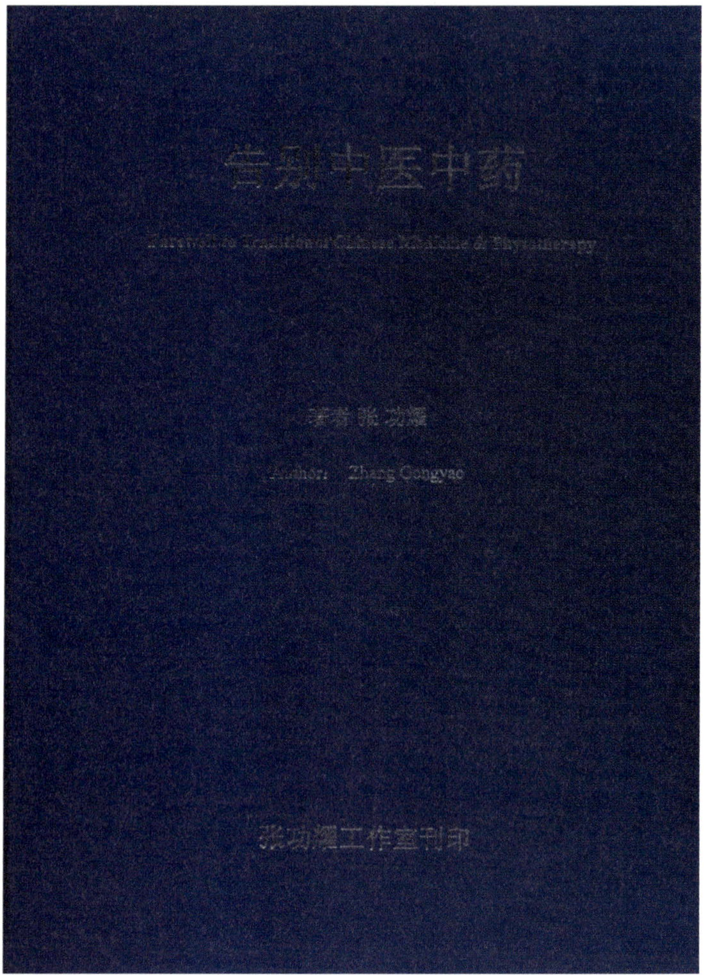

고별한의한약(告別中醫中藥)

저의 저술 활동은 예전 선교활동을 했던 예수의 상황과 매우 흡사합니다. 한의학 역사의 진상에 대한 폭로를 포함한 저의 한의학 비판 발언은 다른 나라 사람들의 주목을 받고 있지만 중국인들에게는 늘 배척과 탄압을 받고 있습니다. _장궁야오張功耀

진독수陈独秀, 1879~1942

"한의사는 과학을 알지 못한다. 이왕 인체 구조를 이해하지 못한다면, 거듭 약의 성질을 분석해내는데 힘쓰지 않아도 될 것이며, 세균독의 전염에 대해서는 더 들을 필요도 없다."

이오李敖, 1935~

"중국의 의학사는 결코 어떤 진실한 '의학역사'가 아닌, 순수 '주술의학巫医 역사'이다. 바꾸어 말하자면, 미안한 표현이지만 중국 역사상 근본적으로 진정한 '의학医学'은 존재하지 않는다."

부사년傅斯年, 1896~1950

"나는 차라리 죽을지언정 한의학에 가르침을 청하지 않을 것이다. … 중국에서 현재 가장 치욕스럽고 가장 밉살스러우며 가장 사람을 낙담케 하는 일은 비적에 의한 재난도 외세에 의한 재난도 아닌, 소위 말하는 서양의학과 한의학의 논쟁이다. … 그저 서양의학과 한의학이 다투기만 하면, 정말이지 중국인의 저열한 근성은 도처에서 일어난다. 40년 동안 학교를 운영한 결과, 한의학은 여전히 문제거리이다."

양수명梁漱溟, 1893~1988

"중국에는 현학玄学이 있고 과학은 없다. … 중국인이 의약에 심혈을 기울인 탓에 의약 관련 서적이 다른 서적보다 더 많을지라도, 그 안에는 정확한 지식이 여전히 결여되어 있다. … 중국인은 학술강연을 하고 이치를 논하는데 있어서 반드시 불가사의한 것을 말하고자 하였기에, 묘연함은 논쟁할 수 없고 그저 능히 감당할 수 있는 일能事로 여길 뿐이며 단순한 논쟁의 결핍에 그치지 않고, 모든 것이 '비논리적인 정신'에 의해 발달되어 있음을 알 수 있다."

주작인周作人, 1885~1967

"수천수만의 한의사들은 실제로 현대적 의미로는 의사가 아닌, 의사 노릇을 하는 현학자玄学家이다. 무슨 진주축유과辰州祝由科니, 심령술의 심령학자니, 국민정신양성소国民精神养成所니 하는 것은 모두 원시사회의 무당들의 행실巫师行径이며, 더 이른 시대의 것은 말할 필요도 없이, 가장 순수한 한의학설 또한 모두 현학의 논법이다."

파금巴金, 1904~2005

"하나도 남김없이 철저하게 구舊 의학을 소멸시키는 게 평생의 바람이다. 살아가는 날이 길고 길어질수록 반드시 한의학의 죽음을 직접 보게 될 것이며, 마치 쥐가 지나가면 사람들이 큰 소리로 떠들며 때리듯이 모든 사람들이 한의학이 미신적이라는 것을 분명 알게 될 것이다."

한의학에 작별을 고하다(I)

인쇄 | 2015년 4월 20일
발행 | 2015년 4월 30일

저자 | 장궁야오張功耀
역자 | 박혜은
감수 | 유용상·남복동·주형규
기획 | 유용상
편집 | 황의원
발행인 | 지병문
발행처 | 전남대학교출판부

등록 | 1981. 5. 21. 제53호
주소 | 500-757 광주광역시 북구 용봉로 77
전화 | (062) 530-0571~2 **마케팅** 530-0573
팩스 | (062) 530-0579
홈페이지 | http://www.cnup.co.kr
이메일 | cnup0571@hanmail.net

값 15,000원

ISBN 978-89-6849-208-2 (93510)

이 도서의 국립중앙도서관 출판예정도서목록(CIP)은 서지정보유통지원시스템 홈페이지(http://seoji.nl.go.kr)와 국가자료공동목록시스템(http://www.nl.go.kr/kolisnet)에서 이용하실 수 있습니다.
(CIP제어번호 : CIP2015012541)